护理常规

主编　霍孝蓉

东南大学出版社
·南　京·

图书在版编目(CIP)数据

护理常规/霍孝蓉主编.—南京:东南大学出版社,2012.12(2022.1重印)

ISBN 978-7-5641-3955-1

Ⅰ.①护… Ⅱ.②霍… Ⅲ.①护理学 Ⅳ.①R47

中国版本图书馆CIP数据核字(2012)第290365号

东南大学出版社出版发行

(南京四牌楼2号 邮编210096)

出版人:江建中

江苏省新华书店经销 南京玉河印刷厂印刷

开本:850mm×1168mm 1/32 印张:9.375 字数:263千字

2012年12月第1版 2022年1月第4次印刷

定价:36.00元

(凡因印装质量问题,可直接与营销部调换。电话:025—83791830)

《护理常规》编写人员名单

主　编:霍孝蓉

编　委:(按姓氏笔画排序)

丁霞芬　王　洁　王爱琳　王雪梅　王　媛
王增香　叶向红　田金萍　冯世萍　朱乃芬
朱月琴　朱　珠　刘夕珍　刘扣英　刘　畅
刘　嘉　刘霞英　汤卫红　汤文决　许　勤
孙　振　李　方　吴红梅　邹叶芳　言克莉
沈吉梅　沈　红　张燕红　陈玉红　陈华玉
陈庆丽　陈　泳　陈香凤　陈　莺　范春红
周　晖　周新凤　封海霞　赵　云　姜海英
洪树芹　姚志清　姚敏红　顾艳荭　钱　薇
徐翠荣　徐德静　殷　蓉　曹　清　曹　琳
阐玉英　蒋银芬　程　钋　鲁桂兰　谢幸尔
薛亚琼　鞠昌萍　濮益琴

顾　问:张镇静

秘　书:孙翠华　王　培

序

护理服务是医疗卫生服务的重要组成部分，护理质量的高低、护理行为的规范与否直接关系到患者的身心康复，因此加强临床护理管理，规范临床护理行为，对确保医疗质量和安全，帮助患者尽快战胜病魔，促进患者早日恢复生理、心理健康具有十分重要的意义。

2010年起，为适应医药卫生体制改革、公立医院改革的要求，切实改善人民群众看病就医体验，卫生部在全国范围内启动了"优质护理服务示范工程"，并以此为抓手，广泛、深入地推进护理服务和护理管理改革。优质护理服务要求护士从被动打针发药、执行医嘱转变为主动观察、专业照护、良好沟通和人文关怀，这对护理常规、规范提出了更高、更新的要求。

另外，随着医疗卫生事业的迅速发展，护理队伍不断壮大，新走上临床护理岗位的护士不断增加，临床护理迫切需要一批更先进、科学、实用的护理规范和指南，一方面指导规范临床护理服务行为，另一方面，更大程度上去拓展丰富护理的外延和内涵。因此，我处委托省护理学会组织专家，按照新的医学模式要求，结合国内外临床护理发展的实际及医学新技术的临床应用，编写了《护理常规》一书。希望本书的出版，能对进一步规范临床护理行为，提高广大护士队伍专业能力，深化优质护理服务内涵，促进我省护理事业的健康、持续、快速发展发挥积极的作用。

《护理常规》的编撰出版，倾注了编写人员的大量心血，也得到了各有关医院的大力支持，在此一并表示衷心感谢。同时也恳请广大护理界同仁和其他读者对本书提出宝贵意见，使其更臻完善。

江苏省卫生厅医政处

2012年11月

前　言

随着新的理念、新的技术不断发展，临床护理工作的内涵与外延日新月异，为适应满足临床一线的需求，省内许多医疗机构陆续编写了本单位的护理常规，但限于专业人才、平台视野等因素，在科学性、先进性等方面不尽如人意。因此，广大护理管理人员、临床护士迫切期盼能有一部科学、严谨、实用的护理常规指导日常工作，以促进临床护理的安全和规范，促进护理质量的持续改进。今年年初，受省卫生厅医政处的委托，江苏省护理学会承担了该书的编撰工作。

为充分发挥人才优势，我们依托下设的23个护理专业委员会（分支机构）组建编写委员会，汇集全省各专科的护理专家和骨干，充分酝酿，统一共识，反复讨论、修改、完善，经过近一年的努力，终成此书。该书主要体现以下特点：

第一，以护理视角为侧重。护理学科已正式定为一级学科，它自成一个独立的、综合的、科学的知识体系。对疾病、对病人的观察评估，护理有别于医疗等其他学科，它更侧重于病人的反应、舒适度，使其处于最佳治疗与康复的状态。因此该书编写时，更关注从护理的角度去审视疾病可能出现的问题，从护理专业去考虑护理能解决的问题，从而列出其相应的措施。

第二，以临床实用为目标。疾病护理常规是指临床护士对某一疾病出现的一般问题应当采取的护理措施。书中列举的疾病以我省常见病、多发病为主，具体指导护士“做什么，如何做”，并且从临床护理的实际出发，更强调措施的实用性，而不累叙其成因、机制，不苛求系统性、全面性，因此更适合作为临床的指导手册，以及作为临床带教的参考。

第三，以简洁明确为准则。该书中的“护理措施”简短精炼，指向明确，一目了然，用意在于方便护理人员日常使用，使其迅速掌握护理要点，实施于临床工作当中。

该书编著工作时间较为短促，限于资料搜集、作者专业水平等因素，还存在许多不足和缺憾，恳请广大护理同仁在临床使用过程中，依据本单位、本专业的特点，增补扩展、修正完善，提出更好的意见和建议，为临床护士提供更及时可靠的指引，为优质护理服务的持续改进贡献绵薄之力。

江苏省护理学会

2012 年 11 月

目　录

第一章　内科疾病护理常规

第一节　常见症状护理常规

一、呼吸困难护理常规

1. 评估呼吸困难的程度、症状和体征，评估诱因、伴随症状及用药情况。

2. 休息和活动指导　静息状态下的呼吸困难可采取半卧位或端坐位或上半身前倾姿势；活动时出现的呼吸困难，活动量以病人不感到疲劳、不加重症状为宜。

3. 根据动脉血气分析、呼吸困难的严重程度，进行合理给氧。

(1) 有二氧化碳潴留或有二氧化碳潴留倾向的缺氧者（Ⅱ型呼吸衰竭）：① 给氧浓度：低浓度（<35%）持续氧疗（一般低流量1～2 L/min）。② 给氧方法：鼻导管、鼻塞和文丘里面罩。

(2) 无二氧化碳潴留的缺氧［Ⅰ型呼吸衰竭或急性呼吸窘迫综合征（ARDS）］：① 给氧浓度：较高浓度（>35%）氧疗。② 给氧方法：简单面罩、高浓度吸氧面罩。

(3) 机械通气给氧：使用无创呼吸机，根据动脉血气分析和血氧饱和度结果给氧，维持末梢血氧饱和度≥90%；建立人工气道，行有创机械通气给氧。

4. 促进有效排痰，保持呼吸道通畅。

5. 指导呼吸功能锻炼，如缓慢深呼吸、缩唇呼吸、腹式呼吸及有氧锻炼。

二、咳嗽、咳痰护理常规

1. 评估病人咳嗽情况，咳痰的难易程度，痰液的颜色、量、性质和气味等。

2. 促进有效排痰，常用胸部物理疗法：

(1) 深呼吸和有效咳嗽，指导病人掌握有效咳嗽的正确方法

① 病人尽可能采取坐位，先进行深而慢的呼吸 5～6 次；然后深吸气至膈肌完全下降，屏气 3～5 秒；然后缩唇（撅嘴）缓慢地通过口腔将肺内气体呼出。

② 再深吸一口气后屏气 3～5 秒，身体前倾，从胸腔进行 2～3 次短促而有力的咳嗽，咳嗽时收缩腹肌或用自己的手按压上腹部，帮助痰液咳出。

③ 对胸痛不敢咳嗽的病人，应避免因咳嗽加重疼痛。如胸部有伤口可用双手或枕头轻压伤口两侧或用胸带固定伤口，必要时遵医嘱使用止痛剂。

(2) 雾化吸入和湿化。

(3) 有效拍背：病人坐位或侧卧位；操作者手指指腹并拢，使掌侧呈杯状，以手腕力量；从肺底自下向上，由外向内，叩击胸壁，震动气道；叩击力量适中，以病人不感到疼痛为宜；每次叩击时间以 5～15 分钟为宜，应安排在餐后 2 小时至餐前 30 分钟完成；操作中观察病人的反应，操作后漱口。

(4) 体位引流

① 引流前的准备：向病人解释体位引流的目的、过程和注意事项；明确病变部位；备好排痰用纸巾或可弃的一次性容器。

② 引流原则：原则上抬高病灶位置，引流支气管开口向下。

③ 引流时间：每天 1～3 次，每次 15～20 分钟。一般于饭前 1 小时，饭后或鼻饲后 1～3 小时进行。

④ 引流中观察：引流时观察病人有无出汗、脉搏细弱、头晕、疲劳、面色苍白等症状，如病人出现心率超过 120 次/分、心律失常、高血压、低血压、眩晕或发绀，应立即停止引流并通知医生。

⑤ 辅助引流措施：深呼吸、有效咳嗽，辅以胸部叩击或震荡等措施。

⑥ 引流后护理：采取舒适体位，弃掉污物。漱口。观察病人咳痰的情况并记录。评价效果。

(5) 机械吸痰

① 无力咳出黏稠痰液、神志不清或排痰困难者。

② 每次吸引的时间<15 秒。两次抽吸间隔时间>3 分钟。

③ 并在吸痰前中后适当提高吸氧浓度。

④ 吸痰时应注意无菌操作。

3. 用药护理　观察止咳、祛痰药物的反应和副作用。对痰多、年老体弱、肺功能不全者要慎用强镇咳药；服用镇咳糖浆制剂后30 分钟内不要喝水。胃溃疡患者慎用祛痰药。

4. 防止病菌传播　嘱患者咳嗽时轻捂嘴，将痰咳在痰杯或纸上弃去。

5. 饮食护理　慢性咳嗽者，应给予高蛋白、高维生素、足够热量的饮食，避免油腻、辛辣刺激，补充足够的水分，如无心、肺、肾功能受限，至少每天1 500 ml。

三、咯血护理常规

1. 评估病人咯血的量、颜色、性质及出血的速度，生命体征，观察病人意识状态及咯血窒息先兆(胸闷、气憋、唇甲发绀、面色苍白、冷汗淋漓、烦躁不安等)。

2. 休息与体位　少量咯血者应以卧床休息为主；大量咯血者需绝对卧床休息，取患侧卧位；如不清楚病变的部位，采取平卧位，头偏向一侧；咯血伴窒息者采取头低脚高 45°俯卧位，面部侧向一边。

3. 保持呼吸道的通畅　轻轻拍击健侧背部，嘱病人轻轻将气管内存留的积血咯出。无力咳出者，可经鼻腔、口腔吸痰。有窒息先兆者，轻拍背部或刺激咽部，亦可给予电动吸引，做好气管插管或切开的准备。

4. 配合治疗

(1) 用药护理：① 垂体后叶素：静脉滴注时速度勿过快，以免引起恶心、便意、腹痛、心悸、面色苍白等不良反应，同时监测血压。② 镇静、止咳药物：对年老体弱、肺功能不全者要慎用强镇咳药。禁用吗啡、哌替啶，以免抑制呼吸。

(2) 做好电子气管镜止血和支气管动脉栓塞介入手术的准备工作，观察止血效果。

(3) 若咯血量过多，应配血备用，酌情适量输血。

(4) 应备齐急救药品及器械：如吸引器、氧气、鼻导管、气管切开包、止血药、呼吸兴奋剂、升压药等，防止窒息的发生。

(5) 高流量吸氧。

5. 心理护理　安慰病人，消除情绪紧张；告诉病人咯血时不能屏气或剧烈咳嗽。

6. 饮食护理　大咯血时禁食；少量咯血者宜进少量温、凉流质饮食。多饮水，多食富含纤维素食物，无糖尿病者可饮蜂蜜水。

四、呕吐护理常规

1. 呕吐时协助患者坐起或侧卧位，膝部弯曲，头偏向一侧，取容器接呕吐物；对昏迷患者应尽可能吸尽口腔呕吐物。

2. 呕吐停止后给患者漱口，温毛巾擦洗脸部。清理被污染的床单、衣服等，予以平卧位休息，注意保暖。

3. 观察呕吐物的颜色、性质、量，并做好记录。

4. 病情观察　① 评估生命体征、神志、尿量、四肢循环、皮肤黏膜弹性。② 注意有无口渴、皮肤苍白、冷汗、脉搏细速、尿少、血压下降等。③ 记录 24 小时出入量。④ 监测电解质和血气变化，观察是否出现低血钙及低血钾等症状，如腹胀、手足抽搐等。

5. 出现恶心呕吐时，鼓励患者做深呼吸动作；对频繁呕吐的患者可针刺内关、足三里等穴位。

6. 用药护理　医嘱给甲氧氯普胺（胃复安）、多潘立酮（吗丁啉）等镇吐药物时，注意镇吐药物大多会引起嗜睡，应嘱门诊患者避免开车和从事危险工作，同时加强病情观察，以防掩盖其他病情。

7. 饮食护理　增加口服摄入量，如温水、温饮料等。恶心呕吐明显者，暂时禁食。

五、呕血护理常规

1. 呕血时使患者平卧位，头偏向一侧，防止窒息。

2. 通知医生，备好抢救药品与器械，如氧气、吸引器等。

3. 立即开放两路静脉通道，配血型，备新鲜血，保证输液通畅。遵医嘱给予止血剂，补充血容量。

4. 及时处理呕吐物，清洁口腔及脸部，更换清洁衣物、被服，减少恶性刺激。

5. 告诉患者尽量将呕吐物吐出，不要咽下；安慰患者，让患者放松心情，紧张时可以大口喘气，睁开眼睛。

6. 备好三腔二囊管，用于肝硬化食管-胃底静脉曲张破裂大出血的患者。

7. 嘱患者禁饮食，绝对卧床休息，协助生活护理。

8. 病情观察　① 评估并记录呕血的量及次数，准确记录出入量；② 予以心电监护，密切监测生命体征，注意血压和脉搏的变化；③ 观察有无头晕、心慌、面色苍白、皮肤湿冷、脉搏细速、血压下降、尿量减少等症状。

9. 出血量超过 1 000 ml 按消化道大出血抢救。

10. 如需做急诊内镜下检查与治疗，应立即进行相关准备工作。

六、腹胀护理常规

1. 评估腹胀的原因。

2. 患者病情若允许给予半坐卧位，减轻因腹胀抬高膈肌引起的呼吸困难。

3. 在患者腹部顺时针方向轻轻按摩，以促进肠蠕动。

4. 病情允许时，可以扶患者下床活动，以促进肠蠕动，增加肛门排气。

5. 排除肠梗阻等外科疾病后，可给予局部热敷。

6. 腹胀明显给予胃肠减压时，密切观察胃肠减压管是否通畅，引流出液体的量、颜色，并做好记录。

7. 病情观察　观察并记录有无腹痛、恶心、呕吐等伴随症状。腹水患者每天观察腹水消长情况，定时间、定部位测量腹围、体重，每天记录 24 小时尿量。

8. 饮食护理　病情允许，可进食清淡、易消化、富含纤维的食物，避免甜食等易产气的食物。

9. 卧床休息，腹部保暖。

七、昏迷护理常规

1. 取平卧位头偏向一侧或侧卧位，取下假牙，每 2 小时翻身拍背 1 次，及时吸痰，保持呼吸道通畅。

2. 观察神志、瞳孔、生命体征变化，观察有无感染、深静脉血栓形成、应激性溃疡、肺栓塞、脑疝等并发症。

3. 鼻饲流质　选择高热量、易消化食物，如牛奶、豆浆、营养液等，每日 4～6 次，每次 200 ml，控制鼻饲的温度（38～40℃）、浓度、速度等，观察有无恶心、呕吐、腹胀、腹泻等不适。

4. 安全护理　躁动不安者，给予约束带约束，使用护栏，必要时给予镇静剂；注意保暖，避免受凉；禁用热水袋，防止烫伤；妥善固定各种管路，防止折叠或滑脱。

5. 观察药物疗效及不良反应，准确使用脱水药、血管活性药物等。

6. 眼睑不能闭合者，使用凡士林纱布覆盖；张口呼吸者，使用湿纱布覆盖嘴唇。

7. 保持肢体功能位，进行肢体被动活动，预防关节畸形、肌肉萎缩。

八、抽搐护理常规

1. 发作时护理

(1) 立即平卧,头偏向一侧,迅速解开领口及腰带,取下假牙,保持呼吸道通畅。

(2) 牙关紧闭者,使用压舌板或牙垫,防止舌咬伤。

(3) 禁止用力按压肢体,防止骨折。

(4) 移除可能损伤病人的障碍物。

(5) 使用护栏,必要时使用镇静剂。

2. 观察神志、瞳孔、生命体征,观察抽搐部位、持续时间及间隔时间等。

3. 抽搐发作频繁者暂禁食,给予静脉营养;缓解期进食清淡、易消化、富含营养的食物,避免过饥或过饱、辛辣刺激,戒烟酒。

4. 保持环境安静,集中治疗和护理,避免声光等刺激。

5. 安全护理,使用护栏,床边备压舌板、吸引器。

6. 观察药物疗效及不良反应,注意有无皮疹、皮肤瘙痒等过敏反应;使用镇静药物者,观察有无呼吸抑制、血压下降。

7. 出院后继续服药者,指导按时服药,避免擅自增、减药量或自行停药。

九、水肿护理常规

1. 休息与活动　轻度水肿者限制活动,严重水肿时卧床休息;下肢明显水肿者抬高患肢并进行踝泵运动,每日 3～4 次,每次 20 分钟;阴囊水肿者用阴囊吊带托起。水肿减轻后可起床活动,但避免劳累。

2. 饮食护理　给予低盐、充足热量、丰富维生素饮食。

3. 病情观察　观察水肿消长情况及有无胸腔、腹腔、心包积液。记录尿量、体重、腰围、腹围变化,监测生命体征,尤其是血压情况。观察有无急性左心衰竭和高血压脑病的表现。监测实验室检查结果:尿常规、肾功能、血浆蛋白及血清电解质等。

4. 用药护理　使用利尿剂期间监测尿量、血电解质和酸碱平衡情况，观察有无低钾血症、低钠血症、低氯性碱中毒。大剂量使用利尿剂时观察有无恶心、直立性眩晕、口干、心悸等血容量不足症状。使用激素和免疫抑制剂时，注意按时、按量服用，观察疗效及有无感染等并发症。

5. 并发症的观察和护理　观察有无高血压及心力衰竭等。保持患者皮肤清洁，定时翻身，防止皮肤受损。

十、发热护理常规

1. 评估和观察要点

(1) 评估患者发热的时间、程度、诱因，以及伴随症状等。

(2) 评估患者意识状态、生命体征的变化。

(3) 了解患者相关检查结果。

2. 监测体温变化，观察热型。

3. 卧床休息，减少机体消耗。

4. 高热患者给予物理降温或遵医嘱药物降温。

5. 根据病情选用合适的物理降温方法。物理降温法包括擦浴法、冰袋或水囊降温法、灌肠法、静脉降温法和医用冰毯降温法。

6. 降温过程中出汗时及时擦干，随时更换衣物，保持皮肤和床单清洁、干燥；注意降温后的反应，避免虚脱。降温处理 30 分钟后测量体温。

7. 补充水分防止脱水，鼓励患者进食高热量、高维生素、营养丰富的半流质或软食，多饮水。

8. 做好口腔护理。

9. 注意事项

(1) 冰袋降温时注意避免冻伤。

(2) 发热伴大量出汗者应记录 24 小时液体出入量。

(3) 对原因不明的发热慎用药物降温法，以免影响对热型及临床症状的观察。

(4) 高热伴随抽搐、谵妄或惊厥者应注意安全；有惊厥史的患儿，要及早遵医嘱给予药物降温。

（5）对冷敏感的患者不宜使用物理降温法，擦浴禁止擦前胸、腹部及足底等处。

（6）对有出血倾向、皮下出血点或皮肤破损者禁用酒精擦浴。

（7）必要时留取血培养标本。

十一、出血护理常规

1. 了解患者血小板计数、出凝血功能等指标。

2. 观察患者出血的症状、体征，注意患者皮肤、黏膜有无损伤，有无内脏或颅内出血的症状和体征。

3. 禁食过硬、过于粗糙的食物，避免剧烈咳嗽，保持排便通畅。

4. 预防皮肤损伤　注意避免皮肤抓伤、肢体碰撞及外伤；高热患者禁用酒精擦浴降温；静脉穿刺时，应避免用力拍打及揉擦，扎止血带不宜过紧和时间过长；注射或穿刺部位拔针后需要适当延长按压时间，直至不出血为止。

5. 鼻腔出血可用棉球或明胶海绵填塞，无效者用0.1%肾上腺素棉球或凝血酶原棉球填塞，并局部冷敷。出血严重行油纱条后鼻腔填塞者，注意加强口腔护理。

6. 指导病人用软毛牙刷刷牙，口腔及牙龈出血者，及时使用1%过氧化氢清除口腔内陈旧的血块，减轻口臭。

7. 关节腔出血者卧床休息，抬高患肢，局部加压包扎。

8. 消化道出血者参照消化科护理常规处理。

9. 做好输血和成分输血的护理。

第二节 呼吸系统疾病护理常规

一、一般护理常规

1. 环境整洁，空气新鲜，每天至少通风 1 次，每次通风 30 分钟；室内温、湿度适宜。

2. 舒适体位，保证充分休息，烦躁者给予床栏保护。

3. 指导并协助患者做好各项检查及治疗，及时留取各种标本。

4. 指导合理饮食，注意营养均衡。

5. 通过视、触、叩、听观察疾病的症状，做好对症护理。

6. 保持呼吸道通畅，痰多不易咳出者指导有效咳嗽、雾化吸入，必要时吸痰；呼吸困难者给予氧疗。

二、检查及治疗护理常规

(一) 无创呼吸机使用护理常规

1. 向患者说明呼吸机的使用方法及必要性。

2. 选择合适的面罩或鼻罩，调节呼吸机模式及参数，观察呼吸机运转正常。

3. 指导病人正常呼吸，调节呼吸机按其呼吸节律进行辅助呼吸。

4. 注意调整面罩松紧度，鼻梁、颧骨处用纱布或海绵衬垫，连续使用者应按需放松面罩。告知病人使用时不能张口呼吸。

5. 帮助患者翻身拍背，排痰时协助取下面罩，及时排痰。

6. 监测血氧饱和度，血氧饱和度维持在 90%以上，定期监测动脉血气分析。

7. 备好吸引器和抢救器材。

8. 严防鼻梁根部漏气。

（二）纤维支气管镜检查护理常规

1. 术前护理

(1) 详细询问患者过敏史、既往史，评估近期胸片或肺部 CT 片、心电图、出凝血时间。

(2) 向病人说明检查的目的、方法及注意事项，解除其顾虑，取得合作。

(3) 患者术前禁食、禁饮水 4 小时，术前 30 分钟按医嘱肌注阿托品 0.5 mg，精神紧张者肌注地西泮(安定)10 mg。

(4) 取下义齿，如有活动的或可能脱落的牙齿应及时报告医生。

(5) 床旁备好氧气、吸痰器、心电监护仪等抢救器材和药品。

2. 术后护理

(1) 术毕清拭患者口鼻，卧床或静坐休息 30 分钟，嘱病人吐出唾液和咳出气管内的分泌物，观察呼吸、咳嗽及吞咽情况，30 分钟后方可离开检查室。

(2) 告诉患者少讲话、多休息，不可用力咳嗽、咳痰。

(3) 术后可能出现鼻腔咽喉不适、疼痛、声嘶、吞咽不畅、痰中带血等，一般不必特殊处理，休息后可逐渐缓解。若术后出现剧烈咳嗽或咯血量明显增加，可遵医嘱用药。

(4) 术后 2 小时后可饮水，无呛咳后可进食，开始以半流食为宜。

三、常见疾病护理常规

（一）肺炎护理常规

1. 病情观察　观察肺炎的症状(咳嗽、咳痰、发热、胸痛、全身酸痛)、体征(急性面容、生命体征、湿啰音等)和实验室检查结果。

2. 发热的护理　见常见症状的护理常规。

3. 休克性肺炎(感染性休克)的护理

(1) 观察病情及时发现早期休克的依据

① 生命体征：心率加快、脉搏细速、血压变小、体温不升或高

热、呼吸困难等，必要时进行心电监护。

② 精神和意识状态：有无精神萎靡、表情淡漠、烦躁不安、神志模糊等。

③ 皮肤、黏膜：有无发绀、肢端湿冷。

④ 出入量：有无尿量减少，疑有休克应监测每小时尿量及尿比重。

⑤ 实验室检查：有无动脉血气分析等指标的变化。

(2) 休克型肺炎的抢救与配合

① 体位：病人取仰卧中凹位，抬高头胸部 20°、抬高下肢约 30°，注意保暖。

② 氧气吸入：高浓度吸氧可选择鼻塞吸氧、面罩吸氧。

③ 补充血容量：出现末梢循环衰竭时，应迅速建立两条静脉通道，以补充血容量，保证正常组织灌注。

④ 用药护理：遵医嘱使用多巴胺、间羟胺等血管活性药物。根据血压调整滴速，以维持收缩压在 90～100 mmHg 为宜。

4. 咳嗽、咳痰、呼吸困难及胸痛的护理见常见症状的护理常规。

5. 急性期应卧床休息，寒战期注意保暖。

6. 健康教育

(1) 积极预防上呼吸道感染，感冒流行时少去公共场所。

(2) 鼓励病人戒烟。

(3) 进行适当体育锻炼，以增强机体抵抗力。

(二) 支气管哮喘护理常规

1. 病情观察　观察哮喘的症状和体征(呼吸困难、咳嗽、胸闷以及哮鸣音等)，了解发作诱因、过敏病史、家族性病史，以及实验室检查结果。

2. 用药的护理　吸入治疗是目前推荐长期治疗哮喘的最常用的方法。吸入方法指导：打开盖子，摇匀药液→深呼气至不能再呼气时→包住喷嘴，深慢吸气同时喷药至吸不动→屏气 10 秒。如需第二吸时，休息 3 分钟可重复使用 1 次。干粉吸入装置和准纳器吸入装置的使用方法见说明书。

3. 咳嗽、咳痰的护理　按症状护理中“咳嗽、咳痰的护理常规”。

4. 急性发作期的危重症哮喘的护理

(1) 氧疗:常规给予氧流量 2～3 L/min;严重者氧疗途径及吸氧浓度视其缺氧程度而定。

(2) 每天的补液量至少 2 500～3 000 ml,观察水、电解质和酸碱平衡情况。

(3) 用药护理:遵医嘱用药并观察肾上腺皮质激素、氨茶碱等药物的疗效和不良反应。

(4) 配合医生给病人应用无创呼吸机或气管插管的抢救工作。

5. 饮食　禁食诱发哮喘的食物,如鱼、虾等。

6. 健康指导

(1) 指导自我监测病情并记录哮喘日记。

(2) 避免诱发因素:戒烟,避免接触刺激性气体;居室内禁放鲜花、禁养猫狗等宠物;避免精神紧张和剧烈运动;预防上呼吸道感染,劳逸结合。

(3) 疾病知识指导:讲解哮喘的诱发因素、发病机制、控制目的和效果,提高治疗依从性。

(4) 检查病人是否能正确使用雾化器及吸入装置并指导。

(三) 支气管扩张护理常规

1. 病情观察　观察支气管扩张的症状(痰液的量、颜色、异味和黏稠度,与体位的关系;咯血的量和色;发热、消瘦、贫血)、体征(局限性粗湿啰音、杵状指)和既往史(支气管肺炎迁延不愈的病史)。

2. 咳嗽、咳痰的护理　控制感染是急性感染时的主要治疗措施,全身用药配合局部雾化吸入可提高抗菌效果,有利于减少支气管分泌物的产生。具体措施见症状护理中“咳嗽、咳痰的护理常规”。

3. 体位引流的护理　按症状护理中“咳嗽、咳痰的护理常规”。

4. 咯血的护理　按症状护理中“咯血的护理常规”。

5. 营养失调的护理

(1) 制定全面的饮食营养计划：为病人提供高热量、高蛋白、富含维生素的饮食。

(2) 增进食欲：采用病人喜欢的烹调方法。病人进食时，应心情愉快，细嚼慢咽。

(3) 监测体重：每周测体重一次并记录，判断病人营养状况是否改善。

6. 休息与活动　大咯血者应绝对卧床。缓解期病人可适当进行户外活动，但要避免过度劳累。

7. 健康教育

(1) 预防呼吸道感染：注意保暖，预防感冒，戒烟。

(2) 生活指导：补充足够的营养和水分，忌辛辣、过咸，禁食过热、过硬、油炸食品食品。应参加体育锻炼，增强机体免疫力。

(四) 慢性阻塞性肺病护理常规

1. 病情观察　评估症状，如咳嗽、咳痰与体位的关系，气短或呼吸困难的程度，喘息和胸闷、体重下降、食欲减退等；评估体征，如桶状胸、呼吸音减弱。

2. 呼吸困难的护理　见症状护理中“呼吸困难的护理常规”，重点介绍氧疗和呼吸功能锻炼的护理。

(1) 氧疗护理：呼吸困难伴低氧血症者，遵医嘱给予氧疗。一般采用鼻导管持续低流量吸氧，氧流量 1～2 L/min，每天氧疗时间持续 15 小时以上。

(2) 呼吸功能锻炼：指导病人进行缩唇呼吸、腹式呼吸、膈肌起搏(体外膈神经电刺激)、吸气阻力器等呼吸锻炼，以加强胸、膈呼吸肌肌力和耐力。

① 缩唇呼吸：闭嘴经鼻吸气，然后通过缩唇(吹口哨样)缓慢呼气，同时收缩腹部。吸呼比为 1∶2 或 1∶3。缩唇大小程度与

呼吸流量，以能使距口唇15～20 cm处，与口唇等高点水平的蜡烛火焰随气流倾斜又不至于熄灭为宜。

② 膈式或腹式呼吸：病人可取立位、平卧位或半卧位，两手分别放于前胸部和上腹部。用鼻缓慢吸气时，膈肌最大限度下降，腹部凸出，手感到腹部向上抬起。呼气时用口呼出，腹肌收缩，膈肌随腹腔内压增加而上抬，手感到腹部下降。

3. 咳嗽、咳痰的护理　见症状护理中“咳嗽、咳痰的护理常规”。

4. 活动无耐力的护理　见“慢性肺源性心脏病的护理常规”。

5. 饮食护理　高蛋白、高维生素、易消化的饮食，忌辛辣、刺激性及汽水、啤酒、豆类、马铃薯等易产气食物，指导病人多饮水。

6. 健康教育

(1) 避免诱发因素：戒烟，避免受凉、过度劳累，天气变化及时增减衣服，感冒流行时少去公共场所，防治上呼吸道感染。

(2) 坚持长期家庭氧疗：每天吸氧10～15小时，氧流量1～2 L/min。

(3) 指导患者进行缩唇呼吸和腹式呼吸，加强锻炼，可进行床上运动、散步、慢跑、太极拳、体操、有效的呼吸运动等。

(五) 慢性肺源性心脏病护理常规

1. 病情观察　评估有无心力衰竭、呼吸衰竭；严密观察并发症的表现(失眠、精神错乱、躁狂或表情淡漠、神志恍惚、嗜睡、昏迷)、日常活动量和实验室检查。

2. 呼吸困难的护理　见症状护理中“呼吸困难的护理常规”。

3. 活动无耐力的护理

(1) 休息与活动：在心肺功能失代偿期，应绝对卧床休息，舒适体位。代偿期以量力而行、循序渐进为原则。对于卧床不能自理的病人，应协助定时翻身、更换姿势。

(2) 减少体能消耗：指导病人采取既有利于气体交换又能节省能量的姿势，如站立时，背靠墙，使膈肌和胸廓松弛，全身放松；坐位时，凳高合适，两足正好平放在地，身体稍向前倾，两手摆在双腿上或趴在小桌上，桌上放软枕，使病人胸椎与腰椎尽可能在一直线上。卧位时抬高床头，并略抬高床尾，使下肢关节轻度屈曲。

4. 体液过多的护理

(1) 饮食护理：应限制钠水摄入，钠盐＜3 g/d，水分＜1 500 ml/d。并执行水肿病人的护理常规。

(2) 利尿剂的使用原则：缓慢、小量、间歇使用。

(3) 强心剂的使用原则：快速起效、小剂量。

5. 咳嗽、咳痰的护理　见症状护理中“咳嗽、咳痰的护理常规”。

6. 健康教育

(1) 鼓励病人戒烟，预防上呼吸道感染。

(2) 定期随访，合理使用治疗药物，如症状加重应及时就诊。

(3) 保证足够的热量、营养、维生素和水分，心功能不全者应限制水、盐的摄入，保持口腔清洁。

(4) 进行体育、呼吸锻炼，如腹式呼吸、缩唇呼吸等，改善呼吸功能，延缓病情的发展。

(六) 呼吸衰竭护理常规

1. 病情观察　评估呼吸衰竭的症状和体征，如呼吸困难、发绀、神志、咳嗽、痰量情况，以及实验室检查结果。

2. 呼吸困难的护理　见症状护理中“呼吸困难的护理常规”。

3. 咳嗽、咳痰的护理　见症状护理中“咳嗽、咳痰的护理常规”。

4. 用药护理　使用呼吸兴奋剂时，应保持呼吸道通畅，适当提高给氧浓度，如给药过快、过多，可出现呼吸过快、面色潮红、出汗、呕吐、烦躁不安等。

5. 吸氧的护理　应根据基础疾病、呼吸衰竭的类型和缺氧的严重程度选择适当的给氧方法和吸入氧分数。

(1) Ⅰ型呼吸衰竭和 ARDS 病人：需吸入较高浓度氧（FiO_2＞35%），使 PaO_2 迅速提高到 60～80 mmHg 或 SaO_2＞90%。

(2) Ⅱ型呼吸衰竭的病人：一般在 PaO_2＜60 mmHg 时才开

始氧疗，应予低浓度（≤35%）持续给氧，使 PaO_2 控制在 60 mmHg 或 SaO_2 在 90%或略高。

6. 肺性脑病的护理

（1）观察神志、血压、脉搏、呼吸及皮肤黏膜、球结膜、尿量的变化。

（2）保持皮肤、口腔的清洁。

（3）危重病人取半卧位；定时翻身、拍背，帮助排痰；备好吸痰器和抢救物品。

（4）病情危重者建立人工气道：按照人工气道护理常规执行。

7. 机械通气的护理　见“呼吸系统检查及治疗护理常规”。

8. 活动与休息　急性呼吸衰竭和慢性呼吸衰竭失代偿期应绝对卧床休息；慢性呼吸衰竭代偿期可适当下床活动。

9. 饮食护理　给予高热量、高蛋白、粗纤维饮食、易消化饮食，少食多餐。不能自食者给予鼻饲。

10. 健康教育

（1）劝告患者戒烟，预防上呼吸道感染，注意保暖，季节交换和流感季节少外出，少去公共场所。

（2）进食高蛋白、高维生素、易消化饮食，少食多餐。

（3）鼓励患者做缩唇腹式呼吸。

（4）鼓励卧床患者适当活动，尽可能下床活动。

第三节　心血管系统疾病护理常规

一、一般护理常规

1. 低盐、低脂饮食，少量多餐，避免过饱。

2. 观察生命体征、面色表情、心功能及胸痛、胸闷、体位情况。

3. 根据心功能分级，指导活动量，避免劳累。

（1）心功能Ⅰ级者：不限制活动，但应增加午休时间。

（2）心功能Ⅱ级者：可从事轻微活动，但需增加活动的间隔时间和睡眠时间。

(3) 心功能Ⅲ级者：以卧床休息，限制活动量为宜。

(4) 心功能Ⅳ级者：严格卧床休息，半卧位或坐位。照顾病人的起居。

4. 用药护理

(1) 使用强心药物或抗心律失常药物者，观察血压、心率、心律变化。

(2) 使用利尿剂者，观察利尿效果及电解质变化，必要时记录出入量。

(3) 使用扩血管药物者，严格调节药物剂量，掌握用药方法，监测血压。

(4) 使用抗凝药物者，观察神志及出血倾向，保持皮肤黏膜完整，避免肌内注射。

5. 保持大便通畅，避免用力排便，必要时给予缓泻剂或甘油灌肠剂。

6. 指导病人养成健康生活方式，避免感染、劳累、情绪激动等诱因。

二、检查及治疗护理常规

(一) 临时起搏器植入术护理常规

【术前】

1. 介绍手术方法、注意事项及配合要点。

2. 皮肤准备，更换衣裤。

3. 建立静脉通路。

4. 观察心率、心律变化，必要时转送导管室途中备除颤仪。

【术后】

1. 持续心电监护，观察起搏信号、心率、心律、血压等变化。

2. 经股静脉插入临时起搏导管者，平卧位休息，穿刺侧肢体局部制动，避免电极导管移位、折断。下肢被动活动，防止深静脉血栓的形成。

3. 观察伤口有无渗血、血肿及皮肤受压情况。

4. 保持临时起搏器性能良好，做好治疗参数的交接班，备好起搏器电池。

5. 饮食清淡、易消化，禁食易产气食物，如牛奶、豆浆及甜食等。

(二) 永久起搏器植入术护理常规

【术前】

1. 介绍手术方法、注意事项及配合要点。训练病人在床上排便。

2. 皮肤准备，更换衣裤。

3. 建立静脉通路。

4. 观察心率、心律变化，必要时转送导管室途中备除颤仪。

【术后】

1. 持续心电监护，观察心率、心律、起搏器的起搏功能。

2. 取平卧位或左侧卧位，避免右侧卧位。

3. 起搏器囊袋处沙袋压迫 24 小时，保持伤口敷料清洁干燥。观察伤口有无出血、感染，监测体温。

4. 协助术侧肢体的被动和主动活动。

5. 健康教育

(1) 指导病人 3 个月内避免术侧上肢做用力过度和幅度过大的动作，如打羽毛球、举重物、扩胸等，防止电极脱位。

(2) 教会病人自测脉搏，如脉率比起搏器设置频率少 5 次/分时，立即就医。

(3) 教会病人识别起搏器异常的症状和体征，如：头痛、眩晕、胸痛、气短、打嗝、肌肉痛等。

(4) 避免强磁场和高电压场所，如核磁共振、变电站等。

(5) 出院后半年内每 1～3 个月随访一次，以后每半年一次，接近起搏器使用年限时，缩短随访时间，在电池耗竭前更换起搏器。

（三）射频消融术护理常规

【术前】

1. 介绍手术方法、注意事项及配合要点，训练病人床上排便。

2. 皮肤准备，更换衣裤。

3. 建立静脉通路（常规左上肢）。

4. 房颤者，禁食 8 小时，禁水 4 小时，术日晨予留置尿管。

【术后】

1. 观察生命体征、穿刺部位出血、穿刺侧肢体皮肤温度及颜色、足背动脉搏动情况。

2. 动脉伤口沙袋压迫 6 小时，静脉伤口压迫 2 小时。

3. 行股动脉穿刺者平卧 24 小时，股静脉穿刺者平卧 12 小时。协助术侧肢体的被动和主动活动。

4. 使用华法令者，监测国际标准化比值（INR）。指导病人每日进食相对固定量的深色绿叶蔬菜。

（四）冠状动脉造影检查及介入治疗护理常规

【术前】

1. 介绍手术方法、注意事项及配合要点。训练病人床上排便。

2. 皮肤准备，更换衣裤。

3. 建立静脉通路（常规左上肢）。

4. 行水化治疗者，术前 6 小时 0.9%生理盐水按 1 ml/(kg·h) 的速度输入。

【术后】

1. 观察生命体征、穿刺部位出血、术侧肢体皮肤温度和颜色、动脉搏动情况。协助术侧肢体被动和主动活动。

2. 经股动脉穿刺者，术侧肢体制动，术后 4 小时拔除动脉鞘管，拔管后局部沙袋压迫 6 小时，继续制动 12～24 小时。

3. 经桡动脉或肱动脉穿刺者，术侧穿刺部位关节制动。术后 2～4 小时拔除动脉鞘管，局部加压包扎，2 小时后逐渐降低包扎压力。

4. 促进造影剂的排泄：术后第 1 小时饮水 500 ml，第 2、3 小时分别饮水 400～500 ml，观察尿量。

5. 拔除动脉鞘管的护理

(1) 备抢救药品，如多巴胺、阿托品、间羟胺，保持静脉通畅。

(2) 拔管前测血压，检查动脉搏动情况。拔除股动脉鞘管者，需心电监护。

(3) 拔管过程中监测血压、心率、心律变化，观察血管迷走反射的先兆(如打哈欠、表情淡漠等)、术侧肢体皮肤颜色及动脉搏动情况。

(4) 股动脉鞘管拔除后嘱病人 2 小时内勿用力咳嗽，以免腹压增加引起穿刺点出血。

6. 使用抗凝药物者，观察神志及出血倾向，保持皮肤黏膜完整，避免肌内注射，皮下注射低分子肝素时采用正确的注射部位和方法。

三、常见疾病护理常规

(一) 急性心力衰竭护理常规

1. 协助病人取半坐位或端坐位，双腿下垂。

2. 吸氧，氧流量 5～10 L/min，可用 30%～50%的乙醇湿化。

3. 建立两条静脉通路，保证强心、利尿、扩血管、镇静及平喘类药物及时输入。

4. 观察生命体征、神志、体位、心率、心律、血氧饱和度、出入液量、皮肤颜色、四肢温湿度及痰液的性质。

5. 安抚病人，消除紧张恐惧心理。协助排便，避免排便用力。

6. 避免感染、过度劳累、情绪激动、输液过快过多等诱因。

(二) 慢性心力衰竭护理常规

1. 低盐、清淡、易消化饮食，避免过饱，保持大便通畅。

2. 根据心功能分级指导病人活动方式和活动量。

(1) 心功能Ⅰ级者，不限制活动，但应增加午休时间。

(2) 心功能Ⅱ级者，可从事轻微活动，但需增加活动的间隙时间和睡眠时间。

(3) 心功能Ⅲ级者,以卧床休息,限制活动量为宜。

(4) 心功能Ⅳ级者,严格卧床休息,半卧位或坐位,照顾病人的起居。

3. 控制输液速度,20～30 滴/分。

4. 观察生命体征变化,监测心率、心律、电解质,以及有无黄绿视、胃肠道反应及心律失常等洋地黄中毒表现。

5. 保持皮肤黏膜完整。必要时记录出入液量。

6. 避免感染、过度劳累、情绪激动、输液过快过多等诱因。

(三) 冠状动脉粥样硬化性心脏病护理常规

1. 低盐、低脂、低胆固醇、高纤维素易消化饮食,少量多餐,避免过饱,戒烟限酒。

2. 卧床休息,保证充足的睡眠。

3. 胸闷者,给予吸氧,氧流量 2～4 L/min。

4. 观察胸痛发作的部位、性质、持续时间及生命体征变化。

5. 应用扩血管药物者,注意滴速及血压的变化,观察药物的作用及不良反应。

6. 行介入治疗者,执行冠状动脉造影检查及介入治疗护理常规。

7. 健康教育

(1) 指导病人建立良好的生活方式,如合理饮食、控制体重、适量活动、戒烟限酒、减轻精神压力等。活动时以不感到疲劳、胸闷、气急为度。

(2) 教会病人和家属出现胸闷、胸痛时的自我救护方法。

(3) 避免过度劳累、情绪激动、饱餐、寒冷刺激等诱因。

(四) 急性心肌梗死护理常规

1. 急性期绝对卧床休息。

2. 吸氧,氧流量 4～6 L/min。

3. 观察生命体征、神志、胸痛、心率、心律、出入液量、四肢温湿度的变化及有无出血情况。

4. 协助床上或床边排便，避免排便用力，防止猝死。

5. 低盐、低脂、清淡饮食，少量多餐，避免过饱。

6. 使用溶栓药物者，观察有无寒战、发热、皮疹等过敏反应，有无皮肤黏膜、内脏出血及低血压等不良反应。

7. 使用抗凝药物者，观察神志及出血倾向，保持皮肤黏膜完整，避免肌内注射。

8. 行介入治疗者，执行冠状动脉造影检查及介入治疗护理常规。

9. 健康教育

(1) 指导病人建立良好的生活方式，如合理饮食、控制体重、适量活动、戒烟限酒、减轻精神压力等。

(2) 教会病人和家属出现胸闷、胸痛时的自我救护方法。

(3) 避免过度劳累、情绪激动、饱餐、寒冷刺激等诱因。

(五) 高血压病护理常规

1. 低盐、低脂饮食，每日钠盐不超过 6 g，进食富含钾(如香蕉、橙子和深色蔬菜等)、钙及粗纤维食物，戒烟限酒。

2. 高血压急症者，绝对卧床休息，吸氧，保持呼吸道、静脉管路通畅，安抚病人情绪，保持环境安静。

3. 观察药物疗效及不良反应，监测血压。

4. 健康教育

(1) 根据年龄及病情选择运动方式、频率及强度。运动方式可选择慢跑、快走、太极拳等。频率每周 3～5 次，每次 30～60 分钟。运动强度最大时心率不超过(170－年龄)次/分。运动中出现头晕、心慌、气急等症状时，就地休息。

(2) 控制体重及总热量的摄入。

(3) 保持良好心态，避免精神紧张、情绪激动。

(4) 坚持药物和非药物治疗。

(六) 心律失常护理常规

1. 进食低盐、低脂、高纤维素食物，避免刺激性食物，戒烟酒，保持大便通畅。

2. 严重心律失常者卧床休息，吸氧 2～4 L/min。

3. 使用抗心律失常药物者，注意给药途径、方法、时间及剂量，静脉用药时应在心电监护下进行，观察药物疗效。

4. 心电监护，如出现心率＜50 次/分，频发(＞5 次/分)、多元性、成对的或 RonT 现象的室性早搏，短暂性阵发性室性心动过速时，立即汇报医生。

5. 心律失常发作或电复律时，安抚病人，消除紧张、恐惧心理。

6. 避免劳累、感染、情绪激动、便秘、电解质紊乱、失眠等诱因。

(七) 毒性心肌炎护理常规

1. 高蛋白、高维生素、易消化饮食，避免刺激性食物，戒烟酒。

2. 卧床休息，重症病毒性心肌炎者绝对卧床休息 3 个月以上，保证足够睡眠，限制探视。

3. 观察生命体征及心肌酶谱变化。急性期心电监护，了解心律失常的性质，如心率突然变慢、血压偏低、频发早搏、ST-T 下移，Q-T 延长、QRS 增宽及出现 U 波等，应立即汇报医生并配合抢救。

4. 教会病人自测脉搏。

5. 避免劳累、情绪激动，注意防寒保暖。

6. 出院后继续休息 3～6 个月，无并发症者考虑恢复学习或轻体力工作，6 个月至 1 年内避免剧烈运动或重体力劳动、妊娠等。

(八) 心肌病护理常规

1. 高蛋白质、高维生素、高纤维素、清淡饮食，戒烟酒。

2. 根据心功能分级，指导活动方式和活动量。

(1) 心功能Ⅰ级者，不限制活动，但应增加午休时间。

(2) 心功能Ⅱ级者，可从事轻微活动，但需增加活动的间隔时间和睡眠时间。

(3) 心功能Ⅲ级者，以卧床休息，限制活动量为宜。

(4) 心功能Ⅳ级者，严格卧床休息，半卧位或坐位。照顾病人的起居。

3. 胸痛发作时卧床休息，吸氧 3～4 L/min。

4. 观察血压、心率、心律及心功能变化。

5. 避免剧烈运动、情绪激动、突然屏气或站立、劳累、饱餐、寒冷等诱因。

第四节　消化系统疾病护理常规

一、一般护理常规

1. 休息　病情较重或重症患者恢复期适当活动，急重症或特殊治疗患者需绝对卧床休息。

2. 心理护理　多与患者交谈，避免负性语言刺激，鼓励患者增加战胜疾病的信心。

3. 饮食护理　有规律地进餐，给予清淡、无刺激性、易消化、有营养的食物，少量多餐，进食要细嚼慢咽，不要吃烫食，戒烟酒。

4. 密切观察疾病的临床表现　如厌食、恶心呕吐、嗳气、返酸、腹胀、腹痛、腹泻、便秘、呕血、黑便及皮肤颜色等，并做好症状护理。观察腹部外形是否膨隆、呼吸运动是否减弱、腹壁静脉是否曲张、有无胃肠型和蠕动波及腹壁其他情况。右下腹作为肠鸣音听诊点，正常情况下，肠鸣音 4～5 次/分。

5. 协助医生做好相关检查的准备工作。

6. 指导并协助患者正确留取各类标本，及时送检。

7. 养成良好的排便习惯，观察有无便秘，是否需要缓泻剂协助排便，观察大便次数、形状、颜色，是否含脓、血、黏液。

二、检查及治疗护理常规

（一）食管支架置入术护理常规

1. 术前护理

(1) 评估患者的心理状态、既往病史、现病史、生命体征、诊疗情况、特殊检查的阳性结果、患者对食管支架置入术的了解程度。

(2) 向患者说明操作的基本原理、食管支架置入术的程序、插镜时的吞咽配合、操作过程中产生的不适及治疗达到的效果。

(3) 术前准备：检查医嘱是否开立，核对医嘱单；抽血查血常规、出凝血时间；常规检查心电图、胸片；告知患者术前 6 小时禁饮禁食；在右手建立静脉通道，佩戴腕带；备齐药物带至胃镜室。

(4) 通知胃镜室准备治疗用物。

2. 术后护理

(1) 安置病人卧床休息，抬高床头 30°。

(2) 询问病人的感受，评估了解患者术中治疗情况、治疗方式、有无出血等。

(3) 通知医生。

(4) 支架置入术后即后可进食温热流质，避免冷、粗糙、黏、硬、辛辣刺激性食物；进食后保持半坐卧位，避免食物反流。

(5) 核对医嘱，及时准确执行医嘱。

3. 病情观察

(1) 观察有无出血、皮下气肿、穿孔等并发症发生。

(2) 观察患者的体温变化，预防术后感染的发生。

(3) 观察有无支架移位的表现，如饮水呛咳、梗阻再现等。

(4) 观察患者有无疼痛及疼痛的性质、部位，必要时通知医生予止痛剂。

4. 用药护理

(1) 质子泵抑制剂：如奥美拉唑(洛赛克)、兰索拉唑、埃索美拉唑(耐信)，注意是否有头晕、荨麻疹等。

(2) 黏膜保护剂：如磷酸铝凝胶(洁维乐)，需饭前空腹使用。

5. 健康教育

(1) 嘱患者有规律的生活，劳逸结合，注意休息。

(2) 指导患者进食时细嚼慢咽，少食多餐，进食后保持半坐卧位，病情允许可饭后散步 30 分钟，避免食物反流；进食后饮温水以冲洗食管，减少食物滞留管腔；增加营养。

(3) 指导患者避免大幅度转身、弯腰等动作。

(4) 回家后根据医嘱按时、按剂量用药，质子泵抑制剂和黏膜保护剂饭前空腹使用。

(5) 如有饮水呛咳、梗阻再现等支架移位表现者及时来院就诊。

(二) 内镜逆行胰胆管造影术(ERCP)护理常规

1. 术前护理

(1) 与患者沟通介绍手术的相关事项：如手术医生、大致方法、操作体位、插镜时的吞咽配合、操作过程中产生的不适及治疗达到的效果。

(2) 饮食护理：胆源性胰腺炎的病人住院期间均禁食，择期做ERCP的病人未手术时可以进食，应以清淡饮食为主，术前禁一餐。

(3) 术前准备：检查术前检查是否到位；了解检查结果。术前禁饮禁食6小时以上。

(4) 备齐术中用药物。

2. 术后护理

(1) 交接了解病人的病情：术中治疗情况、治疗方式、有无出血。

(2) 安置病人卧床休息。

(3) 监测生命体征，必要时吸氧、心电监护(Bp、P、SaO_2)。

(4) 有鼻胆管引流的连接负压吸引装置，固定好鼻胆管，观察引流管是否通畅，观察引流液的量、颜色，引流管留置时间根据引流量的多少、病人症状缓解情况，最重要根据再次胆管造影的情况决定。一般3～5天再次行鼻胆管造影。

(5) 饮食护理：禁饮禁食，具体禁食时间根据病人情况(腹部体征、有无并发症、血尿淀粉酶的情况等)，开始进食以流质(米汤)为主，如无不适逐步过渡到半流、软食，要求清淡饮食。

(6) 病情观察：观察有无发热、腹痛、腹胀及出血等症状。

(7) 监测血尿淀粉酶。

3. 用药护理　使用生长抑素要求24小时泵入,连续不间断,观察患者血尿淀粉酶情况,腹痛、腹胀等不适症状是否改善。

4. 健康教育

(1) 术后注意休息。

(2) 饮食清淡易消化:胆源性胰腺炎患者回家后3个月内饮食要控制,限制脂肪的摄入。

(三) 胃镜检查前后护理常规

1. 术前护理

(1) 与患者沟通,告知患者做胃镜检查的目的、注意事项及检查过程中的配合要点。

(2) 术前禁食6小时以上,上午做胃镜检查者,当日禁早餐;下午做胃镜者,禁中午餐。

(3) 术前一天进清淡、易消化、少渣的饮食。

2. 术后护理

(1) 饮食:做活检者,术后2小时给予温凉的流质(米汤)或半流饮食(稀饭、面条);未做活检者,术后1小时进食,以软食易消化为主。

(2) 做活检者,观察有无腹痛、黑便等情况。

(3) 术后有咽喉疼痛者可不予特殊处理,生理盐水漱口,食清淡少刺激性食物。

(四) 肠镜检查前后护理常规

1. 术前护理

(1) 与患者沟通,告知患者做肠镜检查的目的、注意事项及检查过程中的配合要点。

(2) 术前禁食一餐,下午做肠镜检查的,当日上午8∶00～10∶00进行肠道清洁;肠道准备用药严格按说明书使用。指导病人正确服用直至排出清水样大便。喝水过程中要求走动,有利于排便。

(3) 术前一天进清淡、易消化、少渣的饮食。

(4) 观察药物的副作用，常有恶心、饱胀、剧烈呕吐，甚至呕吐导致出血及贲门撕裂；亦有过敏反应及荨麻疹。

2. 术后护理

(1) 一般检查术后即可给予无刺激性少纤维易消化的半流饮食(稀饭、面条)，做治疗及消化道出血病人需根据患者的病情评估执行相应的常规护理。

(2) 观察有无腹痛、腹胀、黑便等不适情况，以防止穿孔、出血。

(3) 术后腹胀较为明显，且无腹肌紧张、压痛、反跳痛症状者，轻轻的按摩腹部，一般不予特殊处理。

三、常见疾病护理常规

(一) 消化性溃疡护理常规

1. 休息与活动　病情较重、溃疡有活动者，嘱其卧床休息几天至1～2 周；病情较轻者，可边工作边治疗，注意生活规律和劳逸结合。保持环境安静、舒适，减少探视，保证病人充足的睡眠。

2. 心理护理　嘱病人工作要轻松，减少生活压力，协调好人际关系，保持乐观情绪。帮助病人认识压力与溃疡发病的关系，教给病人听音乐等放松技巧，自觉避免精神神经因素的影响。

3. 饮食护理　有规律、定时进食。在溃疡活动期，少量多餐，每日进餐 4～5 顿，进餐时宜细嚼慢咽；食物以清淡、质软、营养丰富、易消化的食物为主，如稀饭、面条、馄饨等，适量食用脱脂牛奶，宜在两餐之间饮用；避免粗糙、过冷过热和刺激性食物(洋葱、韭菜、芹菜)及饮料(浓茶、咖啡、香辣调料等)，戒除烟酒。

4. 病情观察

(1) 观察上腹痛的规律、性质、时间、程度、部位及与饮食的关系；观察进食或抑酸药物治疗后症状缓解情况。

(2) 观察大便的颜色、性状，次数；遇有黑便情况时，先排除药物(如铋剂)、食物(如动物内脏)和绿色蔬菜等而影响检查结果。

(3) 并发症的观察：观察有无溃疡复发及出血、穿孔、幽门梗阻等并发症发生。若大便发黑或呕吐咖啡样液体，提示有溃疡伴发出血；当溃疡疼痛变为持续性，进食或用制酸药后长时间疼痛不能缓解，并向背部或两侧上腹部放射时，常提示可能出现穿孔。若出现餐后上腹部饱胀，频繁呕吐宿食，常提示有幽门梗阻。

5. 用药护理

（1）质子泵抑制剂：如奥美拉唑（洛赛克）、兰索拉唑、埃索美拉唑（耐信）等。此类药在晨起空腹或晚间睡前服用；不良反应少，偶有头晕、荨麻疹等，用药过程中观察其副作用。

（2）H_2 受体拮抗剂：如法莫替丁。餐中或餐后即刻服用，如同时用抗酸药则两药间隔 1 小时以上，如静脉用药应注意控制速度，以防引起低血压和心律失常。

（3）抗酸剂：如铝碳酸镁咀嚼片（达喜）、磷酸铝凝胶（洁维乐），应在餐前 30 分钟和睡前服用，片剂应嚼碎后服用。

（4）抗 Hp 药物：质子泵抑制剂＋两种抗生素；每日 2 次，连续服用 7 天（具体根据医嘱）。质子泵抑制剂晨起空腹或晚间睡前服用，两种抗生素饭后用，常见不良反应有胃肠道不适。

6. 健康教育

（1）帮助病人认识和去除病因：指导病人减少或去除加重和诱发疼痛的因素：服用非甾体类抗炎药者应停药；平时用药期间要注意胃黏膜的保护，如餐后用药或者加用胃黏膜保护剂。避免暴饮暴食和刺激性饮食，以免加重对胃肠黏膜的损伤；对嗜烟酒者，劝其戒除。

（2）注意观察疼痛的规律和特点：按其特点指导缓解疼痛的方法，十二指肠溃疡病人有空腹痛或夜间痛者可准备制酸性食物（如苏打饼干等）在疼痛前进食，或服用制酸剂以防疼痛；局部热敷或针灸止痛。

（3）告知患者在医生指导下用药，切忌无胃镜检查结果而服药。

（二）肝硬化护理常规

1. 休息与活动　肝功能正常或轻度异常，仅有乏力、食欲下降的代偿期患者，可参加轻工作或半大工作，适当增加睡眠等休息时间，避免劳累；有明显肝功能异常和门脉高压症表现者，视病情安排住院治疗，以卧床休息为主，平卧位或右侧位，以增加肝脏的血流，利于肝功能的恢复。

2. 心理护理　情绪变化直接影响肝硬化病人康复，气滞伤肝，向患者列举成功案例、树立治病信心；建立信息沟通交流平台，倾听与解释患者提出的疑问。

3. 饮食护理　肝硬化病人的饮食以高热量、高蛋白质、维生素丰富且易于消化的食物为宜，避免硬的粗糙刺激性食物，禁酒。

(1) 热量：维持每天摄入 2 000～3 000 kcal 热量的食物，热量来源以碳水化合物为主。

(2) 蛋白质：饮食中以蛋类、肉类、鱼类的含必需氨基酸的高价蛋白质为佳，蛋白质以 1.5～2 g/kg 体重为宜，总量≤120 g。病情严重或血氨偏高或肝昏迷先兆的病人应根据情况限制蛋白质摄入，每日蛋白质≤30～40 g，肝昏迷者禁食蛋白质，病情好转后可及时逐渐增加蛋白质含量。

(3) 脂肪：限制脂肪尤其是动物脂肪的摄入。

(4) 盐：低盐饮食，每日＜2 g(其中含钠 0.88 g)，不吃咸肉、酱菜、酱油、罐头食品、冷冻食品等含钠高的食物；有腹水时无盐饮食，要控制自然食物中的含钠量，每日＜0.5 g，禁用碱制品。

(5) 维生素：宜多吃丰富的维生素，谷类、豆类、新鲜蔬菜、水果、肉、蛋、乳类含有丰富的 B 族维生素以及维生素 C、D、E、A、K。

(6) 有食管、胃底静脉曲张者，须提供软质食物如菜泥、肉末等，进餐时宜细嚼慢咽，禁食带刺、骨及粗糙焦脆食物以及辛辣调味品，药物应磨成粉末，以免引起曲张的食管、胃底静脉破裂出血。

4. 病情观察　观察病人生命体征、神志、营养状况的改变，注意观察有无呕血、黑便、感染、性格行为改变、意识障碍、电解质紊乱等并发症的表现。

5. 用药护理

(1) 应用双克、呋塞米(速尿)、安体舒通、氨苯蝶啶等利尿剂时，密切观察小便的量、颜色，准确记录24小时出入液量。

(2) 监测血清电解质，注意观察有无嗜睡、表情淡漠、精神萎靡、抽搐等电解质紊乱的表现。

(3) 尿量多时可选用含钾丰富的食物，如香蕉、橘子、番茄、苹果等。

6. 腹水的护理

(1) 轻度腹水者尽量平卧位，大量腹水者宜采取半卧位，必要时给予氧气吸入。

(2) 防止和避免使腹内压增加的因素：防止受凉、咳嗽、打喷嚏，及时治疗便秘，以免腹内压增高发生脐疝。

(3) 加强皮肤护理：保持皮肤清洁，定期用温水擦身。水肿部位交替使用气垫，勤翻身；保持床铺的干燥平整；剪短病人指甲，防止抓伤、擦伤。皮肤瘙痒者可用硼酸水涂擦，嘱病人不要用手抓痒，严防抓破，继发感染。

(4) 观察腹水消长情况：每天于同一时间、同一部位采取平躺姿势，测量腹围的变化；每周测体重2次，监测体重改变。

(5) 限制水钠的摄入：每日摄入钠盐500～800 mg，避免咸肉、泡菜、酱油、含钠味精等高钠食物；蛋类、牛奶含钠量中等，水果、蔬菜含钠量低，可酌情选用。进水量限制在每日1 000 ml左右，如有显著低钠血症，则应限制在500 ml以内。

(6) 腹腔穿刺放腹水的护理：术前排尿，排空膀胱避免刺伤，向病人说明注意事项；术中观察病情变化，一次放液量不超过3 000 ml；术后使用腹带，注意穿刺部位是否溢液，可用明胶海绵置穿刺点上；同时观察有无电解质紊乱、蛋白质的丢失及继发感染征象。

7. 并发症护理　有上消化道出血按“出血的护理常规”护理；肝性脑病系最严重的并发症，按“肝性脑病的护理常规”护理。

8. 健康教育

(1) 树立治病信心，保持愉快心情。保证足够的休息和睡眠。

(2) 注意保暖和个人卫生，预防感染。

(3) 切实遵循饮食治疗原则和计划，安排好营养食谱。

(4) 向病人详细介绍药物的名称、剂量、给药时间和方法，教会其观察药物疗效和不良反应。

(5) 指导家属理解和关心病人，给予精神支持和生活照顾，细心观察，及早识别病情变化。

(三) 溃疡性结肠炎护理常规

1. 休息与活动　急性发作期和病情严重时应卧床休息，缓解期适当休息，注意劳逸结合。

2. 心理护理　鼓励病人树立信心，以平和的心态应对疾病，自觉配合治疗。

3. 饮食护理　指导病人食用质软、易消化、少纤维素又富含营养、有足够热量的食物，避免食用冷饮、水果、多纤维的蔬菜及其他刺激性食物，忌食牛奶和乳制品。急性发作期病人，应进流质或半流质饮食，病情严重者应禁食，按医嘱给予静脉营养。

4. 病情观察

(1) 观察腹泻的次数与大便性状，监测粪便检查结果。

(2) 观察腹痛部位、性质以及生命体征的变化，及早发现有无水电解质平衡紊乱和体液不足。

5. 用药护理

(1) 对氨基水杨酸制剂：柳氮黄氨吡啶、美沙拉秦(颇得斯安)等的副作用有恶心、呕吐、头痛，偶有白细胞数量减少、皮疹等，应嘱病人餐后服药，定期复查肝、肾功能，血常规等；应用糖皮质激素者，嘱病人不可随意停药或增减药物，要严格按疗程服用；服药期间注意保暖，预防感冒。

(2) 保留灌肠局部用药注意：① 保留灌肠药物充分融化；② 预热至 37 ℃左右；③ 患者取左侧卧位，臀部稍垫高；④ 选用柔软而细的导管；⑤ 插入长度视病变部位而定；⑥ 灌完后嘱患者保留时间越长越好，用手按压肛门。

6. 症状护理

(1) 腹泻者注意保持臀部皮肤清洁干燥，便后用温水擦洗，肛周涂油保护。

(2) 血便量多时应估计出血量,遵医嘱给予止血药物。腹痛者加强观察,观察腹痛的部位、性质,有无里急后重,必要时遵医嘱应用解痉剂,观察疼痛缓解的时间。

7. 并发症的护理　密切观察病情变化,及时发现有无中毒性巨结肠、急性肠穿孔、肠梗阻等并发症。

8. 健康教育　指导患者合理休息与活动,合理饮食,保持情绪稳定,树立战胜疾病的信心。教会病人保留灌肠的方法。

(四) 急性胰腺炎护理常规

1. 休息与活动　应卧床休息,协助病人取弯腰、屈膝侧卧位,以减轻疼痛。

2. 心理护理　护理人员应帮助病人减少或去除腹痛加剧的因素。取得病人的信任,积极配合治疗护理,严格遵守饮食、治疗方案。

3. 饮食护理　轻型病人禁食 3～5 天后可开始进食,给予清淡流质饮食,从低脂肪、低蛋白饮食逐渐过渡到正常饮食。重度病人需禁食数周,根据患者的腹部体征、血尿淀粉酶的数值决定是否开始饮食,禁食期间可行肠外营养。

4. 病情观察

(1) 观察疼痛的部位、性质、程度和放射部位,有无恶心、呕吐、腹胀等伴随症状。

(2) 观察呕吐物的量及性质,行胃肠减压者,观察和记录引流量及性质。

(3) 观察病人皮肤、黏膜的色泽与弹性,判断失水程度。

(4) 准确记录 24 小时出入量,作为补液的依据。

(5) 定时留取标本,监测血、尿淀粉酶、血糖和电解质的变化。

(6) 对重症胰腺炎病人,应严密监测病人生命体征和神志,注意有无多脏器功能衰竭的表现。

5. 用药护理　腹痛剧烈者,可遵医嘱给予止痛药,观察给药后疼痛减轻时间。禁用吗啡,以防引起 Oddi′s 括约肌痉挛,加重病情。使用生长抑素需用输液泵控制滴数，24 小时连续使用。

6. 症状护理

(1) 腹痛、腹胀：协助病人取侧卧位，以一枕头压向腹部的膝胸卧位，或采取躯干屈曲的坐姿及背部按摩、松弛技巧，以减轻疼痛。剧痛或辗转不安者要防止坠床，遵医嘱给予解痉止痛药，观察止痛药作用的时间。腹胀显著者给予胃肠减压。

(2) 恶心呕吐：执行呕吐护理常规。

7. 并发症的护理　密切观察病情变化，监测呼吸频率、节律、血氧饱和度的情况。观察有无急性肾衰竭、败血症、急性弥漫性血管内凝血、胰腺脓肿和假性囊肿等并发症。

8. 健康教育

(1) 指导病人合理饮食，限制酒、茶、咖啡、调味食物，避免暴饮暴食，避免刺激性强、产气多、高脂肪和高蛋白食物，防止复发。

(2) 有胆道疾病者，应积极采取治疗措施。剧烈疼痛发作时应立即就诊。

(五) 上消化道大量出血护理常规

1. 休息与体位　休息包括精神和体力两方面。少量出血(＜70 ml)仅有黑便者，卧床休息，可下床上厕所；出血量＞250 ml者，卧床休息，活动有人帮助；出血量＞1 000 ml 者，绝对卧床休息，保持安静，生活不能自理，需在床上大小便。宜取平卧位，呕血时将头偏向一侧，避免误吸，保持呼吸道通畅，给予氧气吸入。

2. 心理护理　及时清除血迹、污物，以减少对病人的不良刺激。解释各项检查及治疗措施的目的意义，耐心解答病人及家属的提问，避免焦虑恐惧心理。

3. 饮食护理　对食管、胃底静脉曲张破裂出血，急性大出血伴恶心、呕吐者应禁食。出血停止后 1～2 天后方可进高热量、高维生素流质。对仅有黑粪者或无明显活动性出血者，可选用温凉、清淡流质。出血停止后改为无渣半流饮食，逐渐过渡至软食，开始少量多餐，以后改为正常饮食。不食生拌菜及粗纤维的蔬菜，避免刺激性食物和饮料，如咖啡、浓茶等。避免进硬食和带刺食物，如鱼、排骨、花生、核桃等，嘱病人细嚼慢咽，避免损伤食管黏膜而再次出血。

4. 病情观察与出血情况的观察

(1) 病情观察内容：体温、脉搏、呼吸和血压；精神和意识状态；呕血、黑粪的量、性质、次数以及伴随症状；皮肤、指甲、肢端色泽与温暖，以及静脉充盈情况；24 小时出入量，尤其是尿量。

(2) 出血量的估计

① 根据呕血与黑粪的情况估计：一般来说，粪便隐血试验阳性提示每日出血量＞5～10 ml；出现成形黑粪者，提示每日出血量在50～100 ml；胃内积血量达 250～300 ml 可引起呕血。

② 根据全身症状估计：出血后 15 分钟内无症状，提示出血量较少；一次出血量＜400 ml 时为血容量轻度减少，可由组织间液与脾脏储存的血液所补充，一般不引起全身症状；出血量在 400～500 ml，可出现全身症状，如头晕、心悸、乏力等；若短时间内出血量超过全身血量的 20%(1 000 ml) 时，出现口渴、出冷汗、脉速、血压下降等周围循环衰竭的表现。

③ 动态观察血压、心率：若收缩压＜80 mmHg，心率＞120 次/分，需积极抢救。给予输血，酌情给林格液、右旋糖酐或其他血浆代用品，以尽快补足血容量。

(3) 判断是否继续出血和预测再出血：出现以下征象认为有继续出血或再出血：

① 反复呕血及(或)黑粪次数增多，粪质稀薄，甚至呕血转为鲜红色、黑粪变成暗红色，伴肠鸣音亢进。

② 虽经输血、补液，临床观察或中心静脉压监护发现周围循环衰竭未能改善。

③ 红细胞计数、血红蛋白测定与红细胞压积继续下降，网织红细胞计数持续增加。

④ 无脱水或肾功能不全依据而氮质血症持续升高超过 3～4 天者或再次升高。一般来说，一次出血后 48 小时以上未再出血，再出血的可能性小；而过去有多次大量出血史、本次出血量大、

24 小时内反复大量出血、出血原因为食管、胃底静脉曲张破裂者，再出血可能性较大。

5. 用药护理

(1) 立即配血，建立两条以上静脉通路，尽快用大号针静脉输液，必要时静脉切开。

(2) 应用止血药物时需注意观察不良反应，如血管加压素滴速过快可引起腹痛、心律失常和诱发心肌梗死，药物外渗可致局部组织缺血坏死，故需加强巡视；生长抑素使用必须使用输液泵控制速度，原则要 24 小时缓慢均匀输入。

6. 气囊压迫的护理

(1) 插管方法：插管前先分别向食管囊和胃囊注气，检查气囊形状、压力，有无变形、破裂、漏气，并做好标记，同时检查胃管是否通畅。石蜡油润滑后，将三腔管经鼻插入至胃内，先向胃囊注气约 150～200 ml(囊内压 50～70 mmHg)，血管钳夹住开口部缓慢向外牵拉使胃囊压迫至胃底部曲张静脉；若食管囊同时充气约 100 ml(囊内压 35～45 mmHg)并封闭管口，向外加压牵引，可压迫食管下段的曲张静脉。在三腔管末端通过绷带悬挂 0.5 kg 的沙袋作持续重量牵引。定时自胃管内抽吸胃内容物，以观察有无继续出血。

(2) 注意事项：① 插管时应先向胃囊内注气，再向食管囊注气，拔管时相反。② 三腔管每 12～24 小时放气 15～30 分钟，然后再注气加压，以免食管、胃底黏膜受压过久而缺血坏死。③ 定时测量气囊内压力，以免压力不足起不到止血效果或压力过高引起局部组织坏死。④ 当胃囊充气不足或破裂时，食管囊可向上滑动，一旦阻塞于咽喉部可致窒息，出现呼吸困难、发绀等表现，应立即抽出食管囊内气体，拔出管道；口唇经常涂润滑剂防止干裂，床边放置弯盘、卫生纸，病人取侧卧位或头部侧转，以便于吐出口腔内分泌物，以免误入气管。⑤ 气囊压迫时间一般以 3～5 天为限，出血停止 24 小时后可先放气观察 24 小时，若无出血可考虑拔管。⑥ 插管期间加强病人的口腔护理和心理护理，以减轻病人的心理压力，增加其舒适感。

7. 健康教育

（1）帮助病人掌握上消化道出血的基本知识，学会自我护理；避免一切诱发因素（如饮食、活动等），以减少再出血的危险。

（2）指导家属学会基本病情观察方法及应急措施；积极治疗原发病，定期门诊随访。

（六）原发性肝癌护理常规

1. 休息　伴腹水、黄疸者卧床休息；无症状者，饭后1～2小时卧床休息。

2. 心理护理　根据病人的精神状态、性格和承受能力决定是否将诊断告知病人。开导病人及家属，积极配合治疗。避免各种医源性的不良刺激，尽量满足病人身心需要，树立战胜疾病的信心。

3. 饮食　鼓励病人进食，予以肉、鱼、蛋、乳类等优质蛋白，多进蔬菜、水果等含丰富维生素的饮食。必要时可静脉补充营养。

4. 病情观察

（1）观察疼痛性质、程度；腹胀、呕吐、腹泻、发热、黄疸等症状的变化；有无转移灶表现。

（2）监测生命体征的变化，观察有无上消化道出血、肝性脑病、癌结节破裂出血等并发症。

5. 症状护理　指导并协助病人减轻疼痛：教会病人放松和转移注意力的技巧；保持环境的安静、舒适；认真倾听病人述说疼痛的感受，保持病人情绪稳定。按医嘱采取镇痛措施。

6. 肝动脉栓塞化疗护理

（1）术前护理：向病人和家属解释有关治疗的目的、方法、步骤和注意事项；做好各种检查；碘过敏试验。禁食禁水6小时，术前半小时遵医嘱予镇静剂，测量血压。

（2）术后护理：术后由于肝动脉供血量突然减少，可产生栓塞后综合征，表现为腹痛、发热、恶心、呕吐、肝功能异常等。① 股动脉穿刺部位压迫止血，保持穿刺侧肢体伸直24小时，观察穿刺部位有无血肿及渗血。② 禁食 2～3 天，以后予以流质饮食，注意少量多餐。③ 密切观察生命体征的变化，高热者积极采取降温措施，以物理降温为主；腹痛者术后 48 小时内可按医嘱给予止痛剂。④ 患肢制动 24 小时后，鼓励病人勤翻身、深呼吸，促进排痰，预防肺部感染。

（七）肝性脑病护理常规

1. 休息　尽量安排专人护理，烦躁者注意保护，加床栏，必要时使用约束带。

2. 心理护理　病人清醒时向其讲解意识模糊的原因，安慰病人，尊重病人的人格，切忌嘲笑病人的异常行为。

3. 饮食护理

（1）开始数日内禁食蛋白质，以碳水化合物为主，如稀饭、面条、藕粉等。昏迷不能进食者可经鼻胃管供食或静脉补充营养。

（2）神志清楚后可逐渐增加蛋白质饮食，每天 20 g ，以后每 3～5 天增加 10 g，短期内不超过 40～50 g/d，以植物蛋白质为宜。

（3）显著腹水者一天钠量限制在 250 mg，无滞留水者一天钠量 3～5 g。入水量一天不超过 1 500 ml。

（4）饮食应富含维生素，尤其是维生素 C、维生素 B、维生素 E、维生素 K 等，如各类水果、蔬菜。

4. 病情观察

（1）观察并记录病人的意识、性格、智能等方面的变化，观察有无扑翼样震颤等，及时发现肝性脑病的早期征象。

（2）监测并记录病人血压、脉搏、呼吸、体温及瞳孔的变化。

（3）定期复查血氨、肝肾功能、电解质。

（4）记录 24 小时出入量，每日总入量不超过 2 500 ml。

5. 用药护理

（1）长期服用新霉素可出现听力或肾功能减损，故服用新霉素不宜超过 1 个月。

（2）乳果糖应用中需注意有无饱胀、腹绞痛、恶心、呕吐等副作用。尿少时少用谷氨酸钾，明显腹水和水肿时慎用谷氨酸钠。

精氨酸静滴速度不宜过快，以免产生流涎、面色潮红和呕吐等不良反应。

6. 昏迷病人护理

(1) 病人仰卧位，头偏向一侧，保持呼吸道通畅，必要时吸氧。

(2) 做好口腔、皮肤、呼吸道、泌尿道等的护理，以免发生压疮、吸入性肺炎和其他感染而加重肝性脑病。

(3) 给病人做肢体的被动运动，防止静脉血栓形成和肌肉萎缩。

(4) 必要时用冰帽降低颅内温度，以减少脑细胞消耗，保护脑细胞功能。

(5) 尿潴留病人给予留置导尿，详细记录尿量、颜色、气味。

7. 识别并去除各种诱因

(1) 积极预防和控制上消化道出血，出血停止后予以食醋灌肠和导泻(禁止用碱性肥皂液)，以清除肠道内积血。

(2) 防止大量输液，记录24小时出入量，注意水、电解质和酸碱平衡。

(3) 防止感染：加强皮肤、口腔护理，注意保暖，定时翻身，防止皮肤、呼吸系统、泌尿系统感染。

(4) 禁用止痛、麻醉、催眠镇静药等，如病情需要可减量使用(常量的1/2或1/3)地西泮(安定)、东莨菪碱并减少给药次数。

(5) 保持大便通畅，防止便秘：可用生理盐水或弱酸性溶液灌肠(生理盐水1～2 L加食醋100 ml)，忌用肥皂水灌肠。

(6) 注意观察大便性质，保持大便每日3～5次，加强肛周皮肤护理。

(7) 避免快速利尿和大量放腹水，及时处理严重的呕吐和腹泻。

8. 健康教育

(1) 帮助病人及家属了解病因及诱发因素，并加以避免。一旦有诱发因素存在，及时就诊。

(2) 指导病人按医嘱服药，了解药物的主要不良反应，定期随访复诊。使病人家属了解肝性脑病的早期征象，以便病人发生肝性脑病时能及时发现、及时诊治。帮助病人树立战胜疾病的信心。

(八) 胆囊炎、胆结石护理常规

1. 休息　应卧床休息，协助病人取弯腰、屈膝侧卧位，以减轻疼痛。

2. 心理护理　护理人员应帮助病人减少或去除腹痛加剧的因素，做好健康教育和心理疏导，取得病人的信任，积极配合治疗护理，严格遵守饮食、治疗方案。

3. 饮食护理　轻型病人给予清淡、高碳水化合物的流质或半流质饮食，急性发作期禁止吃脂肪类食物，病情控制后从低脂肪、低蛋白饮食逐渐过渡到正常饮食。不论是胆石症的发作期与静息期均少食富含胆固醇的食物，如脑、肝、肾、鱼籽、蛋黄等，植物油脂常不限，它有利胆作用。

4. 病情观察

(1) 观察疼痛的部位、时间、性质、程度和放射部位，有无恶心、呕吐、腹胀等伴随症状。腹痛剧烈者，可遵医嘱给予止痛药，并观察给药前、后疼痛有无减轻。禁用吗啡，以防引起 Oddi's 括约肌痉挛，加重病情。

(2) 观察有无结石嵌顿、胆绞痛的发生，有无饱餐、油腻食物史。

(3) 观察病人皮肤、黏膜有无黄染。

(4) 准确记录 24 小时出入量，作为补液的依据。

(5) 定时留取标本，监测血、尿淀粉酶、血糖和电解质的变化，防止发生急性胰腺炎。

5. 症状护理

(1) 腹痛、腹胀：协助病人取侧卧位，以一枕头压向腹部的膝胸卧位，或采取躯干屈曲的坐姿及背部按摩、松弛技巧，以减轻疼痛。剧痛或辗转不安者要防止坠床，遵医嘱给予解痉止痛药。腹胀显著者给予胃肠减压。

(2) 恶心呕吐：执行“呕吐护理常规”。

6. 并发症的护理　密切观察病情变化，特别注意腹痛的性质、部位及伴随症状，观察血尿淀粉酶的情况，观察有无胰腺炎的发生。

7. 健康教育

(1) 指导病人合理饮食，限制酒、茶、咖啡、调味食物，避免暴饮暴食，避免刺激性强、产气多、高脂肪和高蛋白食物，防止复发。

(2) 有胆道疾病者，应积极采取手术。剧烈疼痛发作时应立即就诊。

第五节　肾脏内科疾病护理常规

一、一般护理常规

1. 休息与体位　肉眼血尿、重度水肿、无尿或少尿等急性发作期卧床休息。肢体水肿严重者下肢抬高 20°～30°，并进行下肢主动运动和全范围关节活动。待肉眼血尿消失，病情稳定可逐渐增加活动量。

2. 饮食护理　根据病情给予低盐(2～4 g/d)、低脂(<40 g/d)、低磷(<800 mg/d)、优质低蛋白[0.4～0.8 g/(kg·d)，其中 50%～60%为优质蛋白]、充足热量[30～35 kcal/(kg·d)]及含丰富维生素、易消化饮食。

3. 病情观察　观察生命体征，评估全身情况，了解有无水肿、血尿、蛋白尿、高血压、夜尿增多、贫血及其他系统症状和体征。水肿、少尿或无尿、高血压等患者控制入液量，准确记录每日出入量和体重变化。

4. 用药护理

(1) 糖皮质激素和免疫抑制剂：如甲基泼尼松龙、环磷酰胺等，有抗炎、抗免疫作用，常见的不良反应有水钠潴留、低钾血症、骨髓抑制等。

(2) 血管紧张素转换酶抑制剂及血管紧张素受体拮抗剂：如

缬沙坦(代文)、卡托普利等,有降低血压、减少尿蛋白作用,常见不良反应有咳嗽、低钾血症等。

(3) 钙剂:主要是葡萄糖酸钙、碳酸钙等,用于补钙和减少食物中磷的吸收,静脉用钙剂要避免局部渗出,以免组织坏死。

(4) 促红细胞生成素:如重组人红细胞生成素(益比奥),用于促红细胞生成素缺乏引起的肾性贫血的治疗,常见的不良反应是血压增高。

5. 检查护理　协助患者正确留取各种标本,指导患者配合肾脏穿刺活检术等检查。

6. 治疗护理　包括腹膜透析、血液透析等。

7. 健康教育　评估患者疾病知识掌握情况,结合患者特点进行相应的健康教育。

8. 心理护理　观察患者是否存在焦虑、抑郁等负性情绪,针对终末期肾病患者情绪低落、兴趣丧失和自杀倾向等,做好心理护理,改变错误认知,调整情绪,改变行为,防止自杀。

二、检查及治疗护理常规

(一) 肾脏穿刺活检术护理常规

1. 穿刺前护理

(1) 协助检查肝肾功能、出凝血时间及凝血酶原时间等。

(2) 穿刺前一日沐浴,晚间保证足够睡眠。

(3) 穿刺当日正常进食,水肿患者低盐饮食。

(4) 介绍检查的目的、方法,可能出现的并发症,训练患者屏气15～20秒及练习床上排尿排便。

(5) 观察情绪反应,给予心理疏导,减轻焦虑、恐惧。

(6) 术前半小时测量血压,有异常及时告知医生。

2. 穿刺中护理

(1) 协助患者采取俯卧位,腹下垫约10 cm厚的软枕。

(2) 密切观察生命体征。

(3) 协助操作医生嘱患者屏气。

(4) 穿刺完毕,穿刺点用无菌敷料覆盖,腹带加压包扎。

3. 穿刺后护理

(1) 协助患者取平卧位,腰部制动 8 小时,卧床休息 24 小时。有肉眼血尿者延长卧床时间至肉眼血尿消失。

(2) 穿刺后 24 小时内密切观察血压。

(3) 返回病室后嘱患者少量多次饮水 1 000～2 000 ml,留取第一次尿液送检。

(4) 穿刺次日去除腹带。

(5) 并发症的观察:包括血尿、肾周血肿、疼痛、感染等。

(6) 术后 1 个月内避免剧烈活动。

(二) 血液透析护理常规

1. 操作原则　严格无菌操作,防止血源性传染病及各种感染。

2. 饮食护理　规律透析患者给充足热量、优质高蛋白(每日 1.2～1.3 g/kg)、低磷饮食。

3. 透析前评估　评估患者临床症状、血压、体重及血管通路状态等,能进食者透析前进食,并备新鲜食物。取舒适体位,卧位为主。

4. 透析过程护理

(1) 参数设定:根据透析处方,合理设置脱水量和温度、电导度等治疗参数,选择合适的透析器和管路。

(2) 抗凝剂使用:评估抗凝剂使用情况、既往有无出血和透析器凝集现象,合理使用抗凝剂,防止凝血。有出血倾向者采用无肝素透析,每半小时用生理盐水冲洗管路,并密切监测静脉压,出现凝血及时更换管路。

(3) 顺血流方向正向预冲管路,排净管路内气体。

(4) 巡视检查机器运转情况、血管通路情况及体外循环情况,监测动静脉压力及跨膜压等指标,每半小时到 1 小时测量生命体征,每 2 小时测血糖,监测透析前后电解质。听取患者主诉,及时发现血液透析相关并发症如失衡综合征、低血压等,并尽早处理。

(5) 根据医嘱调整出超。

5. 透析后护理　透析结束用生理盐水全程回血，弹力绷带压迫止血，松紧以压迫后能触及动脉搏动为度，压迫时间为15～20分钟并听诊内瘘杂音是否良好。

6. 健康教育　告知患者血液透析的原理、透析过程中可能发生的问题及预防和处理方法，血管通路的居家护理以及饮食、用药、运动、并发症管理等自我管理的知识和技巧。

(三) 腹膜透析护理常规

1. 休息与体位　置管术后次日下床活动，逐渐增加活动量，日常可进行轻中度体力活动。治疗时采取舒适体位，腹膜平衡试验者卧位灌入，坐位引流。

2. 饮食护理　规律透析患者给充足热量、优质蛋白、低磷饮食。

3. 病情观察　每日评估患者临床症状、血压、体重及腹透管路情况等。

4. 管道和出口护理　妥善固定导管，避免折叠、牵拉导管。出口处每日用生理盐水清洗，保持局部清洁干燥。外接短管每半年更换。

5. 透析治疗护理　透析处方包括透析液种类、透析模式、留腹时间、特殊用药等。腹透液放恒温箱中加热至体核温度。

6. 透析效果观察　观察透析出超、营养状况、残余肾功能及患者主诉、有无腹透相关并发症如腹膜炎、管路漂浮或堵塞、腹压增高等。

7. 居家治疗护理　记录腹透日记，包括出超和尿量。合理饮水，保持出入平衡、血压稳定。

8. 健康教育　内容包括饮食、用药、休息与活动、并发症的观察和预防、换液操作步骤、居家环境的管理、切口和出口的护理、洗澡的方法、腹透用物的保管等。防止便秘、腹泻。注意残余肾功能的保护。

9. 门诊患者动态管理　嘱患者按时复诊，进行相关实验室和临床指标的检查，评价腹膜功能并更换导管。对门诊随访患者进行网络化管理，动态了解患者治疗情况。定期进行培训、再培训及考核。

（四）连续性肾脏替代治疗（CRRT）护理常规

1. 操作前评估　生命体征、心肺功能、凝血功能、体重、腹围等，明确 CRRT 方式、持续时间、抗凝剂使用、透析液和置换液流速、血流速度、超滤速度和超滤量等指标。选择合适的机器、透析器和透析管路。

2. 心理护理　做好解释工作，防止患者出现强烈的心理应激反应和负性情绪，避免过度紧张、恐惧。

3. 血管通路　建立合理有效的血管通路，躁动患者适当约束。

4. 抗凝剂使用　根据凝血功能情况和患者全身状况，适当使用抗凝剂并观察抗凝效果，监测动静脉压力，定时冲洗管路，防止凝血堵管。

5. 透析过程中护理

（1）密切监测动静脉压力、跨膜压、管路中有无凝血、超滤速度、机器运转情况及患者生命体征、血糖、血电解质和酸碱平衡情况，必要时调整透析液和置换液种类和流速，保持机体内环境稳定。

（2）每小时变换体位，防止压疮。

（3）合理用药：如抗凝剂、白蛋白、红细胞悬液等，避免输注中、小分子药物。

6. 结束透析　完成治疗用生理盐水全程回血，留取血标本监测肾功能、电解质等，观察生命体征并记录，记录出超情况。

三、常见疾病护理常规

（一）肾病综合征护理常规

1. 执行肾科一般护理常规及肾源性水肿护理常规。

2. 一般护理

(1) 休息与体位：进行适度床上及床旁活动，水肿患者抬高患肢并进行踝泵运动；全身水肿严重，合并胸水、腹水、呼吸困难者，绝对卧床，取半卧位，病情缓解后可逐渐增加活动量；有高血压的患者，缓慢变换体位，防止体位性低血压。

(2) 饮食：给予充足热量、低脂、低盐、丰富维生素及可溶性纤维的饮食，肾功能正常者给予优质蛋白饮食(每日 1 g/kg，其中50%～60%为优质蛋白)，肾功能减退者给予优质低蛋白饮食。

3. 病情观察

(1) 监测生命体征，尤其是体温、血压情况。

(2) 观察水肿消长情况：包括体重，腹围变化，记录 24 小时出入液量。

(3) 动态观察实验室检查结果，包括尿蛋白定性、24 小时尿蛋白定量、肾小球滤过率、肾功能、血浆蛋白、血电解质等。

4. 用药护理　包括激素和免疫抑制剂、利尿剂、血浆或白蛋白制剂、抗凝剂等药物，注意观察疗效及不良反应发生情况如电解质紊乱、水钠潴留、消化道出血等。

5. 并发症观察

(1) 感染：常见呼吸道、尿路感染和皮肤感染，观察体温变化和咳嗽、咳痰，有无尿频、尿急、尿痛及皮肤化脓性感染等。

(2) 急性肾衰竭：表现为尿量进行性减少，直至少尿、无尿，一旦发生须紧急处理，必要时血液透析治疗。

(3) 血栓、栓塞等并发症：常见有肾静脉血栓、下肢深静脉血栓等，表现为血尿、下肢不对称肿胀、疼痛等。

6. 健康教育　教会患者掌握饮食、用药、预防并发症的相关知识。

7. 心理护理　关注病情反复发作、难治性肾病综合征患者心理变化，加强心理疏导。

(二) 肾小球肾炎护理常规

1. 执行肾科一般护理常规及肾源性水肿护理常规。

2. 休息与活动　急性期卧床休息，直至肉眼血尿消失、水肿减轻及血压平稳后可下床活动。病情平稳后可参加轻中度体力活动，但避免劳累。

3. 饮食护理　尿量减少者限制水摄入，如水肿明显、血压升高，每日进水量相当于前一日尿量＋500 ml。给予充足热量，根据肾小球滤过率(GFR)确定优质蛋白或优质低蛋白、低磷及丰富维生素饮食。血脂升高者予低脂饮食。有恶心、呕吐等不适者给予口腔护理，予清淡、易消化饮食，改善就餐环境，促进食欲。

4. 病情观察　观察尿量、颜色、性状，观察水肿的部位、特点、程度，详细记录 24 小时出入量，观察生命体征，定期测体重、血压，监测营养状况。

5. 用药护理

(1) 长期使用利尿剂期间监测血电解质和酸碱平衡情况，大剂量使用利尿剂时观察有无恶心、直立性眩晕、口干、心悸等血容量不足症状。

(2) 使用激素和免疫抑制剂时，注意按时、按量服用，预防感染等不良反应。

6. 并发症的观察护理　注意观察心力衰竭、高血压脑病、急慢性肾衰竭等并发症。

7. 健康教育　向患者说明长期监测、治疗的重要性，提高治疗依从性。教会患者避免加重肾功能损害的因素，如感染、肾毒性药物、重金属及预防接种等。

8. 心理护理　尤其是在病程长、病情迁延、出现并发症等情况下，关注患者的情绪和行为变化，予以及时干预，减轻负性情绪反应及其导致的行为改变。

(三) 慢性肾功能不全护理常规

1. 执行肾科一般护理常规及肾源性水肿护理常规。

2. 休息与活动　从事轻中度体力活动，避免过度劳累；病情严重或有心力衰竭者，绝对卧床休息；高血压、贫血严重者改变体位和下床动作要缓慢，防止受伤。

3. 饮食护理　给予低盐、充足热量、丰富维生素及优质低蛋白、低磷饮食。胃肠道症状明显者遵医嘱使用止吐剂，加强口腔护理。

4. 病情观察　观察生命体征，尤其血压、体温的变化，注意有无高血压急症、感染等并发症的发生。动态监测体重，准确记录24小时出入量；监测实验室指标、营养状况及各系统症状。

5. 肾脏替代治疗护理　终末期肾病给予肾脏替代治疗如血液透析、腹膜透析或肾脏移植，执行相应护理常规。

6. 用药护理　根据临床症状使用促红细胞生成素、降压药、钙剂及磷结合剂等药物，观察药物疗效和不良反应发生情况。

7. 并发症的观察和护理　包括心力衰竭、高钾血症、尿毒症脑病等观察和急救配合。

8. 健康教育　教会患者避免加重肾功能损害的因素，如脱水、感染、劳累、肾毒性药物、重金属、妊娠、预防接种等。教育患者进行慢性肾脏疾病自我管理，包括饮食调整、血压控制等。

9. 关注患者的情绪和行为变化　予以及时干预，减轻负性情绪反应及其导致的行为改变。对有自杀倾向患者进行危机性会谈，必要时请心理专科医师会诊。

（四）尿路感染护理常规

1. 休息与体位　急性期卧床休息，采取舒适体位。

2. 症状护理

（1）安排可以转移注意力的活动如听音乐等，以分散注意力，避免注意力集中在尿路刺激症状而加重不适感。

（2）在无禁忌证的情况下，尽量多饮水（>2 000 ml/d），勤排尿，保证每天尿量>1 500 ml。

（3）多食新鲜的水果、蔬菜，以碱化尿液。

3. 病情观察

（1）症状观察：观察排尿次数、尿量、排尿不适感及有无发热、腰痛等伴随症状。

（2）实验室检查结果：如血尿常规、尿培养等。

4. 检查护理　协助、指导患者正确留取各种尿标本，尤其是清洁中段尿细菌培养标本。

5. 用药护理　包括抗生素和口服碳酸氢钠，指导患者按时、按量、按疗程服药，不随意停药。

6. 健康教育　教会患者养成多饮水、勤排尿、少憋尿的习惯。避免紧张、劳累，保持心情愉快，保证充足的睡眠，适当进行体育锻炼，以增强抗病能力。注意个人卫生，女患者妊娠期、月经期、产褥期增加外阴清洗次数，并教会正确的外阴清洗方法。感染与性生活有关者，应预防性用药，性生活后15分钟内排尿1次。

7. 心理护理　对产生焦虑、抑郁等情绪的患者，加强疏导、改变认知、调整情绪。

第六节　血液系统疾病护理常规

一、一般护理常规

1. 饮食护理　应给予高热量、高维生素、高蛋白、清淡易消化饮食。避免食用过硬、带壳的食品。

2. 保持口腔卫生　指导患者早晚用软毛牙刷刷牙，每日早晚及餐后用漱口液含漱3～5分钟。对已发生口腔溃疡者，应加强口腔护理，正确使用合适的漱口液和促进溃疡愈合的药物。

3. 清洁皮肤，定期擦澡更衣。发热盗汗者，及时擦干并更换汗湿的衣裤、床单，注意保暖，防止受凉。

4. 做好会阴部及肛周清洁护理，预防肛周感染；女患者经期加强卫生。

5. 观察患者贫血的症状、体征，指导患者合理休息与活动，活动量以不感到疲劳为原则。

6. 粒细胞绝对值$<0.5\times10^9/L$者，应进行保护性隔离，严格执行无菌操作。

7. 对出血严重者，遵医嘱及时输注血小板和凝血因子，嘱患者安静卧床休息，观察有无颅内出血先兆，穿刺部位延长按压时间。

8. 静脉化疗的患者，注意保护血管，观察化疗药物的毒副反应，鼓励患者多饮水，以促进尿酸排泄。

9. 减少陪护和探视，保持病室清洁，空气新鲜，每日定时开窗通风。督促清洁员每日用0.1%有效氯消毒液擦拭床头柜、床档和设备带。患者出院后做好终末消毒。

10. 多与患者沟通，注意情绪、语言及行为的变化，适时给予心理护理，防止患者出现自杀、自伤行为。

11. 评估患者对疾病的认知程度，介绍用药及并发症预防的知识。

二、检查及治疗护理常规

骨髓穿刺术护理常规

1. 术前准备　穿刺前向患者说明穿刺的目的，并简要说明穿刺过程，消除患者的恐惧心理，积极配合操作。备齐所有用物；了解患者出凝血时间检查的结果及相关麻醉药的过敏史。

2. 术中配合　穿刺时严格执行无菌操作规程；穿刺过程中应观察患者的面色、脉搏、血压的变化，如发现患者精神紧张、大汗淋漓、脉搏细速等休克症状时，应立即报告医生，并停止穿刺，协助处理。

3. 术后护理　穿刺后应局部加压，至少需按压5分钟，并观察穿刺部位有无出血。指导患者穿刺后72小时内保持穿刺部位的清洁干燥，敷料一旦污染或脱落，及时消毒伤口更换敷料，以免污染伤口引起局部感染。

三、常见疾病护理常规

（一）急性白血病护理常规

1. 执行血液科一般护理常规及化疗期间护理常规。

2. 活动与休息　评估患者的活动耐量，根据情况适当限制其活动，有发热、严重贫血及明显出血时应卧床休息。

3. 高白细胞白血病及化疗期间，予低嘌呤饮食，建议患者多饮水，每日保证尿量3 000 ml以上。

4. 病情观察

(1) 观察体温，注意各系统可能出现的感染症状。

(2) 观察皮肤黏膜淤点、淤斑，消化道及泌尿道出血、颅内出血及女性月经过多症状。

(3) 观察血象、骨髓象变化。

(4) 观察化疗药物对重要脏器的副作用，用药期间注意观察和防护。监测血常规，做好骨髓抑制期的护理。

(5) 鞘内注射化疗药物，注意观察有无头痛、发热等反应。

5. 出院指导　定期门诊，按时化疗，有不适及时就诊。减少陪护和探视，避免到人群聚集的地方。做好职业防护，消除环境中的危险因素，避免接触放射线或其他有害的化学物质。

(二) 特发性血小板减少性紫癜护理常规

1. 病情观察

(1) 了解化验结果，如血小板计数、出凝血时间等。

(2) 观察患者出血部位及范围、出血量，注意有无新的出血倾向。

(3) 观察有无颅内出血的先兆：头痛、视物模糊、烦躁等症状。

2. 活动与休息　适当限制活动，预防各种创伤，病情严重者卧床休息。

3. 饮食护理　指导易消化、富有营养、高维生素、少渣少刺饮食。有消化道出血时，暂禁食，待病情好转时，给予流质、少渣半流饮食。

4. 用药护理　避免使用可能引起血小板减少或抑制其功能的药物，如阿司匹林、吲哚美辛、右旋糖酐、氯霉素和磺胺类等。使用糖皮质激素期间定期监测血压、血糖、白细胞计数，观察药物疗效。

5. 出血的预防及护理　按“出血的护理常规”护理。

6. 颅内出血的护理

（1）立即去枕平卧，头偏向一侧。

（2）随时吸出呕吐物，保持呼吸道通畅。

（3）吸氧。

（4）建立静脉通道，遵医嘱使用降颅内压药物，同时进行输血或成分输血。

（5）观察并记录患者生命体征、意识状态以及瞳孔、尿量变化，做好交接班。

7. 出院指导

（1）本病在春、秋季容易发病，出院时，嘱患者避免受凉或感冒而诱发发作。

（2）慢性病患者适当限制活动，血小板计数$<50\times10^9$/L 时，勿做强体力活动，可适当短时间散步，预防各种外伤。

（3）避免使用可能引起血小板减少或抑制血小板功能的药物。定期门诊检查血小板，坚持治疗。

（4）慢性血小板减少性紫癜常反复发作，多迁延数年不愈，向患者讲解疾病的特点，学会寻找诱因，如过劳、精神紧张及躯体不适等，注意避免，减少发作。

（三）再生障碍性贫血护理常规

1. 执行血液科一般护理常规。

2. 观察体温的变化及贫血的程度、出血部位、出血量、范围；定期监测血常规，了解红细胞、白细胞及血小板计数。

3. 活动与休息　急性型再障绝对卧床休息，慢性型再障活动以不感到疲劳为度。

4. 贫血护理

（1）了解患者的血红蛋白、网织红细胞及红细胞计数，判断贫血程度。

（2）观察患者贫血的症状、体征，指导患者合理休息与活动，活动量以不感到疲劳为原则。

（3）评估患者营养状况，给予清淡且营养丰富的饮食，少量多餐。

(4) 严重贫血患者应给予氧气吸入,以改善组织缺氧症状。

(5) 遵医嘱输红细胞悬液改善贫血症状。

5. 并发症的观察与护理　观察有无颅内出血的征兆,一旦发生,按颅内出血护理。

6. 出院指导

(1) 避免长期接触有毒物质或放射性物质,提高个人防护意识。

(2) 指导患者养成良好的生活习惯及卫生习惯,预防各种出血。

(3) 教会患者自我观察出血及感染的临床表现,有异常及时就诊。

(4) 再障患者在未治愈情况下,不宜妊娠。

(四) 淋巴瘤护理常规

1. 执行血液科一般护理常规及化疗期间护理常规。

2. 病情观察

(1) 观察患者肝、脾、淋巴结肿大程度及其出现的相应症状。

(2) 观察患者有无发绀、呼吸困难等呼吸道受阻或压迫症状。

(3) 监测体温变化。

(4) 严密观察放、化疗期间的副作用,并注意肿块的大小、血象的改变情况。

3. 活动与休息　早期病情较轻的患者可适当活动,发热或晚期患者应卧床休息。

4. 饮食护理　应指导患者注意饮食的合理搭配及营养均衡。营养原则为高热量、高蛋白、高维生素,避免刺激性食物,多饮水。

5. 出院指导　遵医嘱按时服药,定期复查,按期到医院化疗;如出现发热、出血、肿块等不适时及时就诊。

(五) 多发性骨髓瘤护理常规

1. 执行血液科一般护理常规及化疗期间护理常规。

2. 病情观察

(1) 注意有无蛋白尿、管型尿、高钙血症和高尿酸血症等肾功能损害，发现异常及时通知医生。

（2）骨痛的患者应观察疼痛的部位、性质、减轻和加重的因素等，给予对症处理。

3. 活动与休息　病情较轻的患者可适当活动，活动时注意加强保护，防止摔倒或撞伤导致骨折的发生；有骨痛或骨折的患者应卧床休息。

4. 骨痛和病理性骨折的护理

（1）卧床休息，减少活动，睡硬板床。

（2）评估患者骨痛的程度和性质，采取减轻疼痛的方法如与患者交谈分散其注意力，给患者听舒缓的音乐等，必要时遵医嘱给予止痛剂。

（3）加强生活护理和皮肤护理，预防压疮的发生。

5. 出院指导

（1）保持良好的个人卫生习惯，防止感染。

（2）指导患者睡硬板床，长期卧床者定时翻身。

（3）鼓励患者多饮水，保持排尿通畅。

（4）制定合理的活动计划，如打太极拳、散步等，避免剧烈用力活动。

（5）指导患者通过情绪宣泄、精神放松和使用止痛药物等方法来增加舒适感，以缓解疼痛及精神紧张。

第七节　内分泌及代谢性疾病护理常规

一、一般护理常规

1. 根据病种不同给予不同的治疗饮食，指导热量、水分、钠、钾摄入量的范围和选择方法，观察病人饮食是否符合要求。

2. 加强药物治疗的护理，讲解各种药物的作用、不良反应等，发现异常，及时与医生联系，并做好相应护理。

3. 向患者解释常用检查的目的、方法、注意事项及临床意义。

4. 指导慢性疾病患者自我管理，使之学会应对可能出现的各种应激情况。

5. 指导患者熟悉防病治病的常识，了解定期随访意义，主动配合检查、治疗，并定期复诊。

二、检查及治疗护理常规

（一）胰岛素治疗护理常规

1. 胰岛素的保存　未开启的胰岛素置于4～8℃保存，使用中的胰岛素在常温下（不超过 25℃）保存不超过 1 个月，避免震荡、受热或阳光照射。冰冻后的胰岛素不可再用。

2. 注射前向病人解释胰岛素的剂型、注射目的及方法，检查病人是否准备好食物，指导病人注射后在适当的时间进餐。

3. 注射时间　注射胰岛素前确保病人能准时用餐。普通短效、预混胰岛素于饭前 30 分钟注射；速效胰岛素及其预混胰岛素饭前立即注射；中效胰岛素一般睡前注射；超长效胰岛素注射时间一般与进餐时间无关，只需每日定时注射。

4. 抽药　预混、中效胰岛素使用前必须充分摇匀，如需将短效与中效胰岛素混合使用，先抽短效胰岛素后再抽中效胰岛素。

5. 注射部位　宜选择上臂、大腿前外侧、腹部（避开脐周2 cm内）及臀部等部位皮下注射，有计划地更换注射部位，建议每天同一时间注射同一部位，每周左右轮换注射部位，每次注射点应与上次注射点至少相距 1 cm。避免在 1 个月内重复使用同一注射点。另外，应根据使用的胰岛素种类选择相应的注射部位，如使用短效胰岛素或预混胰岛素时，优先选择腹部；睡前注射的中效胰岛素优先选择臀部或大腿。

6. 注射前检查注射部位有无硬结、破损，若注射部位产生硬结，局部热敷，暂不注射该处，使用 75％乙醇消毒。

7. 中效及预混胰岛素注射前上下摇动 20 次左右，呈均匀雾状，注射前排气，每次注射 1～2 个单位，至针尖处滴出 1～2 滴药液为止。

8. 进针方法　针头长度≤5 mm 可垂直进针，>5 mm 需捏起皮肤垂直进针，体质消瘦或针头>8 mm 应与皮肤成 45°角进针。

9. 使用胰岛素注射笔注射，推注完毕不可立即拔针，需停留 10 秒后再拔针。注射完毕立即取下针头，置入锐器盒，针头每次更换。

10. 不良反应的观察　胰岛素治疗主要不良反应是低血糖，其余有皮下脂肪萎缩、胰岛素过敏等。每日两次使用预混胰岛素者，早餐后 5 小时左右督促病人进食中餐，防止发生低血糖。

11. 加强健康教育及心理疏导，重视血糖监测，教会病人低血糖的预防及自救方法。

(二) 使用胰岛素泵护理常规

1. 上泵前

(1) 告知病人胰岛素泵治疗的原理、目的及方法。消除病人恐惧心理，取得配合。

(2) 检查泵的性能，按操作程序进行胰岛素泵准备，包括装电池、检查仪器性能、抽吸胰岛素、排气，遵医嘱设置基础量和餐前大剂量，并双人核对。

(3) 做好穿刺部位皮肤清洁(常选择腹部)，检查注射局部皮肤有无破损、硬结、感染。男性病人选择上腹部注射，女性病人选择下腹部注射。当腹部皮肤有瘢痕、硬结、感染或皮肤病等不宜注射者可择上臂三角肌下缘。孕妇可选择上臂或大腿注射。

(4) 选择腹部旁开肚脐 4～5 cm 以上，避开腰带周围的部位作为穿刺点，酒精消毒，顺皮纹将穿刺针插入皮下，穿刺后敷贴妥善固定，注明开始使用时间。

2. 上泵中

(1) 继续糖尿病饮食，嘱病人不随意加餐。

(2) 每日注射三餐前大剂量，根据胰岛素种类不同决定注射与进餐之间的时间关系。应用短效胰岛素者餐前 30 分钟注射，应用门冬胰岛素注射液(诺和锐)者餐时注射。

(3) 每班检查胰岛素泵的工作状态是否正常，每 3 天更换一次注射部位及输注管路，如病人出现高热多汗、局部硬结、红肿、出血、脱出等情况应及时更换输注部位。

(4) 胰岛素泵使用期间，每日监测血糖 4 次以上，包括夜间血糖监测，警惕低血糖发生。

(5) 指导病人注射局部肌肉避免剧烈运动、受压、摩擦等，防止针头脱出。避免输注导管打折、受压，保持输注管道通畅。注意泵的保护，避免使泵受潮、撞击或损坏。警惕胰岛素泵的报警音，发现报警及时与护士联系。

(6) 若病人带泵期间需洗澡，要及时将泵分离，洗澡后及时连接。做 CT、MRI 等检查前要将泵取下，以免影响泵的正常工作。

(7) 长期带泵者，告知病人及家属常见报警原因为管路堵塞、电量不足、药量不足等，并教会其相应的处理方法。

3. 下泵后

(1) 观察病人注射处皮肤，如有红肿等感染征象，以 0.1%碘伏涂擦。

(2) 检查泵的性能，查看有无损坏。

三、常见疾病护理常规

(一) 糖尿病护理常规

1. 根据病人身高体重制定个体化糖尿病饮食，忌高脂、高糖饮食，忌油炸、油煎食物，宜用植物油，少食动物内脏、蟹黄、虾籽、鱼籽等含胆固醇高食物，严格限制各种甜食，戒烟限酒。经常检查病人饮食治疗方案的执行情况。

2. 运动治疗的护理

(1) 根据病人的年龄、病情及身体承受能力，选择不同的运动方式和强度。

(2) 指导做有氧运动：如步行、慢跑、骑自行车、做广播操、太极拳、球类活动。不宜空腹锻炼，建议餐后 1 小时运动 30～40 分钟，运动频率建议每周至少 3～5 次，每周至少 150 分钟。运动强度以运动中脉率＝170－年龄为宜，或锻炼后有微汗、轻松愉快、食欲和睡眠良好。

（3）应穿着舒适、软且厚底的鞋子和透气的袜子运动，随身携带饼干或糖果、糖尿病急救卡。

（4）出现下列情况暂停运动：血糖＞14～16 mmol/L；明显低血糖或血糖波动较大；有糖尿病急性并发症及各种重要脏器严重慢性并发症。

3. 口服降糖药的护理　掌握正确的服药方法，了解并观察药物的主要不良反应。

（1）磺脲类胰岛素促泌剂：进餐前半小时服用，主要不良反应为低血糖，还可有消化道反应、肝损害、血液系统改变、药疹。若发生低血糖反应，应及时处理，并连续观察 2～3 天。

（2）双胍类：餐前、餐中或餐后服用都可以，在餐中服对胃肠道刺激小，不影响药物吸收，主要不良反应为胃肠道反应、药疹等。

（3）α-糖苷酶抑制剂：与第一口饭同时嚼服，亦可进餐前半小时服用，主要不良反应为胃肠道反应，表现为腹胀、腹痛、腹泻。与胰岛素和其他药合用时，一旦发生低血糖，进食多糖类食物效果差，最好进食单糖类食物如蜂蜜、葡萄糖。

（4）噻唑烷二酮（胰岛素增敏剂）类：每日晨服用一次，主要不良反应为水肿。

（5）非磺脲类胰岛素促泌剂：进餐时服药，不进餐不服药。主要不良反应为低血糖。

（6）二肽基肽酶-4（DDP-4）抑制剂：每日口服一次，作用不受饮食影响。

4. 胰高血糖素样多肽 1（GLP-1）受体激动剂，每日注射 1 次，主要不良反应为恶心、呕吐，其程度随治疗时间的延长而逐渐减轻。

5. 使用胰岛素者，执行胰岛素治疗护理常规。

6. 监测血糖水平，4～7 次/天，注意高血糖症状有无改善，有无低血糖发生。

7. 指导病人选择合适的鞋袜，避免烫伤碰伤，做好糖尿病足病的护理。

8. 对合并视网膜病变的病人，注意安全防范，根据生活自理能力给予关心和协助。

9. 根据病人具体情况采取个体化健康教育方式，教会病人自我管理的必须技巧，如胰岛素注射技术、血糖监测技术、胰岛素泵的使用、饮食运动治疗、糖尿病日记的记录和分析等。

(二) 糖尿病酮症酸中毒护理常规

1. 卧床休息，昏迷者保持呼吸道通畅，给予氧气吸入，注意安全防范，如加床栏、使用约束带。

2. 立即用生理盐水建立静脉通路 1～2 条，严格按医嘱调节滴速，先快后慢，如无心力衰竭一般在前 2 小时内需输入 1 000～2 000 ml 液体，以后根据血压、心率、尿量、末梢循环情况及中心静脉压调节速度，24 小时输液总量约 4 000～5 000 ml。

3. 严格控制胰岛素给药速度　加强血糖监测，血糖下降速度以每小时 3.9～6.1 mmol/L 为宜，血糖下降过快或过慢均应与医生联系，以便及时调整胰岛素用量。当血糖降至 13.9 mmol/L 时改为输注 5%葡萄糖溶液，按每 3～4 g 葡萄糖加 1 U 胰岛素计算。告之病人进餐前仍需皮下注射胰岛素。

4. 严密观察生命体征、神志、瞳孔变化，记录 24 小时出入量。

5. 定期监测血糖、血酮、尿糖、尿酮、血气分析及电解质。采血必须在非输液肢体侧进行。用胰岛素治疗期间，测量血糖每 1～2 小时一次。血气分析及电解质每 3～4 小时测量一次，至基本恢复正常。

6. 观察病人水电解质失衡及脱水现象，如眼球凹陷、唇裂、口腔、皮肤黏膜干燥，感觉异常、麻痹等有无好转或加重。

7. 鼓励清醒病人大量饮水，昏迷者可鼻饲温开水，每日饮水量应达 4 000 ml。进清淡饮食，保证主食摄入量，暂禁脂肪类食物，直至酮症消失。

8. 告知病人及家属避免酮症酸中毒的诱因，如感染、外伤、中断胰岛素治疗或应用胰岛素剂量不足、暴饮暴食、精神过度紧张等。

（三）糖尿病低血糖护理常规

1. 糖尿病病人血糖<3.9 mmol/L 为低血糖。当发现有低血糖症状和体征时，有条件的应立即进行血糖检测来确认低血糖的诊断，防止病人跌倒、摔伤。

2. 当发现有低血糖检测结果而缺乏低血糖症状时要重复血糖检测。

3. 判断意识　意识障碍者，给予 50%葡萄糖溶液 20 ml 静脉推注，保持气道通畅，配合医生抢救；意识清楚者给予 15 g 的葡萄糖或其他无脂碳水化合物的食物，如 2～5 片葡萄糖片（视不同商品标识而定），或100 ml 苹果汁、橙汁、可乐，或两大块方糖，或一大汤勺蜂蜜，或一杯玉米汁，或一杯脱脂牛奶等。

4. 观察低血糖症状缓解情况，于 10～15 分钟后复测血糖以评估治疗效果，如果血糖值没有上升到正常或低血糖症状持续存在，则重复以上治疗，直至病人血糖正常、症状缓解，必要时静脉注射 50 %葡萄糖溶液 40～60 ml。

5. 服用阿卡波糖的病人，出现低血糖时，需要服用葡萄糖而不是糕点等其他碳水化合物纠正低血糖。

6. 低血糖症状缓解后给病人适量进食碳水化合物，如一片面包或两块饼干。

7. 病人病情稳定后，与病人一起分析低血糖原因并进行低血糖自我管理教育。

（四）甲状腺功能亢进症护理常规

1. 饮食护理

（1）清淡、低碘或禁碘饮食，禁食海带、紫菜等海产品。每日热量可比正常人高 50%，两餐之间增加点心。增加黄豆、奶类、蛋类、瘦肉类等优质蛋白的摄入。

（2）每日饮水 2 000～3 000 ml，禁止刺激性饮料，如浓茶、咖啡等。

(3) 忌食刺激性或生冷食物，减少食物中粗纤维的摄入。

2. 保证充足的睡眠时间，避免过度劳累。病情轻者可下床活动，以不感到疲劳为度。病情重、心力衰竭或合并严重感染者应卧床休息。环境应安静舒适，温度宜稍低，避免强光刺激。

3. 使用抗甲状腺药物者，指导按时按量规则服药，不可自行减量或停服。甲基硫氧嘧啶、丙基硫氧嘧啶、他巴唑一般于饭后30分钟口服。观察药物不良反应，如粒细胞减少、药疹、中毒性肝炎等。

4. 观察消瘦、多汗、乏力以及性格情绪的变化；注意排便次数、性状、肛周皮肤情况；观察突眼和甲状腺肿大的程度；病情严重者监测生命体征变化，记录出入量。

5. 低钾性麻痹者，协助做好生活护理，观察有无呼吸肌麻痹的症状和体征。

6. 突眼者，告知外出时戴黑色眼镜，勿揉眼，可用0.5%甲基纤维素或0.5%氢化可的松滴眼液滴眼。眼部水肿者应高枕卧位，低盐饮食。

7. 指导病人选择宽松上衣，严禁用手挤压甲状腺。教会病人每日清晨卧床时自测脉搏，每周称体重，若脉搏减慢、体重增加是治疗有效的重要标志。

8. 告知病人及家属出现高热、恶心、呕吐、大汗淋漓、腹痛、腹泻、体重锐减、突眼加重等提示甲亢危象可能，应立即就诊。

第八节 神经系统疾病护理常规

一、一般护理常规

1. 急性期卧床休息，头偏向一侧，取下假牙，保持呼吸道通畅，必要时吸痰。尿潴留者给予留置尿管；尿失禁者及时更换尿垫，防止尿液刺激皮肤。

2. 观察神志，瞳孔，生命体征，肢体活动，头痛部位、性质及持续时间，恶心呕吐，进食及大小便情况。

3. 保持瘫痪肢体良姿位，如健侧卧位，患侧上肢往前伸，保持上肢抬高 60°～90°，肘关节伸展，患侧下肢髋、膝关节自然屈曲向前；如患侧卧位，患臂前伸，前臂外旋，患侧髋关节后伸，膝关节微屈，踝关节放松。按时翻身，病情平稳即协助病人进行康复训练。

4. 躁动不安及合并精神症状者，加护栏，应用约束带，避免使用热水袋。

5. 用药护理

（1）健侧输液，观察药物的疗效及不良反应。

（2）使用降压药物时，监测血压。

（3）使用抗凝药物时，观察有无皮肤淤点、淤斑，牙龈出血，消化道出血等出血倾向。

（4）使用脱水药物时，掌握给药速度，观察尿量、尿色及肾功能。如 20%甘露醇 125～250 ml 应在 15～30 分钟内滴完，甘油果糖 250 ml 滴注 1～1.5 小时。

6. 低盐（<6 g/d）、低脂、高蛋白、清淡易消化饮食，如黄瓜、丝瓜、绿豆芽、紫菜、牛肉、鸡肉、鱼肉、瘦猪肉等。每日进水 2 000 ml 以上。吞咽困难者，选择密度均匀、适当黏性而不易松散、易变形、不易残留在黏膜上的食物，取半卧位，从健侧进食，从 3～4 ml 开始，逐渐增至 1 汤匙量，必要时鼻饲流质。

7. 教会病人及家属功能锻炼的方法及异常症状的识别，一旦发现手指麻木无力、流涎、短暂失明、短暂的说话困难、眩晕、步态不稳等症状，立即就诊。

二、检查及治疗护理常规

（一）脑脊液置换护理常规

1. 操作前护理

（1）介绍操作目的、方法、配合要领及注意事项，排空大小便。

（2）保持环境清洁，避免人员走动。

（3）取去枕侧卧位，屈颈，屈髋，屈膝，双手抱膝，保持腰椎呈弓形向后的体位。

(4) 精神症状或躁动者给予制动。

2. 操作后护理

(1) 去枕平卧 4～6 小时，避免抬高头部，以防低颅压反应，如头痛、恶心、呕吐、眩晕等。

(2) 观察有无头痛、腰痛、脑疝及感染等穿刺后并发症。

(3) 头痛者，多饮水，必要时静脉滴注生理盐水。

(4) 给予高热量、高维生素、低脂易消化食物，保持大便通畅，禁止用力排便。

(5) 保持穿刺部位清洁干燥，观察有无渗液、渗血，避免剧烈咳嗽。

(6) 24 小时内不宜沐浴。

(二) 脑血管疾病介入治疗护理常规

1. 术前护理

(1) 介绍手术目的、方法及注意事项，佩戴腕带。

(2) 观察生命体征及双侧足背动脉搏动等情况。

(3) 建立静脉通路。

(4) 禁食禁饮 4 小时，更换病员服。

2. 术后护理

(1) 去枕平卧 6 小时，卧床休息 24 小时，穿刺点加压包扎 6 小时，穿刺侧肢体制动，保持伸髋位 12 小时。指导病人进行足趾和踝关节运动。

(2) 观察神志、瞳孔、生命体征、尿量及穿刺侧肢体远端的血液循环，如足背动脉搏动，皮肤的颜色、温度及肿胀情况。

(3) 促进造影剂排泄，3 小时内饮水宜在 1 500 ml 以上，进食低盐、低脂、高纤维、易消化、清淡食物。

(4) 出院后继续服用抗凝药者，向病人交代服药的目的及注意事项，如出现牙龈出血，皮肤有淤点、淤斑，及时就诊。

(5) 3～6 个月以后来院进行脑血管造影复查。

三、常见疾病护理常规

(一) 脑梗死护理常规

1. 急性期卧床休息，取平卧位，头偏向一侧，保持呼吸道通畅，必要时吸痰。大面积脑梗死者，给予氧气吸入。

2. 观察生命体征、神志、瞳孔、肢体活动、进食及大小便情况。

3. 神志不清或躁动者使用护栏，必要时用约束带约束。

4. 用药护理

(1) 健侧输液。

(2) 使用脱水剂者，快速给药，如20％甘露醇125～250 ml应在15～30分钟内滴完，甘油果糖250 ml滴注1～1.5小时，监测水、电解质及肾功能。

(3) 使用溶栓药物者，控制给药速度，如组织型纤溶酶激活剂(0.9 mg/kg，总量≤90 mg)先静脉推注10％(约1分钟)，其余剂量1小时滴完。避免颅内出血，鼻衄，牙龈出血，皮肤淤点、淤斑，血尿，黑便等出血倾向。

5. 低盐、低脂、高维生素饮食，少食奶油、蛋黄、带鱼、动物内脏及甜食等。吞咽困难者，进食时取坐位或高侧卧位，从健侧先自3～4 ml开始，逐渐增至1汤匙量喂入，从健侧缓慢一口量(20 ml)喂入。不能自主进食、呛咳明显者，给予鼻饲流质。

6. 病情平稳即进行瘫痪肢体功能锻炼，防止关节畸形和肌肉萎缩的发生，如健手梳发，头转向患侧，用健侧手从健侧额部开始向头后颈部梳理，要求手指紧压头皮，缓慢向后推动，重复20次；捏挤患手，患手置于胸前，用健手拇指、食指沿患侧各手指两边由远端向近端捏挤，并在手指近端根部紧压20秒。每个手指重复5次。环绕洗脸、半桥抬臀、抗阻夹腿、跷腿摆髋等。

(二) 脑出血护理常规

1. 急性期绝对卧床休息4～6周，抬高床头15°～30°，减少不必要搬动。

2. 保持呼吸道通畅，取平卧位头偏向一侧或侧卧位，取下假牙，开放气道，及时吸痰，清除口鼻分泌物。给予氧气吸入，氧流量2～3 L/min。

3. 躁动者用约束带约束，使用护栏。

4. 监测神志、瞳孔、生命体征、头痛、呕吐等情况，如出现意识加重、剧烈头痛、喷射性呕吐、一侧瞳孔散大、血压升高、呼吸变慢，提示脑疝发生；如呼吸由深而慢变为快而不规则或双吸气、叹息样、潮式呼吸，提示呼吸中枢受到严重损坏；如呕吐咖啡样液体或解柏油样大便则提示消化道出血。

5. 健侧输液，按时快速使用脱水剂，注意监测水、电解质及肾功能。

6. 危重病人禁食24～48小时，进食困难者给予鼻饲流质。

7. 急性期保持瘫痪肢体处于良姿位，进行被动运动，病情平稳后指导病人进行康复训练。如健手梳发，头转向患侧，用健侧手从健侧额部开始向头后颈部梳理，要求手指紧压头皮，缓慢向后推动，重复20次；捏挤患手，患手置于胸前，用健手拇指、食指沿患侧各手指两边由远端向近端捏挤，并在手指近端根部紧压20秒。每个手指重复5次。环绕洗脸、半桥抬臀、抗阻夹腿、跷腿摆髋等。

8. 指导病人避免暴饮暴食、情绪激动、排便用力、过度劳累等诱因。

（三）癫痫护理常规

1. 避免诱因，如饱餐、进食刺激性及油腻食物、强光及强音刺激、睡眠不足、过度劳累等。

2. 观察发作先兆，如心慌、烦渴、遗忘、意识障碍、失神等。

3. 使用丙戊酸钠（德巴金）者，观察有无血小板减少、肝功能损害、出血时间延长等不良反应，定期监测血常规、肝功能及血药浓度。

4. 安全护理，使用护栏，床边备压舌板、吸引器。

5. 发作时护理

（1）立即平卧，抬下颌并解开领口及腰带，开放气道，保持呼吸道通畅。

(2) 氧气吸入。

(3) 牙关紧闭者,使用压舌板或牙垫,防止舌咬伤。

(4) 建立静脉通路。

(5) 易擦伤关节应用软垫保护,防止擦伤。

(6) 禁止用力按压肢体,防止骨折。

(7) 观察神志、瞳孔、生命体征及发作情况。

6. 发作缓解后,卧床休息,集中治疗与护理,保持病室安静、光线柔和。

7. 出院后继续服药者,指导按时服药,避免擅自增、减药量或自行停药。

(四) 病毒性脑炎护理常规

1. 急性期卧床休息,抬高床头 15°～30°。

2. 高热量、高蛋白、高维生素饮食,每日饮水 1 500～2 000 ml。意识障碍者给予鼻饲流质。

3. 观察神志、瞳孔、生命体征、头痛、呕吐情况,如头痛剧烈、呕吐频繁、烦躁不安等,提示颅高压;观察有无心慌、烦渴、遗忘、意识障碍、失神等癫痫发作先兆。

4. 用药护理

(1) 使用镇静药物者,观察呼吸、血压。

(2) 使用脱水剂者,按时快速给药,20%甘露醇 125～250 ml 应在 15～30 分钟内滴完,甘油果糖滴速<50 滴/分。观察尿量、肾功能及水电解质情况。

5. 安全护理　烦躁者使用约束带约束,保持肢体功能位,使用护栏。癫痫发作者,执行癫痫护理常规。

6. 避免感染、劳累、情绪激动等诱因。

(五) 帕金森病护理常规

1. 观察生命体征,四肢颤抖程度、协调性及活动度,有无吞咽困难、呛咳,评估语言功能及认知程度。

2. 安全护理,提供生活所需,移开环境中的障碍物,室内物品摆放固定、有序、光线充足,常用物品置于伸手可及处。注意病人在起动和停止行走时的安全，防止摔伤。选择腋下测量体温。

3. 高热量、高维生素、高纤维素、优质蛋白、易消化饮食。如指导病人每日进食谷类 300～500 g(米、面、杂粮等)，蔬菜或瓜类 300 g，饮水达 2 000 ml 为宜。进食、饮水时，取坐位，避免分散注意力。进食时流涎过多者使用吸管，提供隐蔽环境，两餐之间增加高热量、小块食物，必要时鼻饲流质。

4. 用药护理

(1) 使用多巴丝肼(美多芭)药物者，于饭前 1 小时服用，服药期间限制蛋白质摄入，禁与维生素 B_6 同服。

(2) 使用盐酸苯海索(安坦)药物者，多饮水，青光眼和前列腺肥大者禁用。

(3) 金刚烷胺药物不宜在睡前服用。

5. 指导病人进行面部及舌的运动，如鼓腮、伸舌、撅嘴、龇牙、吹吸及大声朗读等；行走时先足跟着地再足尖着地，跨步要慢而大，缓慢行走。

第九节　风湿性疾病护理常规

一、一般护理常规

1. 急性期卧床休息；缓解期进行被动或主动功能锻炼；恢复期加强功能锻炼，避免关节和肌肉废用性萎缩。

2. 高蛋白、高热量、高维生素、低盐、低脂饮食，忌辛辣刺激性食物。

3. 观察生命体征，皮肤黏膜，关节肿痛、活动度、晨僵、畸形和功能障碍等情况。

4. 用药护理

(1) 使用非甾体类消炎药者，饭后服药，服药后 30 分钟内勿平躺，观察消化道不良反应，如胃反酸、烧灼感、恶心呕吐等。

(2) 使用抗风湿药者，饭后服用，需数周到数月后缓慢起效，观察胃肠道反应、骨髓抑制、肝肾功能情况。

(3) 使用糖皮质激素类者，晨起顿服，监测不良反应，如感染、代谢紊乱(水电解质、血糖、血脂)、体重增加、出血倾向、血压异常等，指导进食含钾丰富的食物，如香蕉、橙子和深色蔬菜等。

5. 保持皮肤清洁完整，避免接触刺激性物品，如碱性肥皂、染发剂、烫发剂等。

6. 指导病人出院后不可随意增、减药物剂量或自行停药。

二、常见疾病护理常规

(一) 类风湿关节炎护理常规

1. 急性期卧床休息；缓解期功能锻炼由被动向主动渐进，进行关节的伸展与屈曲运动，活动强度以病人能承受为限。晨僵者，晨起后温水浴或热水浸泡 15 分钟后活动关节。

2. 观察体温变化，关节肿痛、活动度、晨僵、畸形和功能障碍等情况。

3. 进食富含蛋白质、维生素、钙的食物，如鱼、瘦肉、苹果、新鲜蔬菜、鱼油、蜂蜜、藻类等。

4. 指导病人出院后不可随意增、减药物剂量或自行停药。注意关节的保暖，避免潮湿寒冷。

(二) 系统性红斑狼疮护理常规

1. 进食高蛋白、高热量、高维生素、含钙丰富的食物，戒烟酒。禁食芹菜、无花果、烟熏制品、蘑菇，以防诱发或加重病情。肾功能不全者给予适量优质蛋白。

2. 活动期卧床休息，缓解期进行被动或主动功能锻炼，注意循序渐进，劳逸结合。

3. 观察体温变化及皮肤黏膜、关节、肌肉等累及部位的损害程度。

4. 使用糖皮质激素类药物者，晨起顿服，监测不良反应，如感染、代谢紊乱(水电解质、血糖、血脂)、体重增加、出血倾向、血压异常等。指导病人不可随意增、减药物剂量或自行停药，避免发生停药反应和反跳现象。

5. 指导病人避免寒冷、日晒、妊娠等诱因。

(三) 痛风护理常规

1. 急性期卧床休息，缓解期进行被动或主动功能锻炼。

2. 进食低盐、低脂、低嘌呤食物，每日饮水 2 000～3 000 ml。低嘌呤食物如脱脂奶、鸡蛋、植物油、面包、饼干、米饭、蔬菜、水果等，禁食含嘌呤高的食物如内脏、骨髓、海味、豆类、各种肉汤等，建议食用碱性食品，如青菜、红萝卜、黄瓜、番茄、白菜等。

3. 观察体温变化及受累关节的红、肿、热、痛、功能障碍情况。

4. 指导病人戒烟酒，出院后每周 2 天进食低嘌呤食物。

第二章　外科疾病护理常规

第一节　总　论

一、一般护理常规

1. 术前向患者讲解有关疾病知识及手术前后注意事项，缓解患者紧张及焦虑情绪。

2. 完善术前各项检查　血型和交叉配血试验、药物及皮肤过敏试验等。

3. 观察病情变化及监测生命体征　如有异常及时汇报医生配合处理。

4. 呼吸道准备　吸烟者术前 2 周停止吸烟，教会患者练习深呼吸、有效咳嗽和排痰的方法。

5. 胃肠道准备　根据病情给予合理的饮食，按手术和麻醉的需要做好肠道准备，一般术前禁食 8 小时，禁饮 4 小时；需要清洁肠道者术前一日口服缓泻剂或前一日晚、术日晨各灌肠一次。

6. 术前进行适应性训练　指导患者练习术中体位，练习床上使用便器，教会自行调整卧位和床上翻身的方法。

7. 术前一日指导协助患者修剪指甲、理发、沐浴及更衣。

8. 术日晨护理　术前 2 小时按手术要求做好皮肤准备；测量生命体征，询问女患者月经是否来潮；嘱患者排尽尿液，取下义齿、发夹、眼镜、手表、首饰和其他贵重物品，并交由家属保管。

9. 备好病历、影像学检查资料、药物及其他术中所需物品。

10. 与手术室接诊人员仔细核对患者(腕带)、手术部位、手术名称等，做好交接并记录。

11. 根据手术类型准备麻醉床，备好床旁用物，如吸氧装置、吸引装置、输液架以及监护设备等。

12. 术后护理按麻醉后患者护理常规。

二、麻醉后护理常规

1. 根据手术交接单交接患者，了解术中情况及术后注意事项。与患者交流，了解患者的定向力恢复情况。

2. 动态监测血压、脉搏、呼吸，每半小时记录一次，进行疼痛评估，监测 6～8 小时或至生命体征平稳。测体温、脉搏每日 3 次，连测 3 天正常后改为每日 1 次。

3. 检查患者静脉通路是否通畅，合理调节输液速度；检查全身皮肤特别是手术受压部位皮肤是否完好，评估四肢的活动度。

4. 常规吸氧 2～4 L/min，指导和协助患者及时清除气道内分泌物，保持呼吸道通畅。

5. 全身麻醉和椎管内麻醉术后取平卧位，头偏向一侧；协助患者翻身，活动肢体。

6. 全身麻醉和椎管内麻醉术后禁食 6 小时，6 小时后进半流饮食，直至过渡到普通饮食。腹部手术须肠蠕动恢复后进食，避免食用引起肠胀气的食物。

7. 妥善安置各类导管，保持有效引流，观察记录引流液的颜色、性质和量；观察切口有无渗血、渗液，敷料有无松散潮湿。

8. 观察患者有无切口疼痛、发热、恶心呕吐、腹胀、呃逆、尿潴留等术后并发症的征象，如有异常及时处理。

9. 保持病室环境安静、舒适，注意患者保暖，拉起两侧床栏保护，躁动患者给予适当约束。

三、烧伤护理常规

1. 评估患者烧伤的面积、深度，注意有无合并呼吸道烧伤、休克和复合伤。

2. 观察患者生命体征、神志、尿量及创面的情况，重点观察心率，以及呼吸节律、深度和形态的变化。中、重度呼吸道烧伤患者给予鼻导管吸氧 4～5 L/min，如有异常及时汇报医生配合处理。

3. 建立有效的静脉通路，根据患者的烧伤面积、深度、尿量、心率、中心静脉压等合理安排输液种类和速度，成人尿量维持在 30～50 ml/h，小儿 20 ml/h，伴吸入性损伤或颅脑外伤患者尿量维持在20 ml/h。

4. 保持室内空气清洁，每日定时消毒空气，进入烧伤病房应戴口罩、帽子，接触患者前需洗手，更换敷料时严格遵守无菌操作原则，限制探视人员，预防感染。

5. 做好创面护理，及时更换潮湿创面纱布，采用暴露疗法患者病室温度控制在 28～32℃，相对湿度 50%～60%，使用烤灯照射时，调节合适的距离；定时给患者翻身，保护骨隆突处皮肤，保持床单元干燥、平整、清洁。

6. 根据烧伤各阶段病情需要合理调节饮食；禁食患者做好口腔护理。

7. 康复指导　尽早指导、协助患者进行功能锻炼，指导正确使用抗瘢痕的药物及器具，同时注意烧伤患者的心理护理。

8. 出院指导　告知患者出院后继续抗瘢痕治疗至少 6 个月，3～6 个月可再行瘢痕松解修复术，定期复诊。

四、肠内营养护理常规

1. 评估病情　了解胃肠道功能，有无肠梗阻、消化道活动性出血、腹腔或肠道感染、严重腹泻或吸收不良以及休克等肠内营养禁忌证。病情允许时取半卧位。

2. 检查确认喂养管在位通畅，输注前充分摇匀营养液，正确连接管道。

3. 合理输注　一般能量密度从 2.09 kJ/ml 渐增至 4.18 kJ/ml 或更高；输注速度以 20 ml/h 起逐步加速并维持在 100～120 ml/h，以输液泵控制滴数为佳；输注量开始 250～500 ml/d，在 5～7 天内逐步达到全量；滴注温度以接近正常体温为宜(37～40℃)。

4. 营养液现配现用，悬挂的营养液在较低的室温下放置时间小于6～8小时，每天更换输注皮条、袋或瓶。

5. 保持喂养管通畅，妥善固定，每4小时检查一次喂养管的深度；输注营养液前、后和连续管饲的过程中每隔4小时及特殊用药前后用30 ml温开水或生理盐水冲洗喂养管；管饲药物须经研碎、溶解后注入。

6. 及时评估胃内残留量，在每次输注前或连续管饲的过程中每间隔4小时抽吸评估胃内残留量，如＞100～150 ml，应延迟或暂停输注。

7. 输注过程中观察患者是否出现突然呛咳、呼吸急促、咳出类似营养液的痰液等误吸症状，观察有无腹痛等症状的出现，同时观察患者排便形态及体温的变化。

8. 评估疗效　动态观察血糖、血常规、血生化及尿素氮的变化，及时调整肠内营养方案。

9. 出院指导　对携带喂养管出院的患者和家属进行居家喂养和自我护理指导，定期复诊。

五、肠外营养护理常规

1. 评估病情、营养状况，判断有无严重水电解质、酸碱平衡失调，出凝血功能紊乱及休克等肠外营养的禁忌证。

2. 在层流环境下，按无菌操作技术要求配制营养液，现配现用，在24小时内输完，输注过程应保持连续不宜中断，同时避免营养液长时间暴露于阳光和高温下。

3. 输注肠外营养液宜选择较粗大静脉，预计全胃肠外营养(TPN)时间超过7天者，采用经中心静脉输注的方式。

4. 营养液输注速度不宜快，葡萄糖的输注速度应＜5 mg/(kg·min)，20％的脂肪乳剂250 ml需输注4～5小时，有条件者使用输液泵控制输注量和速度。

5. 病情观察　监测体重、血糖、血常规、血生化、体温的变化，必要时记录出入量，注意观察输注部位有无静脉炎发生。

6. 观察有无多尿、神志改变或出现心率增快、面色苍白、四肢湿冷症状等糖代谢紊乱的表现；如有不明原因的发热寒战应拔除导管并作微生物培养；发生静脉炎后及时更换输注部位，局部湿热敷、外涂药物。

7. 使用中心静脉导管进行输注的患者，按中心静脉导管的护理常规护理。

8. 告知患者在输注过程中有任何不适及时通知医护人员，病情允许鼓励患者由口进食。

第二节 神经外科护理常规

一、一般护理常规

1. 根据病情备好急救用物（氧气、吸引装置、监护仪、气切包等），配合抢救处理。

2. 观察意识、瞳孔（正常 2～4 mm）、生命体征及神经系统症状，如：面瘫、失语、肢体瘫痪、癫痫发作等（意识判断见表 2-1、表 2-2）。

表 2-1 意识状态分级

意识状态	语言刺激反应	痛刺激反应	生理反应	大小便能否自理	配合检查
清醒	灵敏	灵敏	正常	能	能
模糊（朦胧）	迟钝	不灵敏	正常	有时不能	尚能
浅昏迷	无	迟钝	正常	不能	不能
中昏迷	无	无防御	减弱	不能	不能
深昏迷	无	无	无	不能	不能

表 2-2 Glas-gow 昏迷评分表

睁眼反应		语言反应		运动反应	
自动睁眼	4	回答正确	5	遵命动作	6
呼唤睁眼	3	回答错误	4	定痛动作(痛刺激时)	5
疼时睁眼	2	吐词不清	3	肢体回缩(痛刺激时)	4
不能睁眼	1	有音无语	2	异常屈曲(痛刺激时)	3
		不能发音	1	异常伸直(痛刺激时)	2
				无动作(痛刺激时)	1

3. 观察有无颅高压症状,如头痛、呕吐。

4. 评估有无压疮、跌倒、坠床、非计划拔管等风险,采取对应防护措施(标识、床护栏、约束带等)。

5. 术前准备　备皮、备血、皮试、禁食禁饮 8 小时,训练床上大小便(颅高压者禁忌灌肠)。

6. 全麻清醒及生命体征平稳者,床头抬高 15°～30°(脊髓损伤者头、颈、躯干呈一直线位)。

7. 观察伤口渗血情况,估计出血量,及时更换敷料。

8. 引流管勿折叠、扭曲、压迫、堵塞,观察引流液的性质、量。

二、检查及治疗护理常规

(一) 脑室、蛛网膜下隙引流护理常规

1. 妥善固定引流管,并进行标识(注明名称),观察并记录脑脊液颜色、性状、量;躁动者适当予以约束。

2. 保持引流通畅,引流管不可受压、扭曲、折叠、牵拉。

3. 根据病情调整脑室引流瓶悬挂高度,控制流速及引流量,保持匀速外滴,每日引流量不超过 300～500 ml。

4. 置管处敷料保持清洁干燥,并观察局部有无红肿、疼痛。

5. 搬动患者时夹闭引流管后再搬动,防止逆流。

6. 观察有无颅内低压综合征(如头晕、呕吐、虚脱等)及颅内血肿症状(如头痛加剧、意识改变等)。

7. 拔管前先试行夹管 24～48 小时，观察有无颅内压增高症状，如意识、瞳孔、生命体征变化。

8. 拔管后注意置管处有无脑脊液漏，如局部敷料反复潮湿等。

（二）亚低温治疗护理常规

1. 调节室温在 18～22℃。

2. 观察制冷降温机工作参数，体温维持在 32～35℃。加用冰袋、冰帽，接近体温时应及时更换。

3. 每小时监测体温，直肠测温者，肛温探头放入肛门内 6～10 cm。

4. 给予多功能监护，维持心率（> 60 次/分）、血压（>90/60 mmHg），判断有无心律失常（QRS 波增宽，QT 间期延长改变等），观察呼吸（频率、节律）、SpO_2情况。

5. 观察冬眠合剂使用效果，保持患者处于昏睡状态，如出现四肢肌张力增高、寒战应及时处理。

6. 观察有无颅高压症状（意识改变、头痛、呕吐、Cushing 反应等）。

7. 鼻饲饮食温度在 30～32 ℃为宜或不超过当时体温。

8. 复温时，应缓慢升温，平均 4 小时升高 1℃，体温恢复至 37℃左右为宜；先撤去物理降温进行自然复温，再逐渐降低冬眠合剂量直至停用；必要时加盖棉被，提高室温。

9. 并发症观察及干预

（1）室颤：出现室颤立即停止降温，行心脏按压或电击除颤。

（2）肺部感染：加强呼吸道湿化、拍背、吸痰。

（3）皮肤问题：注意保护末梢及骨隆突处皮肤，避免长时间受压。

（4）消化系统并发症：观察腹部体征，必要时给予胃肠减压。

（5）出血：观察有无皮肤淤斑、口腔黏膜出血、血尿、黑便、便血等，并及时处理。

三、常见疾病护理常规

(一) 颅内压增高护理常规

1. 按神经外科一般护理常规护理。

2. 观察意识、瞳孔、生命体征，出现意识障碍加深、瞳孔不等或散大、生命体征异常及时处理。

3. 观察有无头痛、呕吐、肢体活动等变化，出现头痛加剧、喷射性呕吐、肢体活动障碍等及时处理。

4. 卧床休息　床头抬高 15°～30°。持续吸氧，及时清除呼吸道分泌物，保持呼吸道通畅。

5. 控制液体入量　不能进食者，成人补液量每日不超过 2 000 ml，并控制补液速度（除脱水剂外，补液速度＜60 滴/分）。观察尿量，并保持每日尿量不少于 600 ml。

6. 应用 20%甘露醇、呋塞米（速尿）等脱水利尿药物降颅压（20%甘露醇 250 ml 于 15～30 分钟内滴完），注意观察尿量。

7. 便秘时可用缓泻剂，禁用高位灌肠。

8. 根据患者出现的不同症状采取针对性护理（如呕吐、癫痫等症状护理）。

9. 告知患者避免剧烈咳嗽、用力排便、情绪激动等诱发颅内压增高的因素；若出现躁动及时处理。

(二) 颅脑损伤护理常规

【术前】

1. 观察意识、瞳孔、生命体征，出现意识障碍加深、瞳孔不等或散大、生命体征异常及时处理。

2. 观察有无头痛、呕吐、肢体活动等变化，出现头痛加剧、喷射性呕吐、肢体活动障碍等及时处理。

3. 观察伤口情况、有无复合伤、癫痫、躁动、失语、大小便失禁等情况（EDH 观察有无中间清醒期或意识好转期）。

4. 生命体征稳定者，予床头抬高 15°～30°，保持头与脊柱在同一直线上，防止头颈过屈。

5. 保持呼吸道通畅，必要时氧气吸入。

6. 告诉患者应避免诱发颅内压增高的因素，如剧烈咳嗽、用力排便、情绪激动。出现躁动、癫痫发作及时处理。

7. 脑脊液漏护理

(1) 保持漏口处清洁，如外耳道、口鼻腔清洁，卧床休息至脑脊液漏停止。

(2) 禁忌：冲洗、填塞、耳鼻滴药、腰穿。

(3) 避免用力咳嗽、打喷嚏、擤鼻涕及用力排便。

【术后】

1. 麻醉清醒后床头抬高 15°～30°。

2. 头部引流管保持通畅，观察并记录引流量、颜色及性状，搬动时予以夹闭。导尿管、气管插管、气管切开、深静脉置管按相应规范护理。

3. 持续吸氧，保持呼吸道通畅。

4. 告诉患者应避免诱发颅内压增高的因素，如剧烈咳嗽、用力排便、情绪激动。出现躁动、癫痫发作及时处理。

5. 昏迷及瘫痪者保持肢体功能位，做好基础护理，预防肺炎、压疮、关节挛缩等并发症。

6. 健康宣教

(1) 进食清淡易消化富含粗纤维食物，保持大便通畅。保持良好生活习惯，如睡眠充足、劳逸结合、避免抽烟喝酒等。

(2) 指导被动及主动功能锻炼方法；失语者指导语言训练，由简单的字到词组，再到句子，循序渐进。

(3) 手术去骨瓣者，术后 6 个月行颅骨修补术。

(4) 按时服用抗癫痫药物，不得擅自停药，出院后 1 个月门诊复查。

(三) 颅内动脉瘤护理常规

【术前】

1. 观察意识、瞳孔、生命体征，出现意识障碍加深、瞳孔不等或散大、生命体征异常及时处理。

2. 观察有无头痛、呕吐、肢体活动障碍、面瘫、失语、癫痫发作等,出现头痛加剧、喷射性呕吐、肢体活动障碍等及时处理。

3. 卧床休息,抬高床头 15°～30°,并保持环境安静舒适。

4. 按病情控制血压,避免剧烈咳嗽、用力排便、情绪激动等,如出现躁动及时处理。

5. 静脉应用解除血管痉挛及降压药时,应泵控使用,并每小时巡视观察用药效果,根据目标血压和即时血压进行速度调整。

6. 脑血管造影护理

(1) 局麻患者告知术中应配合制动。

(2) 术后观察穿刺处伤口敷料、足背动脉搏动及末梢血运情况。

(3) 术后平卧 24 小时,穿刺肢体制动 12～24 小时,并保持伸直位,穿刺处沙袋压迫 6～8 小时。

【术后】

1. 卧床休息 1～2 周,麻醉清醒后床头抬高 15°～30°,并保持环境安静舒适。

2. 保持呼吸道通畅,根据病情给予吸氧。

3. 应用 20%甘露醇时,应快速滴注(250 ml 20%甘露醇 15～30 分钟内滴完),注意观察出入液量,尤其是尿量。

4. 按病情控制血压,避免剧烈咳嗽、用力排便、情绪激动等,出现躁动及时处理。

5. 静脉应用解除血管痉挛及降压药时,应泵控使用,并每小时巡视观察用药效果,根据目标血压和即时血压进行速度调整。

6. 引流管按"蛛网膜下隙引流护理常规"护理。

7. 健康宣教

(1) 进食清淡、易消化、富含粗纤维食物,保持大便通畅。保持良好生活习惯,如睡眠充足、劳逸结合、避免吸烟喝酒等。

(2) 瘫痪者保持肢体功能位,指导被动及主动功能锻炼方法;失语者指导语言训练,由简单的字到词组,再到句子,循序渐进。

(3) 动脉瘤术后 3 个月来院复查 DSA 或 CTA。

(4) 手术去骨瓣者，术后6个月行颅骨修补术。

(5) 按时服用抗癫痫药物，不得擅自停药，出院后1个月门诊复查。

(四) 颅内肿瘤护理常规

【术前】

1. 观察意识、瞳孔、生命体征，出现意识障碍加深、瞳孔不等或散大、生命体征异常及时处理。

2. 观察有无头痛、呕吐、肢体活动障碍、面瘫、失语、癫痫发作等，出现头痛加剧、喷射性呕吐、肢体活动障碍等及时处理。

3. 鞍区占位者观察视力、眼球运动情况。

4. 术前准备　经鼻手术者，前3日遵医嘱给予复方麻黄素液滴鼻及漱口液漱口；术前1日剪鼻毛并清洁鼻腔；指导患者术前练习张口呼吸。

【术后】

1. 鞍区占位手术者，严密观察尿量变化，24小时出入量；经鼻手术拔除鼻腔纱条后观察鼻孔有无清水样液体流出。

2. 幕下肿瘤者观察有无声音嘶哑、呛咳等后组颅神经损伤表现，发现异常及时处理。

3. 麻醉清醒后床头抬高15°～30°，体位采用健侧、平卧位交替更换，避免压迫伤口。

4. 头部引流管保持通畅，观察并记录引流量、颜色及性状，搬动时予以夹闭。导尿管、气管插管、气管切开、深静脉置管按管道规范护理。

5. 保持呼吸道通畅，持续氧气吸入。

6. 告诉患者应避免诱发颅内压增高的因素，如剧烈咳嗽、用力排便、情绪激动。出现躁动、癫痫发作及时处理。

7. 昏迷及瘫痪者保持肢体功能位，做好基础护理，预防肺炎、压疮、关节挛缩等并发症发生。

8. 脑脊液漏护理　保持外耳道、口鼻腔清洁；卧床休息至脑脊液漏停止；禁忌冲洗、填塞、耳鼻滴药、腰穿；避免用力咳嗽、打喷嚏、擤鼻涕及用力排便。

9. 尿崩症护理　观察尿量、尿色，准确记录24小时出入量，每1～2小时监测尿量；监测尿比重变化情况。

10. 健康宣教

(1) 进食清淡、易消化、富含粗纤维食物，保持大便通畅。保持良好生活习惯，如睡眠充足、劳逸结合、避免抽烟喝酒等。

(2) 指导被动及主动功能锻炼方法；失语者指导语言训练，由简单的字到词组，再到句子，循序渐进。

(3) 手术去骨瓣者，指导头部伤口保护，术后6个月行颅骨修补术。

(4) 按时服用抗癫痫药物，不得擅自停药，需放化疗者定期来院治疗，出院后1个月门诊复查。

第三节　普通外科护理常规

一、一般护理常规

1. 腹部手术者练习胸式呼吸；胃肠道手术者，术前1～2日流质饮食，做好肠道准备。

2. 术后妥善安置患者，交接内容包括：手术和麻醉方式、神志和生命体征情况、手术切口及引流情况、血制品和药品使用、特殊病情记录等。

3. 腹部手术患者全麻清醒、生命体征平稳后取低半坐卧位或斜坡卧位，床头抬高30°～45°。

4. 保持呼吸道通畅，按需给予鼻导管(3～5 L/min)或面罩(8～10 L/min)吸氧，维持指脉氧饱和度95%～100%。

5. 观察有无呼吸道梗阻、出血、休克等早期表现，做好切口疼痛、恶心呕吐、腹胀、尿潴留等常见术后不适的预防及护理。

6. 妥善固定各种引流管道，管道标识清楚，引流通畅有效；留置尿管者，锻炼膀胱功能，做好会阴护理(2次/日)，早期拔除尿管。

7. 协助患者术后第一次饮水，如无不适，可指导患者进食流质，逐渐过渡至正常饮食。术后患者宜进食高蛋白、高热量、富含维生素和膳食纤维的饮食。

8. 术后非制动患者早期下床活动。卧床患者应进行踝泵运动、抬臀运动等功能锻炼。

9. 出院指导　术后 6 周内不宜举重物；伤口拆线 1 周后可洗澡；定期复诊。

二、检查及治疗护理常规

（一）胃肠减压护理常规

1. 妥善固定胃肠减压装置，各管道连接正确，标识并记录胃管插入的深度。

2. 保持有效的负压，负压维持在－6.6 kPa(－50 mmHg)，防止扭曲、堵塞，若有堵塞现象可用生理盐水冲洗导管。

3. 每日更换减压器，观察、记录胃管置入的深度，以及引流物的颜色、性质和量。

4. 评估患者口腔黏膜的情况，做好鼻腔、咽喉部及口腔护理(2 次/日)。长期置胃管者每周更换胃管一次。

5. 做好患者及家属的健康教育，避免活动或翻身时胃管滑脱。

6. 胃肠减压期间禁食禁饮，口服药需研碎调水后由胃管注入，并用温水冲洗胃管，夹管 1 小时。

7. 拔管后注意做好口鼻腔的清洁，观察有无腹胀、腹痛、误吸等症状。

（二）腹腔引流护理常规

1. 妥善固定腹腔引流管，标识清楚，防止扭曲、受压、折叠。

2. 术后经常改变体位，利于引流；定时挤压管道，防止堵塞；引流袋位置不可高出引流口平面，预防逆行感染；避免活动翻身时引流管脱出。

3. 每日更换引流袋，观察并记录引流液的颜色、性状和量，注意有无出血症状（如引流液增多变鲜红），必要时作细菌培养。

4. 注意保持引流管周围皮肤清洁干燥，如有渗出及时换药，必要时涂抹氧化锌软膏。

5. 置管期间观察患者的腹部、全身情况（如症状是否减轻、体温是否正常）。

（三）T型管引流护理常规

1. 妥善固定引流管，严防因翻身、搬动、起床活动时牵拉而脱落。

2. 避免管道受压、折叠、扭曲，经常挤捏，保持引流通畅，如发生阻塞，术后一周可用生理盐水低压（压力$<20\ cmH_2O$）冲洗。

3. 引流袋位置不可高出引流口平面，预防逆行感染。

4. 严格无菌操作，每日更换引流袋，观察并记录胆汁引流液颜色、性质、量，有无鲜血或混浊、碎石、蛔虫及沉淀，必要时送检和细菌培养。

5. 置管期间，观察有无黄疸加重、引流不畅、发热和严重腹痛等。

6. 保持引流管周围皮肤清洁干燥，如有渗出及时换药，必要时涂抹氧化锌软膏。

7. 拔管前试行夹管，观察有无腹胀、腹痛、发热、黄疸，如无不良反应，行T型管逆行胆管造影，造影后开放引流24小时。

8. 拔管后嘱患者平卧，观察伤口渗出情况以及有无发热、恶心、呕吐、腹痛、腹胀等状况。

三、常见疾病护理常规

（一）甲状腺良性肿瘤护理常规

1. 术前评估颈部肿块，有无压迫神经、气管、食管引起的相应症状。

2. 甲亢患者需询问碘剂服用情况，禁用刺激性饮料，告知测量基础代谢率的注意事项，如有突眼，做好突眼的保护。

3. 术前指导患者练习术时体位，每日 2 次，每次 5～10 分钟。

4. 术后监测生命体征，注意呼吸、心率的变化；观察伤口及引流情况，若血肿形成并压迫气管，立即配合床边抢救；甲亢患者还需关注体温。

5. 与患者交流，了解发音和吞咽情况，有无面部麻木、手足抽搐等症状。

6. 协助患者第一次饮水，若无不适，指导进食或经吸管吸入微温流质，逐步过渡至普食。甲亢患者继续服用碘剂。

7. 头颈部禁止剧烈运动 24 小时后，可逐步练习活动。切口愈合后开始肩关节和颈部的锻炼，持续至出院后 3 个月。

8. 出院指导　术后需药物继续治疗者指导正确用药，定期门诊复查。

（二）甲状腺癌护理常规

1. 术前评估颈部肿块，有无压迫神经、气管、食管引起的相应症状。

2. 术前指导患者练习术时体位，每日 2 次，每次 5～10 分钟。

3. 术后监测生命体征，注意呼吸、心率的变化；观察伤口及引流情况，若血肿形成并压迫气管，立即配合床边抢救。

4. 与患者交流，了解发音和吞咽情况，有无面部麻木、手足抽搐等症状。

5. 协助患者第一次饮水，若无不适，指导进食或经吸管吸入微温流质，逐步过渡至正常饮食。

6. 使用镇静药物的患者暂时延迟下床活动时间。头颈部在制动 24 小时后，可逐步练习活动。切口愈合后开始肩关节和颈部的锻炼，持续至出院后 3 个月。

7. 出院指导　术后需药物继续治疗者指导正确用药，定期门诊复查。

（三）乳腺良性肿瘤护理常规

1. 按全麻患者术后护理常规。

2. 术后监测生命体征。如有引流，观察伤口引流情况。

3. 及时发现创面敷料渗出情况。若有加压包扎，需保持加压包扎在位。

4. 出院指导　保持切口干燥，按时拆线；教会患者乳房自行检查的方法；有情况随诊。

(四) 乳腺癌护理常规

1. 术前评估局部肿块情况及心理状态，做好相应护理。

2. 按全麻患者术后护理常规。

3. 术后监测生命体征。保持负压引流状态，加压包扎在位，观察伤口及引流的情况，防止皮下积液。

4. 观察患侧上肢皮肤的颜色、温度、臂围情况；观察皮瓣颜色及创面愈合情况。避免在患侧上肢测血压、抽血、静脉或皮下注射。

5. 卧床期间患侧上肢垫软枕抬高 10°～15°，并放置功能位，下床时注意患肢处于功能位，他人扶持时应扶健侧；患肢肿胀严重者可带弹力袖。

6. 术后第二天至腋下引流管拔出前，可做手指、腕、肘关节的各方位活动；拔除腋下引流管后，可进行肩关节运动、手指爬墙运动、转绳运动等。功能锻炼循序渐进，坚持锻炼至出院后 3 个月，20～30 分/次，3～4 次/日。

7. 出院指导　近期避免用患侧上肢搬动、提取重物；术后 5 年内避免妊娠；根据自身情况佩戴义乳或植入假体，教会患者乳房自行检查的方法，定期复查。

(五) 腹外疝护理常规

1. 术前评估疝内容物能否回纳。

2. 告知患者腹内压增高的因素，术前、术后、出院后都应尽量避免。

3. 切口疝和造口旁疝等进入腹腔手术者，需进行肠道准备。

4. 术后监测生命体征，如有切口引流，观察引流情况。创面敷料渗出者，必要时沙袋压迫。

5. 术后平卧，膝下垫一软枕，使髋关节微屈，采用无张力疝修补术者，患者下肢功能恢复即可下床活动；年老体弱、复发性疝、绞窄性疝、巨大疝、切口疝患者需用腹带保护，适当延迟下床时间。

6. 观察患者阴囊有无肿胀，如有可使用丁字带托起；保持创面敷料清洁干燥。观察切口有无红、肿、热、痛的现象。

7. 出院指导　3个月内避免重体力劳动或提取重物。保持大便通畅，积极治疗原发病，有情况随诊。

（六）急性腹膜炎护理常规

1. 术前评估患者腹痛、腹膜刺激征、肠鸣音的情况，无休克时取半卧位，休克患者取平卧或中凹体位。

2. 禁食禁饮，给予静脉补液；做好胃肠减压的护理。

3. 观察生命体征、意识、尿量的变化；高热患者给予物理或药物降温。

4. 诊断不明需观察的患者，卧床休息，尽量减少改变体位和增加腹压的动作，禁止使用镇痛药物。

5. 术后注意观察有无呃逆、肋缘或剑突下持续性钝痛，颈肩部牵涉痛，以及有无直肠、膀胱刺激征。保持切口干燥，观察切口有无红、肿、热、痛的现象。

6. 出院指导　养成良好的生活习惯，积极治疗原发病。非手术治疗患者注意观察体温及腹痛情况，有情况随诊。

（七）腹部损伤护理常规

1. 评估受伤史，腹痛、腹膜刺激征、肠鸣音等情况，注意有无休克的早期表现。

2. 禁食禁饮，给予静脉补液；做好胃肠减压的护理。

3. 快速建立静脉通道，大量内出血休克时，中凹体位、吸氧、快速配血，建立两条静脉通道快速补液，输血，进行抗休克治疗。

4. 诊断不明需观察的患者，卧床休息，尽量减少改变体位和增加腹压的动作，禁灌肠，禁止使用镇痛药物。

5. 需急诊手术者完成术前急需的化验检查，禁食、禁水。

6. 术后注意观察有无腹腔内活动性出血症状，观察体温，有无腹痛、腹胀、呃逆、直肠或膀胱刺激征的出现，腹腔引流有无浑浊、异味液体流出的表现。

7. 出院指导　加强安全防护教育，避免意外损伤的发生。掌握急救知识，发生腹部外伤后一定要到医院就诊。若出现肠梗阻症状，及时随诊。

（八）胃癌护理常规（胃大部分及全胃切除术护理常规）

1. 术前评估既往疾病、职业、饮食习惯及用药史；观察疾病相关症状及腹部体征；了解胃镜等相关检查结果。

2. 急性穿孔者给予禁食、胃肠减压、静脉补液等处理；出血者观察呕血及便血情况；幽门梗阻者禁食、洗胃、胃肠减压、静脉补液，维持水、电解质和酸碱平衡，如有休克，按休克护理常规处理，必要时做好急诊手术准备。

3. 术后按麻醉后护理常规，血压平稳后给予半卧位，鼓励患者早期床上活动。

4. 按胃肠减压、腹腔引流护理常规做好各管道的护理。

5. 胃管拔除后，少量饮水，无不适后改流质，逐渐进食。置肠内营养管者，按肠内营养护理常规处理。

6. 注意观察有无倾倒综合征、胃出血、胃排空延迟等并发症。

7. 出院指导　嘱患者保持乐观情绪，注意劳逸结合；饮食上少量多餐，避免粗糙、干硬、过热、辛辣、油煎及腌腊食物，戒烟、酒；避免服用对肠黏膜有损害的药物，如有不适随时就诊。

（九）肠梗阻护理常规

1. 评估既往病史、手术史及外伤史，发病前有无感染、饮食不当等诱因；观察生命体征变化，观察腹痛、腹胀、呕吐、肛门停止排气排便等情况，了解血常规、电解质、腹部 B 超、X 线摄片等检查结果。

2. 保守治疗者给予禁食、胃肠减压、输液等处理；观察呕吐次数及呕吐物的性质和量；观察生命体征、腹痛的部位、性质及转归情况。记录 24 小时出入量。

3. 手术治疗者术后按麻醉后护理常规处理。生命体征平稳后给予半卧位，鼓励患者早期床上活动，促进肠蠕动恢复。

4. 术后禁食，按胃肠减压、腹腔引流护理常规做好各管道的护理；肠蠕动恢复后拔除胃管，开始进流质，并逐步过渡至正常饮食；观察腹痛、腹胀、恶心、呕吐及肛门排气、排便等情况。

5. 观察有无切口感染、腹腔内感染或肠瘘等并发症。

6. 出院指导　嘱患者注意饮食卫生，减少肠道寄生虫病；避免暴饮暴食及饭后剧烈运动；保持大便通畅，有腹痛等情况及时就诊。

(十) 肠瘘护理常规

1. 评估有无腹部外伤史及手术史、全身营养状况；有无外瘘及瘘口周围皮肤受损程度。

2. 非手术治疗时应根据肠瘘部位采用适当卧位，预防压疮发生。

3. 应用 TPN 或肠内营养进行营养支持；低位肠瘘者，可给营养丰富、易消化和少渣的饮食。记录 24 小时出入量。

4. 保持瘘口及周围皮肤清洁，必要时使用双套管持续负压抽吸和冲洗；注意保护瘘口周围皮肤。

5. 手术治疗术前肠道准备

(1) 术前 3～5 天开始禁食。

(2) 口服肠道不吸收的抗生素。

(3) 做好瘘口及旷置肠袢的灌洗，术日晨从肛门及瘘口两个进路作清洁灌肠。

6. 术后按麻醉后护理常规，按胃肠减压、腹腔引流护理常规做好各管道的护理。

7. 禁食期间应用 TPN 给予营养支持，直至肠功能恢复后开始进食。开始进食时应以低脂肪、适量蛋白质、适量碳水化合物、低渣饮食为主。

8. 鼓励和指导早期活动。观察有无肺炎、腹腔内感染、胃肠道或瘘口出血、再次瘘、肝肾功能损害等并发症。

9. 出院指导　患者应定期复查，如出现腹痛、腹胀、伤口异常等情况时，及时就诊。

（十一）急性阑尾炎护理常规

1. 评估患者发生腹痛的时间、部位、性质、程度及范围；了解患者血常规 B 超等检查结果。

2. 加强病情观察，观察是否有感染性休克；注意腹部体征，禁用止痛剂。

3. 避免增加肠内压力，禁饮、禁食，给予抗炎补液，禁用泻药及灌肠。

4. 术后按麻醉后护理常规，鼓励患者早期下床活动，预防肠粘连。

5. 术后禁食、补液，待肠蠕动恢复、肛门排气后，给流质，逐步过渡至正常饮食。

6. 观察有无切口感染、出血、粪瘘、肠梗阻等并发症。

7. 出院指导　嘱患者若出现腹痛、腹胀、肛门停止排便排气时，及时就诊。

（十二）直肠肛管良性疾病护理常规

1. 评估饮食及排便习惯；评估有无排便困难、便血、排便时剧痛等现象；观察直肠、肛管周围红、肿、热、痛等及有无脓肿形成；了解肠镜、肛门指检、CT 等检查结果。

2. 术前肠道准备　术前 3 天进流食，口服肠道不吸收的抗生素和缓泻剂；术前晚禁食、清洁灌肠。保持肛门周围皮肤清洁，可用1∶5 000 高锰酸钾溶液坐浴，每日 2～3 次。

3. 术后按麻醉后护理常规护理，给予适当卧位。

4. 密切观察生命体征的变化及伤口渗血情况。观察有无疼痛及尿潴留发生并对症处理，便秘者口服缓泻剂，忌灌肠。

5. 术后 2～3 日内进流食，以后改无渣或少渣饮食，术后 3 日内尽量避免解大便，以利伤口愈合。

6. 指导肛管手术患者保持伤口清洁。可在每次排便后或更换敷料前用 1∶5 000 高锰酸钾温水坐浴。

7. 积极防治肛门失禁、肛门狭窄或感染等并发症。指导肛门括约肌松弛者，术后 3 日作肛门收缩舒张运动。

8. 出院指导　合理饮食，养成定时排便习惯，保持大便通畅，防治便秘，一旦出现排便困难，及时就诊。

（十三）大肠癌护理常规

1. 评估患者既往有无肠道疾病，有无家族史；有无大便习惯改变及腹部肿块；评估有无消瘦、贫血；了解腹部X线、B超、血常规、电解质等检查结果。

2. 向拟行结肠造口（人工肛门）术者说明手术必要性，必要时由造口师进行术前指导，取得患者配合。

3. 肠道准备　术前3天进流质，口服肠道抑菌药和缓泻剂，术前晚及术晨清洁灌肠；结肠、直肠肿瘤患者禁用高压灌肠。已婚女性患者若肿瘤侵犯阴道后壁，术前3天行外阴冲洗或擦洗。

4. 术后按麻醉后护理常规护理。生命体征平稳后改半卧位或侧卧位。

5. 按胃肠减压、腹腔引流护理常规做好各管道的护理。肠蠕动恢复后拔除胃管，进流质，逐步过渡到正常饮食，注意避免产气或刺激性食物。

6. 会阴部伤口术后4～7天根据情况用1∶5 000高锰酸钾溶液坐浴，每日2～3次；结肠造口者，按肠造口护理常规护理。

7. 观察有无出血、感染、吻合口瘘的发生；肠切除吻合者，术后7～10天禁止灌肠，以免影响吻合口的愈合；结肠造口者观察有无造口缺血坏死或狭窄及造口周围皮炎等并发症发生。

8. 鼓励早期活动，训练患者养成定时排便习惯；指导结肠造口患者学会造口护理及人工肛门袋使用方法，并给予心理支持和鼓励。

9. 出院指导　嘱患者定期复查，如出现排便异常或肛门狭窄（造口狭窄）应及时就诊。

（十四）门静脉高压症护理常规

1. 评估有无脾大、腹水、蜘蛛痣、肝掌、男性乳房发育等体征；监测出入液量、腹围（1次/日）、体重（1次/周）；观察有无肝昏迷，做好上消化道出血的急救准备。

2. 卧床休息，下肢水肿者抬高患肢，严重腹水者宜半坐卧位。穿刺放腹水每次不宜超过 1 000 ml，观察穿刺点有无渗液。

3. 宜进食优质蛋白、低脂、无渣饮食；口服药物应研碎冲服；有肝性脑病先兆者，限制蛋白质摄入；腹水、水肿患者限制液体和钠盐的摄入（每天摄入氯化钠 1.2～2.0 g，进液量约为 1 000 ml）。

4. 术前肠道准备时禁用肥皂水灌肠；插胃管动作要轻柔，选细管，多涂润滑油。

5. 分流术后 48 小时内平卧或 15°低斜坡卧位，不宜过早下床活动，监测神志、血压、心率及体温，观察有无腹腔出血症状。

6. 有食管静脉曲张者，拔胃管时先口服液体石蜡 15～20 ml，拔管动作轻、慢。术后饮食忌粗糙、过热的食物。分流术后患者应限制蛋白质摄入。

7. 做好肝性脑病、静脉血栓形成、再出血等术后并发症的观察及护理。

8. 出院指导　告知引发肝昏迷的常见诱因；指导家属掌握咯血的基本急救措施；按时服用抗凝药，门诊定期复查血常规。

（十五）肝癌护理常规

1. 评估有无肝区肿大疼痛、消瘦乏力、腹胀、凝血异常等表现，注意有无肝昏迷、上消化道出血、肿瘤破裂出血等并发症，如有急腹症表现，应立即汇报医生。

2. 术前保持心情舒畅及充足睡眠，可进行轻体力活动（如散步、打太极拳）。大量腹水者绝对卧床休息，或半卧位以缓解呼吸困难和心悸。

3. 麻醉清醒后床头抬高 15°～45°，保持呼吸道通畅，观察心率、血压、血氧饱和度变化。接受半肝以上切除者，间歇鼻导管给氧（3～5 L/min）3～4 天。

4. 患者麻醉清醒后可试饮水，术后次日晨进食米汤等清淡流质，肛门排气后逐渐过渡到普食，饮食宜低脂、富含蛋白质、热量、膳食纤维。

5. 鼓励患者术后早期活动，观察腹腔内出血的征兆。

6. 伴有腹水、水肿者，应监测出入水量，控制液体和钠盐的摄入，定期测量体重及腹围。

7. 做好急性肝衰竭、腹腔感染、肝肾综合征等术后并发症的观察及护理。

8. 出院指导　教会患者识别牙龈出血、皮肤紫癜、黑便等出血先兆；继续保肝治疗，不得擅用土方秘方，门诊定期复查 AFP 指标、B 超。

（十六）胆石病（胆囊结石、胆道结石）护理常规

1. 评估患者饮食生活习惯，观察有无进食油腻后，上腹部隐痛不适、饱胀、嗳气、呃逆等症状，或胆绞痛，伴肩胛部、背部放射痛。

2. 注意有无急性胆管炎、脓毒症、胆源性胰腺炎、肝脓肿等并发症并及时处理。

3. 休息时以侧卧位睡姿为佳。急性发作期应禁食，并为手术做好准备。

4. 开腹手术者麻醉清醒后予半卧位，鼓励早期活动，肠蠕动恢复后进食流质，逐步过渡至普食。腹腔镜下胆囊切除术（LC术）者麻醉清醒后即可下床，进食流质。饮食以低脂、高蛋白、高维生素为宜，忌油腻食物和饱餐。

5. 监测心率、心律、血压，观察有无腹痛、黄疸、发热等症状。

6. 观察引流出胆汁的性状，经常挤捏 T 型管，保持通畅；如引流管口有胆汁样渗液，应疑有胆漏，需与医生联系。胆汁引流过多时（$>$400 ml/d），注意补充脂溶性维生素和电解质。

7. 出院指导　术后半年内仍需清淡饮食，少量多餐；肥胖者适当减肥；做好自我病情监测，如有寒战发热、黄疸、腹痛等病情应及时回院治疗。

（十七）胆管感染（急性胆囊炎、急性梗阻性化脓性胆管炎）护理常规

1. 观察患者有无右上腹阵发性绞痛，伴右肩胛部、背部放射痛；有无 Murphy 征阳性、Charcot 三联征或 Reynolds 五联征。

2. 高热者予物理降温，评估降温效果，做好皮肤和口腔护理；采取措施缓解疼痛，如转移注意力、半卧位等，必要时予以镇痛药。

3. 病情进一步加重者需做好急诊手术准备：禁食禁饮；给予吸氧、监测生命体征；开放静脉通道，补充血容量；有休克者予抗休克治疗。

4. 开腹手术者麻醉清醒后予半卧位，床头抬高 30°～45°，肠蠕动恢复后进食流质，逐步过渡至普食。LC 术者麻醉清醒后即可下床，可进食流质。饮食以低脂、高蛋白、高维生素为宜，忌油腻食物和饱餐。

5. 监测心率、血压、体温变化以及引流情况，观察黄疸有无消退以及大便颜色等。

6. 观察引流出胆汁的性状，经常挤捏 T 型管，保持通畅；行 T 型管冲洗时注意低压冲洗(压力＜20 cmH_2O)，严格无菌操作。

7. 行经皮肝穿刺胆道引流(PTCD)或经内镜鼻胆管引流(ENAD)者应妥善固定引流管，做好标识，每日更换引流袋，观察记录引流情况。

8. 出院指导　带 T 型管出院者，应教会其引流管护理，6 周后复诊拔管；急诊胆道减压引流者 1～3 个月后来院手术治疗。

(十八) 胰腺肿瘤护理常规

1. 评估患者有无上腹部隐痛钝痛、黄疸进行性加重等症状；有无消瘦乏力、食欲不振、腹胀、腹泻或便秘等表现。

2. 术前宜高蛋白、高热量、高维生素、低脂饮食，监测血糖。

3. 术后活动不宜过早，病情平稳后予半卧位，监测生命体征、血糖、尿糖、出入液量，观察伤口渗血及引流情况。

4. 术后早期禁食，肠蠕动恢复后经鼻肠管行肠内营养(营养泵)，逐渐恢复至经口进食，如无不适(腹痛、血尿淀粉酶增高等)过渡至(低脂)普食。禁食或鼻饲期间口腔护理 2 次/日。

5. 按胃肠减压、腹腔引流、“T”型管引流护理常规做好引流管的护理，标识清晰、妥善固定，严防翻身活动时拽脱。

6. 做好感染、胰瘘、胆瘘等术后并发症的观察及护理。如短时间血性引流液持续增加(>50 ml/h),伴心率增快,血压下降;或有腹痛、发热、切口溢出胆汁样渗液或清亮液体,均需及时处理。

7. 出院指导　低脂饮食,补充脂溶性维生素,必要时使用胰酶替代剂;做好血糖、尿糖的自我监测,定期复诊。

(十九) 下肢静脉曲张护理常规

1. 评估静脉曲张程度,如有溃疡、感染,配合医生换药。

2. 术前体位,将软枕垫于双小腿下,或抬高床尾,保持头低脚高位,促进血液回流及适应术后体位要求。术前指导患者练习床上排尿,要求平卧位能排出小便。

3. 术后监测生命体征 6 小时,观察手术创面敷料渗出情况;观察手术侧肢体的足背动脉搏动、足部皮肤颜色、温度,皮肤感觉、肿胀情况,判断术肢血液循环有无异常,重视患者主诉。

4. 术后 4～6 小时,协助患者第一次饮水,若无不适,正常饮食;术后平卧位 6 小时,6 小时后改为头低脚高位,24 小时可下地,避免过久站立,下肢过早负重;下床活动时指导患者穿弹力袜或用弹力绷带。

5. 指导患者进行踝泵运动,预防深静脉血栓形成,每小时至少练习 10 次,促进血液回流。

6. 出院指导　出院后仍需穿弹力袜或用弹力绷带 1～3 个月;休息时将患肢抬高略超过心脏水平;适当体育锻炼;勿久站久坐,坐时双膝勿交叉过久;避免便秘;控制体重,避免肥胖。

(二十) 深静脉血栓形成护理常规

1. 急性期患者应卧床 10～14 天,头低脚高位,患肢高于心脏平面 20°～30°;禁止按摩患肢,床上活动时避免动作过大,以防血栓脱落导致肺栓塞。应床上大、小便。

2. 观察患肢皮温及周径变化、患肢动脉搏动。疼痛剧烈者可给予止痛剂。

3. 戒烟;饮食上清淡少盐,多食纤维素、新鲜蔬菜瓜果及黑木耳等降低血液黏滞度的食物,每日饮水 1 500 ml 左右。

4. 抗凝治疗期间,观察有无出血倾向。指导患者如果发现口鼻出血、皮下淤血淤斑、尿血、便血及时告知医护人员；随时注意神志及瞳孔变化，警惕脑出血倾向，发现异常报告医生并及时处理。

5. 做好肺栓塞并发症的预防，密切观察有无突发的胸闷、气急、咳嗽、咯血的症状，叮嘱患者不能剧烈活动，不能按摩患肢，保持排便通畅。

6. 滤器置入术后监测生命体征 4 小时，观察穿刺处创面敷料渗出情况；头低脚高位，进行踝泵运动每小时 10 次；24 小时后可下地，避免过久站立，下床活动时穿弹力袜。

7. 出院指导　患肢保温；继续抗凝治疗时自查有无出血，如口鼻出血、皮下淤血淤斑、尿血、便血及时就诊；每日适量运动，避免长时间保持同一个姿势；穿弹力袜；戒烟；保持排便通畅。

（二十一）动脉栓塞护理常规

1. 卧床休息，患肢低于心脏平面，避免屈髋或膝下垫枕，避免压迫患肢；注意肢体保暖，避免理疗、热敷及热水袋加温，防止局部烫伤。

2. 观察患肢血运情况，患肢的皮温、颜色、感觉、疼痛、足背动脉搏动，并作记录。

3. 戒烟，避免含咖啡的饮料；给予高维生素和高蛋白的营养饮食；适当活动，勿长期站立或静坐。

4. 按时服用抗凝药物及治疗心脏疾病的药物，防止再栓塞；用药期间观察有无出血倾向，如果发现口鼻出血、皮下淤血淤斑、尿血、便血及时告知医生。

5. 取栓术后监测生命体征；平卧位；观察患肢血运情况，包括皮肤温度、脉搏、颜色、疼痛、感觉，较术前有无缓解；踝泵运动 10 次/小时；24 小时可下地活动。

6. 做好并发症预防，警惕缺血后再灌注综合征的发生，如数小时后，疼痛已减轻或消失的患肢再次出现疼痛，甚至疼痛较术前更重，及时报告医生。

7. 出院指导　按时服用抗凝药，定期复查血凝常规，自查有无出血倾向；积极治疗原发病，如房颤；控制血压、血脂、血糖。戒烟。

第四节　胸心外科护理常规

一、一般护理常规

(一) 手术前一般护理常规

1. 观察生命体征变化,保持呼吸道通畅,如有咳痰、咳血、呼吸困难、剧烈胸痛、脉搏不规则及有心力衰竭和休克表现时,及时报告医生。

2. 对患者进行全面的护理评估,注重评估患者的呼吸功能、营养状态、心理状态等。

3. 指导和督促患者做好术前呼吸道准备:戒烟戒酒,保持口腔卫生,进行深呼吸和有效咳嗽、咳痰训练。

4. 术前胃肠道准备:禁食 8 小时,禁饮 4 小时。

5. 根据手术部位进行皮肤准备

(1) 后外切口:术侧的前胸正中线至后脊柱线,包括腋下,上从锁骨水平线至剑突下。

(2) 正中切口:前胸左腋后线至右腋后线,包括双侧腋下。

(3) 食管三切口:左颈部、右胸部(同后外切口),腹部(包括脐孔、会阴部)。

(4) 胸腹联合切口:左胸部(同后外切口),左上腹部。

6. 手术当日做好正确交接患者、衣物准备、取下义齿、术前针等术前准备工作。

7. 患者送手术室后做好其术后回室准备。

(二) 手术后一般护理常规

1. 全面明确患者手术的方式、术中情况及特殊处理,予吸氧、心电监护。

2. 密切监测生命体征、神志及外周循环变化,每小时 1 次,至生命体征平稳。

3. 患者麻醉清醒、生命体征平稳后协助患者斜坡卧位(床头抬高 30°～45°)。

4. 妥善安置各引流管，保持引流管的有效引流，观察引流液量、颜色及性状并做好记录；引流管护理按照胸腔闭式引流护理常规和胃肠减压等护理常规处理。

5. 观察患者手术切口有无疼痛、渗血情况，评估患者疼痛程度和出血量，及时使用止痛剂和更换敷料。呼吸、循环功能较差者，应控制输液速度，预防急性肺水肿发生。

6. 保持呼吸道通畅，定时予雾化吸入、拍背，协助患者进行有效咳嗽排痰，注意保护伤口，减少疼痛；必要时经口鼻吸痰。如患者气管移位或者突发胸闷、呼吸困难，立即报告医生。

7. 饮食护理　非消化道手术后 6 小时无恶心呕吐、腹胀等情况，予流质或半流质少胀气饮食，待通气后进普食。

8. 鼓励患者早期进行床上肢体功能锻炼和下床活动，并适当作患侧肩、肘关节活动，预防并发症。

9. 出院指导　指导患者继续坚持戒烟酒，预防感冒及上呼吸道感染；术后 3 个月内避免重体力劳动，逐步增加活动量；加强营养，定期门诊复查。

二、检查及治疗护理常规

(一) 胸腔闭式引流护理常规

1. 正确连接引流管道，保持胸腔引流管与水封瓶之间的密闭性，连接胸腔引流管的长管保持在液面下 3～4 cm 并直立。

2. 妥善固定胸腔闭式引流管和放置引流瓶，引流瓶液面低于胸腔引流穿刺处 60～100 cm；标明管道名称、穿刺日期时间、胸腔引流管长度及标记、引流瓶液体刻度标记及使用时间。

3. 保持引流管通畅，置管后 24 小时内每小时挤压引流管 1 次及以上；防止管道折叠和扭曲，鼓励患者进行有效咳嗽和深呼吸。保持引流管穿刺处敷料清洁干燥，有渗液或渗血后及时更换。

4. 观察引流液的性状、颜色、量及气体排出等情况，及时发现活动性出血、气胸、乳糜胸等并发症。如有两根或以上胸腔引流管，应分别观察和记录。

5. 观察长管中水柱随呼吸上下波动情况，水柱波动的范围是4～6 cm；观察患者生命体征及有无皮下气肿、引流口有无分泌物或红肿等情况。

6. 更换引流瓶、留取引流液标本等操作时严格执行无菌技术操作，防止逆行感染。搬动患者或更换引流瓶时，双重夹闭引流管以防止空气进入。如引流管连接处脱落，立即夹闭引流管，更换引流装置；若引流管从胸腔脱落，立即用双手捏住穿刺处皮肤并进行消毒周围皮肤，用油纱布封闭伤口，再协助医生做进一步处理。

7. 拔管指征　生命体征平稳；观察无气体逸出，24 小时引流液呈血清样，总量＜50 ml、脓液＜10 ml；X 线显示患侧肺扩张良好；符合以上条件者即可拔管。

8. 指导患者进行拔管前呼吸训练：即先深吸一口气后屏住约20 秒，能达到要求后方可拔管。拔管后安排患者合适卧位，以健侧卧位为宜，不宜立即下床活动。24 小时内密切观察患者有无胸闷、呼吸困难、气胸、皮下气肿、局部有无渗血渗液等，发现异常情况及时报告医生处理。

（二）心包、纵隔引流管护理常规

1. 正确连接引流管道，用 Y 型接头将 2 根引流管连接同一个引流瓶。若要精确记录心包、纵隔引流量，则取消使用 Y 型连接头，分别连接引流瓶。

2. 保持引流管的通畅，用 1.5～2.0 kPa 大小的负压持续吸引；定时挤压引流管，特别是术后 12 小时内，每 15～30 分钟挤压1 次。

3. 密切观察有无活动性出血征象，引流出大量鲜红色血性液体，如成人＞300 ml/h，小儿＞4 ml/(kg・h)，且无减少趋势，考虑活动性出血，应不停地挤压引流管。

4. 密切观察有无心包填塞征象，引流量较多，且引流管内有条索状血块挤出，或原先持续较多的引流突然停止或明显减少，伴随患者出现血压下降、脉压差减小、心率加快、中心静脉压明显升高、颈静脉怒张、尿量减少等症状，考虑心包填塞的可能，立即配合医生进行抢救准备。

5. 拔管指征　生命体征平稳；引流量明显减少，引流颜色变淡，24 小时总量<50 ml，符合以上条件者即可拔管。

6. 拔管后安排患者合适卧位，以半卧位或坐位为宜。密切观察患者有无胸闷、呼吸困难，局部有无渗液、出血，皮下气肿等症状，发现异常情况及时汇报医生处理。

（三）体外循环护理常规

1. 术前一天量身高、体重。ICU 术前访视护士向患者详细介绍 ICU 环境及转入 ICU 相关事宜。做好手术患者床单元仪器设备以及抢救器材准备。

2. 患者术后至重症监护室，立即连接好呼吸机、心电监测仪、有创动脉压、中心静脉压、肺动脉压及左房压监测，放置肛温电极，保持各种监测仪器处于良好工作状态。

3. 妥善放置心包、纵隔引流管（胸腔闭式引流管）、胃肠减压管、留置导尿管等，按各项引流管护理常规护理。

4. 向手术医师、麻醉师及手术室护士了解手术方法、机器运转及心脏阻断时间，术中有无特殊情况及注意事项。

5. 调整患者体位，保护性约束四肢至患者清醒。保持中心和外周静脉通畅，使用微量泵和输液泵控制输液速度，根据中心静脉压的变化，及时调整补液速度。

6. 循环系统的监测　严密观察心率（律）、血流动力学指标、周围循环功能的变化；观察有无心包填塞征兆；做好保暖和降温工作，当体温上升超过 38℃时头部冰枕降温或使用变温毯；记录和分析每小时和 24 小时出入量。

7. 呼吸系统的监测　妥善固定好气管插管，密切观察患者呼吸频率，胸廓起伏，定时听诊两侧呼吸音是否对称并记录；监测呼吸机功能状态，并根据血气结果随时调整呼吸机参数；保持呼吸道通畅，按需吸痰；拔管后加强拍背，鼓励患者进行有效咳痰。

8. 泌尿系统的监测　观察每小时尿量及尿色，当尿量减少至

20 ml/h 持续 2 小时以上，使用利尿剂尿量仍不增加，应警惕急性肾衰竭的发生；如出现血红蛋白尿（茶色或酱油色），观察尿色的变化，正确留取标本送检。

9. 观察胃肠减压引流液的量和性质，肠鸣音的恢复时间及强弱，评估腹围及肝脏大小变化，有无消化道出血和腹胀征象。

10. 观察意识状态、瞳孔大小和对光反射情况；观察有无烦躁、躁动、嗜睡、淡漠、肢体功能障碍等。

11. 评估患者肌力情况与心功能情况，鼓励能耐受者进行循序渐进的活动。指导患者合理进食，食用富含维生素的均衡饮食，少食多餐；指导患者养成规律排便的习惯。

12. 指导患者学会自我监测症状，如患者出现心悸、气促、胸闷、胸痛、呼吸困难、肢体水肿、尿量减少等症状应及时就诊。

三、常见疾病护理常规

（一）肋骨骨折护理常规

1. 监测生命体征变化，观察有无反常呼吸、内出血、血痰、皮下气肿等情况出现。

2. 选择大小合适的胸带进行胸廓外固定，多根多处肋骨骨折的患者，出现反常呼吸，用厚棉垫加压包扎固定。

3. 对于开放性骨折合并血气胸的患者，做好胸腔闭式引流穿刺前准备或手术前准备。

4. 对合并创伤性湿肺患者，输液速度以 20～30 滴/分为宜，防止发生肺水肿及心力衰竭发生。

5. 协助患者舒适卧位，以半卧位为宜。

6. 协助患者做深呼吸，有效咳嗽，保持呼吸道通畅。在患者咳嗽时，用双手掌按压伤处，减少胸壁震动引起疼痛，吸气时双手放松。

7. 持续胸带固定 1 个月，3 个月内避免剧烈活动。

（二）气胸护理常规

1. 评估患者的身体状况，明确患者产生气胸的原因，如有受伤史,进一步明确受伤的性质。

2. 观察患者生命体征变化,有无胸闷、胸痛、咳痰、咯血等症状,气管位置有无偏移,有无颈静脉怒张或皮下气肿,有无肢体活动障碍等。

3. 对于开放性的气胸,要立即用无菌或清洁的敷料加压包扎;对于张力性气胸,协助医生迅速在患侧锁骨中线与第二肋间连接处用粗针头穿刺胸膜腔排气减压,并外接单项活瓣装置。

4. 自发性气胸患者肺压缩<30%,无明显症状,予卧床休息,间断氧气吸入。

5. 患者出现明显的低氧血症时,做好胸腔闭式引流穿刺前准备或手术前准备。

6. 对于需要急诊或择期行肺大泡结扎术者,按照胸外科一般护理常规处理。

7. 协助患者舒适卧位,以半卧位为宜。指导和督促患者深呼吸、使用呼吸训练器或者吹气球的方法进行肺功能训练,同时鼓励患者尽早下床活动。

8. 当肺已基本复张时,夹闭引流管,观察 24 小时,如病情稳定可拔管。

9. 出院指导　出院后 1 个月内避免抬举重物、剧烈的运动、剧烈咳嗽;预防上呼吸道感染;保持大便通畅,避免用力屏气;一旦出现胸痛、呼吸困难立即到医院就诊。

(三) 肺癌护理常规

1. 术前着重评估患者的肺功能状况:咳嗽咳痰情况、痰量及性状;有无咯血、咯血量和次数;有无呼吸困难、发绀、胸痛表现;肺功能检查结果等情况。

2. 术前伴有支气管扩张和肺脓肿患者,按病变部位指导患者定时进行体位引流,必要时记录每日痰量。

3. 痰液黏稠者,加强雾化吸入,鼓励患者摄入足够的水分;呼吸困难者,予氧气吸入,鼓励患者进行深呼吸功能锻炼。

4. 术后安排患者合适、舒适体位:肺叶切除术后患者可采取半卧位或侧卧位；一侧全肺切除术后患者可采取半卧位或 1/4 侧卧位，避免完全侧卧。

5. 保持呼吸道通畅，给予面罩或鼻导管吸氧；若患者带有气管插管应及时评估按需吸痰。

6. 术后严格掌握输液速度和量，输液速度以 20～30 滴/分为宜，术后 24 小时补液量控制在 2 000 ml 以内。全肺切除患者术后应控制钠摄入量。

7. 一侧全肺切除术后患者胸腔闭式引流管应持续夹闭，注意观察有无皮下气肿或气管向健侧移位情况；一次放液量不能超过 100 ml，开放时禁止患者咳嗽。

8. 观察术后有无胸腔内出血、肺部感染、支气管胸膜瘘等并发症的发生，如患者出现体温上升、刺激性呛咳、咖啡渣样痰或胸管持续漏气，高度怀疑支气管胸膜瘘。

9. 出院指导　指导患者出院后继续进行深呼吸运动和有效地咳嗽练习，避免居住或工作于布满灰尘、烟雾及化学刺激物品的环境。

(四) 食管癌护理常规

1. 着重评估患者有无消瘦、体重下降、贫血、腹水；评估患者的进食情况：有无吞咽困难或呕吐，能否正常进食，饮食的性质。

2. 根据患者食管梗阻程度调整饮食，改善营养状况，对高度梗阻不能进食者予静脉补充营养。

3. 做好术前胃肠道准备。术前常规使用复方聚乙二醇电解质散(恒康正清)导泻；结肠代食管手术患者术前三天加用肠道抗生素；胸腔镜下行食管癌手术的患者术前一天晚需进食 500 ml 全脂牛奶。

4. 术后加强呼吸道管理，清除呼吸道分泌物，促进肺扩张。对于颈胸腹三切口、疼痛明显的患者，要密切观察患者的呼吸形态、频率和节律。

5. 胸腔闭式引流管、胃肠减压管按相应护理常规处理。

6. 密切注意有无切口感染、裂开及吻合口瘘、乳糜胸等并发症。

7. 饮食护理　术后严格禁饮禁食3～5天，禁食期间予以肠内营养；患者肛门排气后，胃肠减压夹管24小时后，无吻合口瘘症状，患者可循序渐进调整饮食，3周后才可以进食米饭、馒头、面包等，少量多餐，避免生冷硬食物。

8. 出院指导　患者进食后2小时内宜慢走或端坐半小时，睡眠时垫高枕，防止反流；注意观察进食后的反应：有无梗阻、疼痛、呕吐、腹泻等情况，若出现上述症状，应暂停进食，及时就诊。

（五）先天性心脏病护理常规

1. 评估患儿心功能、生长发育、活动耐力、肺功能等情况；反复呼吸道感染伴心力衰竭者要保持呼吸道通畅，加强胸部物理治疗，做好手术前呼吸道准备。

2. 观察患儿生命体征的变化，判断患儿有无缺氧发作，必要时给予氧气吸入；对于复杂性先天性心脏病患儿入院后要明确患儿心脏病变类型，掌握吸氧的适应证。

3. 做好基础护理，为患儿勤换衣裤，保证患儿皮肤、头发、衣服清洁干燥；预防感冒；保持大便通畅，必要时使用开塞露。

4. 术前指导成人或年长患儿进行咳嗽咳痰、床上大小便等训练，完善各项术前准备。

5. 手术后密切观察心律、心率，预防发生肺高压危象。肺高压患者呼吸机辅助时间适当延长，合理镇静，集中护理操作，减少刺激。

6. 术后早期应控制输入晶体液，以2 ml/(kg·h)为宜，并保持左房压不高于中心静脉压。

7. 出院指导　指导患者半年内避免剧烈活动；进食高蛋白、高纤维素饮食，增强抵抗力；手术3个月内尽量平卧，促进胸骨愈合。

（六）后天性心脏病（瓣膜手术）护理常规

1. 术前根据心功能情况确定活动量，有晕厥史的患者要绝对卧床休息。

2. 术前监测水、电解质平衡，有下肢水肿的患者要记录出入量或尿量。

3. 感染性心内膜炎、房颤合并心房血栓者尽量减少术前栓子脱落的可能，保持其平和、轻松心境，防止情绪波动；更换体位时勿过快、过猛；保持大便通畅，避免使用腹压。

4. 感染性心内膜炎高热的患者术前要密切观察体温和病情变化，体温升至 38.5℃及以上时，及时予冰袋冷敷、温水擦浴等方法物理降温。

5. 术后早期密切观察心功能不全或低心排综合征、心律失常、瓣膜失灵等并发症，必要时紧急做好二次手术准备。

6. 待患者心包纵隔引流管拔除后，给予华法林抗凝治疗，关注患者 PT 检查结果及有无出血征象，维持 PT 在正常值 1.5～2 倍。

7. 出院指导　按医嘱服用药物，避免服用影响凝血酶原时间的药物；饮食注意荤素搭配，勿集中进食蔬菜或者高脂类食物，以免影响抗凝效果或增加心脏负担；定期复查。

(七) 冠状动脉旁路移植手术(搭桥)护理常规

1. 评估患者心功能情况，血压、体重有无异常，了解患者血糖、血脂、肝肾功能等指标，评估患者肺部有无感染，有无长期吸烟、喝酒史，指导并督促患者戒烟戒酒。

2. 术前密切观察患者胸痛的症状、性质、伴随的心电图改变，及时发现心律失常和心肌梗死。有胸部疼痛主诉的患者应绝对卧床休息，氧气吸入，床边备好抢救用物品和药品。

3. 术前禁用下肢静脉注射或滴注治疗。

4. 备皮范围由前胸至双侧腋后线，上起颌下，下至双足，剃净汗毛，术前 1 天用 75％乙醇擦拭 3 次，手术当天擦拭 1 次后用治疗巾包裹。

5. 手术后密切观察生命体征变化，及时发现心律失常和低心排综合征的早期症状，对左心射血分数(LVEF)＜40％的患者，合理使用主动脉内气囊反搏(IABP)。

6. 定时进行血气分析，及时调整输液的种类和速度，术后早期患者血细胞比容保持在 30%左右。

7. 观察手术侧肢体伤口有无渗血，观察肢端色泽、温度及动脉搏动情况，抬高下肢，鼓励患者早期进行肢体活动。

8. 常规术后第 2 天开始进行抗凝治疗护理，观察各器官有无出血征象，如皮肤及黏膜上出血点、淤青、牙龈出血等。

9. 鼓励患者早期活动，制定个体化、循序渐进的训练计划，活动时维持心率在 60～90 次/分，血氧饱和度为 96%～99%，避免疲劳。指导患者不可用力排便，戒烟酒，保持心情平和。

第五节　泌尿外科护理常规

一、一般护理常规

（一）手术前一般护理常规

1. 讲解疾病有关知识及手术前后注意事项，缓解患者紧张焦虑的情绪。

2. 术前 8 小时禁食，4 小时禁饮，遵医嘱清洁肠道。

3. 术前一日沐浴，修剪指甲，取下饰品；备皮备血，必要时做药物过敏试验。

4. 指导并训练患者有效咳嗽、深呼吸、踝泵运动、屈膝抬臀运动、床上使用便器，根据病情穿弹力袜预防下肢静脉血栓。

5. 术前一日保证睡眠，必要时给予镇静剂。

6. 术日晨协助患者更换病员服，取下义齿、眼镜及贵重物品交家属保管，测体温、血压、脉搏。

7. 备好术中所需的药品与物品，遵医嘱执行术前用药。备好麻醉床及所需用物。

（二）手术后一般护理常规

1. 根据麻醉方式选择相应麻醉护理常规。

2. 根据手术交接单交接患者，了解术中情况和术后注意事项。

3. 严密监测生命体征的变化情况，每 30 分钟测血压、脉搏、呼吸 1 次，直至平稳。

4. 妥善固定各种管道，保持引流通畅，观察引流液的颜色、性质、量。留置尿管的患者每日 2 次做好会阴护理，留置胃管患者做好口腔护理。

5. 术后切口疼痛者，使用止痛剂。对术后镇痛者，观察镇痛效果、镇痛泵有无脱落、局部有无出血、感染迹象，异常情况及时报告医生处理。

6. 饮食护理　肠鸣音恢复后进流质，肛门排气前避免进含糖、奶等易产气食物，排气后逐渐过渡至正常饮食。

7. 术后安置合适体位　根据病情协助患者翻身，活动肢体，鼓励患者早期下床活动，观察下肢有无肿胀疼痛，出现肿胀疼痛及时报告医生，并注意测量双侧腿围。

8. 加强基础护理，防止并发症。

二、检查及治疗护理常规

(一) 泌尿系统疾病实验室检查护理常规

1. 血液检查

(1) 肝肾功能、生化、输血前八项、前列腺特异抗原：禁食 8 小时，禁饮 4 小时，晨采空腹血。

(2) 立卧位血：禁食禁饮，卧床休息 6～8 小时，采集卧位血标本；随即患者起床活动 2 小时后，采集立位血标本。

2. 尿液检查

(1) 尿常规的留取：8～10 ml 晨尿送检。

(2) 中段尿培养标本的留取：饮水 300～500 ml 至患者有尿意后，消毒尿道口，弃去前段尿液，用无菌容器严格无菌操作取中段尿液，中段尿试管取 8～10 ml 送检。

(3) 留取 24 小时尿：第 1 日晨 7∶00 至次日晨 7∶00 的尿液全部收集于尿桶内，加入适当防腐剂。24 小时总尿量记录在检查单上，留取 8～10 ml 尿液送检。

(4) 尿脱落细胞检查：晨尿 8～10 ml，连续三天送检。

(5) 膜式液基薄层细胞采集：专用尿标本袋取晨尿 300～500 ml 送检。

3. 粪便检查　晨间取大便少许送检，女性患者应避免月经污染标本。

(二) 泌尿系统疾病器械检查护理常规

1. 尿流动力学检查　尿常规示白细胞正常者方可进行检查。检查当日晨排便一次，检查前排空膀胱，检查后多饮水，勤排尿。

2. 前列腺穿刺活检　检查前 1～2 小时静脉使用抗生素，活检前灌肠一次；穿刺后多饮水，多休息。

3. 膀胱尿道镜检查　检查前排空膀胱，检查后多喝水、尽早排尿。

(三) 泌尿系统疾病影像学检查护理常规

1. 静脉肾盂造影检查　检查前一餐进流质饮食，口服蓖麻油 30 ml 后禁食禁饮 6～8 小时。检查后多饮水，勤排尿，尽早将造影剂排出。

2. 腹部平片　检查前使用缓泻剂排便一次，检查前空腹 6～8 小时。

3. B 超检查　肝胆胰 B 超需禁食 4～6 小时，肾输尿管膀胱 B 超需多饮水充盈膀胱，前列腺残余尿 B 超，排尿前做一次 B 超，排尿后做一次 B 超。

4. CT 检查　腹部 CT 增强需禁食 4～6 小时，肾、输尿管、膀胱的 CT 需要饮水 300～500 ml，胸部 CT 无需特殊准备，检查结束后多饮水，勤排尿。

5. MRI　无特殊要求。

6. 骨显像(ECT)　检查后多饮水，勤排尿，尽早排除显影剂。

(四) 持续膀胱冲洗护理常规

1. 妥善固定引流管，避免导管扭曲、受压、反折，保持引流装置通畅。

2. 严密观察冲洗引流液的颜色、量及性状，根据冲洗引流液的量及颜色调节冲洗的速度；冲洗时，注意观察患者的反应，引流液出量必须多于引流液入量。

3. 如出现导管堵塞、引流液滴速减慢甚至停止或患者感到膀胱憋胀不适等情况，应立即停止冲洗，通知医生处理。

4. 定期更换引流装置并严格无菌操作。

三、常见疾病护理常规

（一）肾损伤护理常规

1. 保守治疗者，需绝对卧床 2～4 周。病情稳定，血尿消失后方可下床活动。

2. 动态观察患者生命体征及尿液颜色，注意患者腰腹部肿块范围有无增大，评估患者疼痛的程度，疼痛剧烈时给予止痛剂，避免躁动而加重出血，高热时给予降温并做好基础护理。

3. 如出现血压偏低、脉搏增快、腰部肿块变大、疼痛加剧、尿液呈鲜红色，及时通知医生，并做好急诊手术的准备。

4. 肾部分切除术后，需绝对卧床 2～4 周。

5. 术后指导患者进行床上活动，促进肠蠕动，保持大便通畅。

6. 出院指导　3 个月内不参加体力活动，半年内不参加剧烈活动及弯腰提重物，保护伤侧腰部，如不明原因出现血尿，应及时就诊。

（二）尿石症护理常规

1. 术前口服缓泻剂或灌肠清洁肠道。输尿管结石的患者术晨拍术前定位片。

2. 监测患者生命体征，重点观察引流液及尿液的颜色及量。

3. 经皮肾镜、肾切开取石术后需卧床休息 1～2 周。

4. 出院指导　鼓励患者每日饮水 1 500～2 500 ml，根据结石成分分析结果进行饮食指导。2～4 周门诊复诊拔除双 J 管。

（三）良性前列腺增生护理常规

1. 术前口服缓泻剂或灌肠清洁肠道。

2. 监测生命体征,前列腺电切术后持续膀胱冲洗的患者按持续性膀胱冲洗护理常规护理。

3. 术后指导患者每日饮水量达 1 500～2 500 ml,保持大便通畅,预防继发性出血。

4. 出院指导　3 个月内避免腹压增加的各种因素。如排尿异常,及时就诊。

(四) 肾癌护理常规

1. 术前观察患者腰部肿块情况,评估疼痛、血尿的程度;观察患者是否有贫血、营养不良的表现。

2. 术后按全麻患者护理常规护理。全麻清醒后可取半卧位,肾部分切除的患者需绝对卧床 2～4 周。

3. 监测患者的生命体征,记录 24 小时尿量。观察伤口引流情况,如引流液色鲜红,量大于 100 ml/h,提示腹腔内出血,需立即通知医生。

4. 出院指导　行免疫治疗的患者,如出现体温一过性升高,物理降温无效后及时就诊。保护另一侧肾脏功能,避免使用对肾脏有损害的药物,观察尿量,若尿量突然减少应及时就医,定期复查肾功能。

(五) 膀胱癌护理常规

1. 术前评估患者血尿的程度,评估患者的营养状况,对膀胱癌的认知度和心理承受能力等。

2. 肠道准备　行膀胱肿瘤电切术、膀胱部分切除术的患者按泌尿外科术前常规准备。行全膀胱切除术的患者,术前第三天进半流质,第二天进流质,术前一天进清流质,术前一天下午口服清洁肠道药物,术前一天晚、术晨均需清洁灌肠。

3. 行膀胱肿瘤电切术、膀胱部分切除术的患者,术后如有膀胱冲洗,按持续膀胱冲洗护理常规护理。

4. 全膀胱切除术后的患者,注意观察伤口及引流情况。记录左右输尿管支架管引流的尿量,尿量异常及时汇报医生处理。

5. 观察造口乳头的血运情况,乳头大小、色泽、湿润度,保持造口周围皮肤清洁，每日进行造口护理。教会患者或家属更换造口袋。

6. 出院指导　膀胱肿瘤电切、膀胱部分切除的患者定期门诊膀胱药物灌注，每周 1 次，共 6 次；之后改每 2 周 1 次，共 6 次；之后每月 1 次，直至满 2 年。定期进行膀胱镜检查，第一年每 3 个月 1 次，之后每半年 1 次。教会造口患者如何使用造口袋及注意事项，发放相关宣教手册或光盘。肠代膀胱的患者，指导其养成定时排尿的习惯，1～2 小时 1 次，避免间隔时间太长。如出现无痛性血尿、腰腹痛、消瘦等症状应及时就诊。

（六）前列腺癌护理常规

1. 术前了解患者的排尿情况，了解患者有无骨痛并评估疼痛的程度。

2. 前列腺癌化疗的患者选择合适的静脉，化疗前确保静脉通道畅通无渗漏。

3. 行手术治疗患者肠道准备　术前一天进流质饮食，口服清洁肠道药物。术前一天晚、术晨需清洁灌肠。

4. 监测生命体征，严密观察伤口及引流情况。

5. 留置尿管期间做好会阴护理，定时夹管训练膀胱功能。指导患者每日饮水量达 1 500～2 500 ml。每日进行提肛锻炼。

6. 出院指导　内分泌治疗及化疗的患者应告知其用药间隔周期，口服抗肿瘤药物的患者应每月复查肝肾功能及血常规。手术患者出院后坚持做提肛运动，定期复查。

（七）肾上腺疾病护理常规

1. 术前监测血压、心率。嗜铬细胞瘤的患者于术前一天扩容。

2. 术后监测生命体征，尤其注意血压、心率动态变化，观察伤口及引流情况。

3. 警惕肾上腺危象的发生，如患者出现血压下降、虚脱、恶心、呕吐、精神不振、嗜睡等症状，应立即配合医生抢救。

4. 卧床期间，鼓励患者床上活动，协助翻身，鼓励患者咳嗽，预防肺部并发症。

5. 出院指导　口服激素的患者，告知激素副作用。若出现过敏反应或其他不适立即停药，及时就医。停药前应遵医嘱逐渐减量，避免出现反跳现象。每日自我监测血压、心率。

第六节　骨科护理常规

一、一般护理常规

（一）一般护理常规

1. 观察生命体征及评估全身情况。

2. 卧硬板床加软垫。

3. 脊柱骨折、骨盆骨折、下肢骨折、骨与关节感染者绝对卧床休息。

4. 骨折患者搬运

(1) 骨折部位固定于功能位。

(2) 石膏固定者避免石膏变形、折断。

(3) 牵引患者保持患肢于牵引状态。

(4) 脊柱骨折者防止脊柱扭曲。

5. 合并出血、休克者，先止血、抗休克，再处理骨折。

6. 四肢损伤或疾病者，根据病情抬高患肢，观察患肢末梢血运。

7. 协助完成各项诊疗、检查、手术前的准备工作，如：DSA 栓塞术、穿刺活检术或切开活检术、牵引术等，做好术后护理工作。

8. 加强皮肤护理，卧床者每 2 小时翻身或抬臀 1 次，鼓励患者深呼吸、有效咳嗽、咳痰，多饮水，多食水果、蔬菜，预防压疮、坠积性肺炎和便秘等并发症。

9. 评估并记录疼痛的部位、程度，长海痛尺评分≥4 分，给予药物镇痛。

10. 满足卧床患者日常需要，完成保留导尿及便秘者的护理。

指导并训练患者功能锻炼。

（二）骨科手术前护理常规

1. 观察生命体征及评估全身情况。

2. 讲解有关疾病知识及手术前后注意事项，缓解患者紧张及焦虑情绪。

3. 指导并训练患者有效咳嗽、深呼吸、床上大小便及肢体的活动。

4. 术前一日沐浴或备皮，修剪指甲，取下饰品。

5. 饮食　术前 8 小时禁食，4 小时禁水。

6. 术前一日晚保证睡眠，必要时给予镇静剂。

7. 术日晨协助患者更换手术衣，取下义齿、隐形眼镜等，贵重物品交家属保管，测体温、血压、脉搏。

8. 备好麻醉床及所需物品。

（三）骨科手术后护理常规

1. 根据麻醉方式选择相应麻醉护理常规。

2. 根据手术交接单交接患者，了解术中情况及注意事项。

3. 观察生命体征变化情况，每 30 分钟测血压、脉搏、呼吸 1 次，直至平稳。平稳后，每日测体温、脉搏 3 次，连测 3 天正常后改为每日 1 次。

4. 巡视病房，观察有无伤口渗血及阴道流血情况。保持各种引流管通畅，观察引流液性质、颜色及量。

5. 留置尿管者，保持尿管在位通畅，观察尿液的颜色和量，按时更换尿袋；保持会阴清洁，会阴擦洗每日 2 次。

6. 饮食护理，术后禁食 6 小时，6 小时后遵医嘱进食，肛门未排气前避免进含糖、奶、蛋白等易引起肠胀气饮食。增加营养摄入，进食高蛋白、高维生素、高热量、高钙、易消化食物。

7. 术后切口疼痛者，使用止痛剂。如术后镇痛者，观察镇痛效果、镇痛泵有无脱落、局部有无出血、感染迹象，异常情况及时报告麻醉师处理。

二、检查及治疗护理常规

（一）牵引术护理常规

1. 讲解牵引目的、注意事项，缓解患者紧张及焦虑情绪。

2. 观察患肢末梢血运。

3. 保持牵引和反牵引力量，牵引部位抬高 15～30 cm；牵引重锤保持悬空，牵引绳与牵引肢体的长轴呈一直线。

4. 牵引针孔处每日以安尔碘消毒 2 次，无菌纱布覆盖。牵引针孔局部血痂形成保护层可不必去除。

5. 观察皮肤牵引局部有无水疱、瘙痒等皮肤过敏；观察颅骨牵引及颌枕牵引患者呼吸情况。

6. 指导并训练患者有效咳嗽、深呼吸和床上大小便。

7. 指导并训练患者功能锻炼。

8. 患肢保暖。

（二）石膏绷带固定术护理常规

1. 讲解石膏绷带固定术的目的、注意事项。

2. 石膏干固后再搬运。在搬运、翻身或改变体位时，避免石膏折断。

3. 抬高患肢并置于功能位。

4. 观察患肢末梢血运。

5. 观察石膏内伤口出血情况，用笔沿血迹边缘做好记号，了解血迹有无扩大。

6. 保持石膏清洁、干燥。石膏内皮肤有瘙痒感，不可用尖硬物品去挠，以免引起皮肤破损而导致感染。

7. 指导并训练患者有效咳嗽、深呼吸和床上大小便。

8. 指导并训练患者功能锻炼。

9. 患肢保暖。

三、常见疾病护理常规

（一）四肢骨折护理常规

1. 评估肢体末梢血运和肿胀程度。抬高患肢高于心脏水平，股骨颈骨折和末梢血运不良者除外。

2. 患肢牵引者按牵引术的护理常规护理。

3. 石膏固定者按石膏绷带固定术的护理常规护理。

4. 手术患者按骨科手术前、手术后一般护理常规护理。

5. 定时更换体位，鼓励患者深呼吸、有效咳嗽、咳痰，多饮水，多食水果、蔬菜，预防压疮、坠积性肺炎和便秘等并发症。

6. 增加营养摄入，进食高蛋白、高维生素、高热量、高钙、易消化食物。

7. 生命体征平稳后进行功能锻炼，根据病种制定锻炼计划，循序渐进。

8. 出院指导　术后6～8周复查，摄片复查骨折愈合良好者，可利用助行支具逐渐负重。术后根据X线片及具体情况决定取内固定。避免跌倒再次受伤。

（二）脊柱骨折和脊髓损伤护理常规

1. 绝对卧硬板床，搬动时采用三人或四人搬运法，翻身采用轴线翻身。

2. 评估并记录疼痛的部位、程度，长海痛尺评分≥4分，给予药物镇痛。

3. 术后监测生命体征。观察并记录伤口敷料渗出情况、估计渗血量及伤口引流的量、颜色、性状。观察四肢感觉及各关节活动情况，判断有无脊髓损伤。

4. 增加营养摄入，进食高蛋白、高维生素、高热量、高钙、易消化食物。观察有无腹痛、腹胀，必要时予肛门排气或胃肠减压。

5. 鼓励患者深呼吸、有效咳嗽、咳痰；翻身每2小时1次，保护骨隆突处；多饮水，预防压疮、肺部和泌尿系统感染。

6. 做好排泄管理，保留导尿者，每日会阴擦洗或会阴湿敷2

次，定时训练膀胱功能。训练每日定时排便，每日沿结肠方向腹部环形按摩2～3次，必要时予缓泻剂；大便失禁者保护肛周皮肤黏膜。

7. 维持正常体温，定期监测，创造舒适环境，高热时通常采用物理降温，体温不升时，则予加盖棉被，调节室温等保暖措施。

8. 生命体征平稳后进行功能锻炼，制定腰背肌和直腿抬高锻炼计划，循序渐进。不能主动锻炼者，协助活动各关节，按摩肌肉。

9. 出院指导　术后6～8周复查，摄片复查骨折愈合良好者，可坐起，并借助助行支具等练习站立和行走。脊髓损伤者需坚持功能锻炼，协助生活护理，预防各种并发症。

（三）骨关节手术护理常规

1. 术前评估肢体活动度。有无全身急、慢性感染。基础疾病及治疗情况。术前一周戒烟。

2. 术后监测生命体征。观察并记录伤口敷料渗出情况，估计渗血量及伤口引流的量、颜色、性状。

3. 根据具体手术选择合适的体位。髋关节置换术患肢外展（15°～20°）中立位，两腿间夹软枕；膝关节置换术患肢抬高伸直位；肩关节置换术患肢曲肘90°固定于胸前；关节镜术后患肢抬至高于心脏水平。

4. 评估并记录疼痛的部位、程度，长海痛尺评分≥4分，给予药物镇痛。

5. 观察患肢末梢血运，了解伤口局部有无红、肿、热、痛，保持合适体位，向患者宣教预防感染、深静脉血栓、假体脱位等并发症的重要性。

6. 增加营养摄入，进食高蛋白、高维生素、高热量、高钙、易消化食物。

7. 生命体征平稳后进行功能锻炼，根据病种制定锻炼计划，循序渐进。

8. 出院指导　术后定期复诊并随访终身。坚持功能锻炼，下床活动借助助行支具至术后2～3个月。建立行为新规范，保持合适体重，避免剧烈运动。

（四）颈椎手术护理常规

1. 指导患者进行术前特殊训练，前路手术者进行气管推移训练；后路手术者进行俯卧位卧床训练；以及床上排便、深呼吸、有效咳嗽、咳痰训练。

2. 术后监测生命体征，尤其是呼吸情况。观察并记录伤口敷料渗出情况，估计渗血量及伤口引流的量、颜色、性状。观察四肢感觉及各关节活动情况，判断有无脊髓损伤。

3. 头颈部制动，在颈部两侧各放置一沙袋或米袋，也可用颈托固定。搬动时采用三人或四人搬运法，翻身采用轴线翻身。

4. 观察和预防术后并发症，颈前路手术者床边备好气管切开包和吸引装置，了解患者有无颈部变粗、发音改变、呼吸困难等症状，如有异常及时报告医生并处理。

5. 增加营养摄入，进食高蛋白、高维生素、高热量、高钙、易消化食物。颈前路术后24～48小时以温凉流质为宜。

6. 生命体征平稳后进行功能锻炼，鼓励进行四肢和关节的主动锻炼，颈部肌肉锻炼和双手精细动作。

7. 出院指导　术后6～8周复查。下床活动颈托固定至术后3个月。建立行为新规范，避免颈部固定于一种姿势时间过长，保持正确的睡眠姿势，坚持锻炼颈部肌肉，注意颈部保暖。

（五）下腰椎手术护理常规

1. 绝对卧硬板床，搬动时采用三人或四人搬运法，翻身采用轴线翻身。

2. 评估并记录疼痛的部位、程度，长海痛尺评分≥4分，给予药物镇痛。

3. 术后监测生命体征。观察并记录伤口敷料渗出情况，估计渗血量及伤口引流的量、颜色、性状。观察双下肢感觉及活动情况，判断有无脊髓损伤。

4. 增加营养摄入，进食高蛋白、高维生素、高热量、高钙、易消化食物。

5. 观察和预防术后并发症，了解患者有无腹胀、排尿困难等症状，指导沿结肠方向腹部环形按摩每日 2～3 次，予以诱导排尿，必要时行保留导尿。

6. 鼓励患者深呼吸、有效咳嗽、咳痰；翻身每 2 小时 1 次，保护骨隆突处；多饮水，多进食蔬菜、水果，预防压疮、便秘、肺部和泌尿系统感染。

7. 生命体征平稳后进行功能锻炼，制定腰背肌和直腿抬高锻炼计划，循序渐进。

8. 出院指导　术后 6～8 周复查。下床活动腰围固定至术后 2～3 个月。建立行为新规范，避免久坐久站，拾物时应屈膝下蹲，采用侧卧位起床法，半年内避免重体力劳动，坚持腰背肌锻炼。

(六) 骨盆骨折护理常规

1. 绝对卧硬板床，协助低坡位翻身，防止疼痛加重或骨折再移位。

2. 迅速建立静脉通道，严密监测患者的生命体征。观察有无休克的发生。

3. 观察患者有无排尿困难、尿量及色泽；有无腹胀，如有异常及时通知医生并处理。

4. 评估并录疼痛的部位、程度，长海痛尺评分≥4 分，给予药物镇痛。

5. 术前教会患者深呼吸、咳嗽、排痰的方法，做好骨牵引护理。

6. 术后监测生命体征。观察并记录伤口敷料渗出情况，估计渗血量及伤口引流的量、颜色、性状。

7. 增加营养摄入，进食高蛋白、高维生素、高热量、高钙、易消化食物。

8. 鼓励患者深呼吸、有效咳嗽、咳痰；协助低坡位翻身每 2 小时1 次，注意侧卧位时保持健侧在下，保护骨隆突处；多饮水，多进食蔬菜、水果，预防压疮、便秘、肺部和泌尿系统感染。

9. 生命体征平稳后进行功能锻炼，包括患肢的股四头肌收缩、踝关节背伸及跖屈、足趾伸屈等活动，并进行上肢的全关节活动，循序渐进。

10. 出院指导　卧床休息，低坡位翻身，循序渐进地功能锻炼。加强营养，保持大便通畅。术后6～8周门诊复查。

（七）关节脱位护理常规

1. 术前评估生命体征，配合进行患处的专科处理，如牵引、夹板、石膏托固定等。

2. 抬高患肢至高于心脏水平，并保持于功能位，以利于减轻肿胀，观察末梢血运。

3. 术后监测生命体征。观察并记录伤口敷料渗出情况，估计渗血量及伤口引流的量、颜色、性状。

4. 定时更换体位，鼓励患者深呼吸、有效咳嗽、咳痰，多饮水，多食水果、蔬菜，预防压疮、坠积性肺炎和便秘等并发症。

5. 增加营养摄入，进食高蛋白、高维生素、高热量、高钙、易消化食物。

6. 生命体征平稳后进行功能锻炼，根据脱位部位制定锻炼计划，循序渐进。

7. 出院指导　关节固定在功能位，坚持功能锻炼，防止再脱位，术后6～8周门诊复查。

（八）骨关节感染护理常规

1. 术前评估生命体征，注意观察有无寒战、高热、头痛等全身中毒症状，给予相应的对症处理。监测电解质及酸碱平衡。注意保暖，预防感冒。

2. 评估、记录疼痛的部位、程度，长海痛尺评分≥4分，给予药物镇痛。

3. 术后监测生命体征。观察并记录伤口敷料渗出情况，估计渗血量及伤口引流的量、颜色、性状。

4. 术后做好药物灌注、冲洗的相关护理。

5. 定时更换体位，鼓励患者深呼吸、有效咳嗽、咳痰，多饮水，多食水果、蔬菜，预防压疮、坠积性肺炎和便秘等并发症。

6. 增加营养摄入，进食高蛋白、高维生素、高热量、高钙、易消化食物。

7. 生命体征平稳后进行功能锻炼，根据病种制定锻炼计划，循序渐进。

8. 出院指导　坚持有计划地功能锻炼，避免患肢过早负重，防止关节损伤及病理性骨折。监测体温变化，注意保暖，预防受凉感冒，遵医嘱使用抗生素。合理营养，促进伤口愈合。术后 6～8 周门诊复查。

（九）骨肿瘤护理常规

1. 术前评估肿瘤状况，指导患者的活动度，必要时绝对卧床。评估、记录疼痛的部位、程度，长海痛尺评分≥4 分，给予药物镇痛。

2. 协助做好诊断性检查项目，如穿刺活检及术前介入治疗等，按相应的常规护理。

3. 术后监测生命体征。观察并记录伤口敷料渗出情况，尤其是截肢患者，估计渗血量及伤口引流的量、颜色、性状。若伤口渗血多或引流量＞200 ml/h，及时汇报医师处理。

4. 密切观察化疗/放疗患者的反应，了解其血常规、肝肾功能等。

5. 定时更换体位，鼓励患者深呼吸、有效咳嗽、咳痰，多饮水，多食水果、蔬菜，预防压疮、坠积性肺炎和便秘等并发症。

6. 增加营养摄入，进食高蛋白、高维生素、高热量、高钙、易消化食物。

7. 生命体征平稳后进行功能锻炼，根据病种制定锻炼计划，循序渐进。

8. 出院指导　坚持功能锻炼，防止病理性骨折。加强营养，增加身体抵抗力，注意保暖，监测体温，防止感染。术后 6～8 周门诊复查。

（十）手外伤护理常规

1. 抬患肢至高于心脏水平，减轻水肿和疼痛，观察末梢血液循环。

2. 评估生命体征及患肢局部情况，正确使用止血带，警惕失血性休克的发生。

3. 评估并记录疼痛的部位、程度，长海痛尺评分≥4 分，给予药物镇痛。

4. 术后监测生命体征。观察并记录伤口敷料渗出情况，估计渗血量及伤口引流的量、颜色、性状。

5. 患肢给予保暖，调节室温 22～25℃。

6. 并发症的观察和预防　观察患肢皮肤颜色、温度、毛细血管回流反应、有无肿胀等，保持伤口清洁、干燥，避免感染；手指保持功能位，早期进行患肢功能锻炼，防止关节活动障碍及肌肉萎缩，如有异常及时汇报医生。

7. 增加营养摄入，进食高蛋白、高维生素、高热量、高钙、易消化食物。

8. 生命体征平稳后进行功能锻炼，根据病情制定锻炼计划，循序渐进。

9. 出院指导　讲究卫生，及时修剪指甲，保持伤口周围皮肤的清洁。加强营养，坚持手部功能的康复训练。术后 6～8 周门诊复查。

第三章　妇产科疾病护理常规

第一节　妇科护理常规

一、一般护理常规

(一) 妇科手术前一般护理常规

1. 观察生命体征及评估全身情况，了解有无月经来潮及异常的阴道流血。

2. 讲解有关疾病知识及手术前后注意事项，缓解病人紧张及焦虑情绪。

3. 指导并训练病人有效咳嗽、深呼吸，床上大小便及肢体的活动。

4. 术前一日沐浴，修剪指甲，取下饰品。

5. 饮食　术前 8 小时禁食，4 小时禁水。

6. 术前一日晚保证睡眠，必要时给予镇静剂。

7. 术日晨协助病人更换手术衣，取下义齿、隐形眼镜等，贵重物品交家属保管，测体温、血压、脉搏、体重。

8. 备好麻醉床及所需物品。

(二) 腹部手术护理常规

【术前】

1. 按妇科手术前一般护理常规。

2. 皮肤准备：备皮(范围：上自剑突下，两侧至腋中线，下为大腿上 1/3，会阴部)，清洁脐孔，必要时配血。

3. 阴道准备：子宫切除术，术前一日和手术日晨行阴道冲洗。子宫肌瘤剔除术及卵巢囊肿剥除术不做阴道冲洗，合并妊娠或出血者禁止阴道冲洗。

4. 肠道准备：术前一日晚、术日晨各灌肠一次或术前一日口服缓泻剂。妊娠期、急腹症手术禁灌肠。

【术后】

1. 根据麻醉方式选择相应麻醉护理常规。

2. 根据手术交接单交接病人，了解术中情况及注意事项。

3. 观察生命体征变化情况，每 30 分钟测血压、脉搏、呼吸1 次，直至平稳。测体温每日 3 次，连测 3 天正常后改为每日 1 次。

4. 巡视病房，观察有无伤口渗血及阴道流血情况。保持各种引流管通畅，观察引流液性质、颜色及量。

5. 保留尿管 24～48 小时，会阴擦洗每日 2 次，保持尿管通畅及外阴清洁。

6. 饮食护理：术后禁食 6 小时，6 小时后进半流饮食，肛门未排气前避免进含糖、奶、蛋白等易引起肠胀气饮食，排气后逐渐过渡为普食。

7. 术后安置合适的体位，协助病人翻身，活动肢体，根据病情鼓励病人早期下床活动，注意观察下肢有无肿胀疼痛，出现肿胀疼痛及时报告医生并注意测量双侧腿围。

8. 术后切口疼痛者，使用止痛剂。如术后镇痛者，观察镇痛效果，镇痛泵有无脱落，局部有无出血、感染迹象，异常情况及时报告麻醉师处理。

（三）经阴道手术护理常规（阴式子宫切除术、阴道前后壁修补术、盆底悬吊术等）

【术前】

1. 按妇科手术前一般护理常规。

2. 皮肤准备：备皮范围上至耻骨联合上 10 cm 左右，下至会阴部、肛门周围和大腿内上 1/3。

3. 阴道准备：术前 3 日阴道冲洗、坐浴每日 2 次（阴道出血者除外）。

4. 胃肠道准备：术前 3 日进无渣半流饮食，口服肠道抗生素。

手术前晚及术日晨清洁灌肠。

【术后】

1. 根据麻醉方式选择相应麻醉护理常规。

2. 根据手术交接单交接病人,了解术中情况及注意事项。

3. 观察生命体征变化情况,每30分钟测血压、脉搏、呼吸1次,直至平稳。测体温每日3次,连测3天正常后改为每日1次。

4. 观察有无阴道流血及阴部伤口有无渗血,有无放置阴道纱布及放置时间,并提醒医生按时取出。

5. 术后禁食6小时,6小时后改半流饮食,并逐渐过渡至普食;观察排便情况,必要时给予缓泻剂,减轻腹压。

6. 保留尿管3~5天,妥善安置尿管,会阴擦洗每日2次,按时更换尿袋,指导病人多饮水,观察尿液的颜色及量。拔尿管前2~3天夹管,每2~4小时开放一次,锻炼膀胱功能。

7. 排便后及时清洗外阴,保持外阴清洁。

8. 出院指导:子宫脱垂和压力性尿失禁的病人术后半年避免重体力劳动;阴道成形术的病人指导病人正确使用模具;按时复查随诊,在医生指导下恢复性生活。

(四)阴部手术护理常规(外阴血肿、前庭大腺脓肿等)

1. 讲解有关疾病知识及手术前后注意事项,缓解病人紧张及焦虑情绪。

2. 术后卧床休息1~2小时,观察生命体征。

3. 观察有无阴道流血、会阴伤口渗血等情况,如阴道填塞纱布者应做好交接班,督促医生按时取出。

4. 留置尿管者,保持尿管在位通畅,观察尿液的颜色和量,按时更换尿袋;保持会阴清洁,会阴冲洗每日2次。

5. 外阴有伤口的病人,每次大小便后清洗外阴,必要时更换敷料保持外阴部清洁。

6. 出院指导　保持会阴部清洁;一个月内避免性生活及盆浴;按时复查随诊。

（五）清宫手术护理常规（包括诊断性刮宫、不全流产，人工流产等）

1. 讲解有关疾病知识及手术前后注意事项，缓解病人紧张、焦虑情绪。

2. 术后卧床休息 1～2 小时。

3. 观察腹痛及阴道流血情况。

4. 忌食生冷、辛辣刺激性食物。

5. 保持会阴清洁。

6. 出院指导　1 个月内避免性生活及盆浴，采取有效避孕措施，有生育要求的避孕半年后可再次妊娠；按时复查，有情况随诊。

（六）腹腔镜手术护理常规

1. 按妇科手术前一般护理常规和腹部手术护理常规。

2. 皮肤准备　备皮范围：上自剑突下，两侧至腋中线，下至大腿内上 1/3、会阴部，清洁脐孔。

3. 术后按全麻手术后护理常规。

4. 监测生命体征，观察病人伤口有无渗血、有无颈肩痛、腹胀、皮下气肿等症状，指导病人尽早下床活动。

5. 术后咽部疼痛及痰液较多者，指导病人多饮水，必要时给予雾化吸入。

6. 出院指导　保持伤口敷料清洁干燥，1 个月内避免性生活及盆浴；按时复查，有情况随诊。

（七）宫腔镜手术护理常规

1. 按妇科手术前一般护理常规。

2. 皮肤准备　术前一日阴部备皮，备皮范围上至耻骨联合上 10 cm 左右，下至会阴部、肛门周围和大腿内上 1/3。

3. 阴道准备　术前一日及术晨 0.01％碘液冲洗阴道，0.05％碘伏棉球擦洗阴道。宫颈插管后禁止阴道冲洗。

4. 术前禁食 8 小时，禁水 4 小时。

5. 术后按阴部手术后护理常规。

6. 观察有无腹痛及阴道流血情况，保持外阴清洁。

(八) 介入手术护理常规

1. 按妇科手术前一般护理常规。

2. 讲解有关疾病知识及手术前后注意事项,缓解病人紧张、焦虑情绪。

3. 备皮范围上至耻骨联合上 10 cm 左右、腹股沟,下至会阴部、肛门周围和大腿内上 1/3。

4. 术前 4 小时禁食,术前 30 分钟给予手术前用药。

5. 术后 24 小时内观察下肢末梢血运(皮肤温度和颜色)及足背动脉搏动,每 4 小时记录一次。

6. 穿刺肢体伸直制动 12 小时,沙袋持续压迫 6～8 小时,观察穿刺部位包扎和沙袋加压情况,保持有效加压和穿刺点干燥无渗血。

7. 12 小时后拆除腹带减压,尽早恢复下肢活动。

8. 术后 24 小时内观察血压脉搏每 4 小时 1 次,如有血压下降、腹痛明显加剧、腹膜刺激症状者等立即报告医生。

9. 保留尿管 12～24 小时,保持外阴部清洁,鼓励病人多饮水。

(九) 药物流产护理常规

1. 告知患者用药目的、方法、注意事项及可能的副反应,并指导病人按时服药。

2. 服药后观察药物的不良反应,观察宫缩、阴道流血及胚囊排出情况,并保留阴道排出物通知医生查看。

3. 清宫术后卧床休息 1～2 小时,观察有无腹痛及阴道流血情况。

4. 保持会阴清洁。

5. 忌食生冷、辛辣刺激性食物。

6. 出院指导　1 个月内避免性生活及盆浴,采取有效避孕措施,有生育要求的避孕半年后可再次妊娠;按时复查,有情况随诊。

(十) 雷佛奴尔引产护理常规

1. 行雷佛奴尔引产后,密切观察子宫收缩及阴道流血情况,有规律宫缩者送产房待产。

2. 病人回室后即刻按压宫底，1 次/30 分×3 次，并严密观察阴道流血及子宫收缩情况。

3. 保持会阴清洁，有会阴缝线者，会阴擦洗每日 2 次。

4. 出院指导　加强营养，注意休息，保持外阴清洁，1 个月内避免性生活及盆浴，采取有效避孕措施，有生育要求的避孕半年后可再次妊娠，有异常情况及时随诊。

二、常见疾病护理常规

（一）前庭大腺炎及前庭大腺脓肿护理常规

1. 观察体温变化，局部有无红、肿、热、痛及波动感，有无破溃。

2. 急性期卧床休息，局部热敷或坐浴，疼痛剧烈使用镇痛剂。

3. 忌食生冷、辛辣刺激性食物。

4. 穿宽松棉质的衣裤，保持外阴清洁。

5. 需手术治疗者，按阴部手术护理常规。

（二）妇科急腹症护理常规

1. 监测生命体征，评估腹痛性质、程度，阴道有无出血，出血的量、性质及阴道有无排出物。

2. 快速建立静脉通道，大量内出血出现休克时，中凹位、吸氧、快速配血，建立两条静脉通道快速补液，输血，抗休克治疗。

3. 需急诊手术者，完善术前急需的化验检查，禁食、禁水。

4. 安抚病人及家属，缓解焦虑、紧张的情绪。

5. 术后护理同腹部手术或腹腔镜手术后护理常规。

6. 诊断不明需观察的患者，卧床休息，尽量减少改变体位和增加腹压的动作，禁止使用镇痛药物。

（三）异位妊娠护理常规

1. 异位妊娠破裂出现休克症状按急腹症护理常规护理。

2. 尚未确诊及保守治疗的病人，监测生命体征，观察血 HCG、有无腹痛、阴道流血及肛门坠胀感。

3. 卧床休息，多食蔬菜、水果，鼓励多饮水，保持大便通畅，减少腹压的运用。

4. 巡视病房　注重病人主诉，出现腹痛剧烈、面色苍白、脉弱、血压下降等内出血症状，应报告医生，做好手术前准备及抢救工作，同时开放静脉快速补液、备血。

5. 手术病人根据手术及麻醉方式选择相应的护理常规。

6. 出院指导　术后禁性生活1个月，有生育要求的避孕半年，采取有效避孕措施，定期复查随访。

（四）子宫肌瘤护理常规

1. 评估有无腹痛及肌瘤压迫症状，出血病人评估出血量及贫血程度。

2. 手术病人按腹部手术或腹腔镜手术后护理常规。

3. 术后观察腹部伤口、阴道流血及肠蠕动恢复情况。

4. 术后6小时床上翻身，活动并按摩双下肢，取舒适半卧位，24～36小时后鼓励并协助其下床活动。

5. 术后及贫血患者坐起、起床时动作应缓慢，如有头晕，应立即平躺或坐下。

6. 子宫切除手术一周后，阴道可有少量血性分泌物，应保持会阴清洁。

7. 术后禁性生活2～3个月，定时复查，有情况随诊。

（五）子宫内膜异位症护理常规

1. 观察有无疼痛，评估疼痛的程度、规律及和月经周期的关系。

2. 月经期出现腹痛剧烈者可使用镇痛药，卧床休息，减少活动。

3. 手术病人按腹部手术护理常规护理。

4. 术后监测生命体征，观察腹部体征，警惕腹腔内出血的发生。

5. 出院指导　术后需药物继续治疗者，指导病人正确用药，定期门诊复查。

（六）子宫脱垂护理常规

1. 评估子宫脱垂的程度，脱垂部位有无皮肤黏膜的破溃。观察病人有无尿失禁、尿潴留、便秘、排便困难等阴道前后壁膨出症状。

2. 卧床休息，穿宽松棉质衣裤，保持外阴清洁。

3. 教会病人做缩肛运动，每天3次，每次5～10分钟。

4. 术前3日无渣半流饮食，注意保暖，避免咳嗽影响手术。

5. 手术病人按经阴道手术护理常规护理。

6. 术后平卧休息3～5天，避免增加腹压动作，如咳嗽、久蹲等。保持大便通畅，必要时给予缓泻剂。

7. 出院指导　注意调整饮食结构，多食新鲜蔬菜、水果，预防便秘；保持会阴清洁。半年内避免重体力劳动，定期复查。

（七）盆腔炎护理常规

1. 评估疼痛程度及性质，有无肌紧张、压痛及反跳痛。

2. 观察体温变化，高热者按高热护理常规。

3. 急性期严格卧床休息，指导病人采取半卧位。

4. 忌食生冷、辛辣等刺激性食物。

5. 出院指导　保持会阴清洁，避免过度劳累，指导正确用药，定期门诊复查。

（八）功能失调性子宫出血护理常规（包括各种阴道出血）

1. 评估阴道出血的量，有无贫血及贫血程度。

2. 贫血患者指导坐起、下床、行走时动作应缓慢，如有头晕、心慌等不适，立即平躺或坐下。

3. 出血量多时，绝对卧床休息，保留会阴垫，观察生命体征及神志、面色，配合医生做好急救。

4. 应用性激素治疗时，指导病人严格按时按量用药。

5. 诊断性刮宫术后按阴部手术护理常规，经腹手术按腹部手术护理常规护理。

6. 指导病人进食含铁丰富食物，改善贫血，忌食生冷、辛辣刺激性食物。

7. 保持会阴清洁，勤换会阴垫。

8. 出院指导　出院继续使用性激素时应按时按量服药，不能随意停服或漏服，出现不规则阴道流血要及时就诊，定期门诊复查。

（九）卵巢肿瘤护理常规

1. 评估有无腹痛、腹胀等囊肿压迫或扭转现象。

2. 按腹部手术或腹腔镜手术后护理常规。

3. 术后观察腹部伤口有无渗血、渗液、阴道流血及肠蠕动恢复情况，告知病人术后2～3天可能会出现子宫内膜撤退性出血，消除病人紧张情绪。

4. 出院指导　术后禁性生活1～2个月，定期复查。

（十）葡萄胎护理常规

1. 评估腹痛、阴道流血及有无咳嗽等情况。

2. 观察有无阴道组织物排出，如有组织物排出及时告知医生并留做病检。

3. 刮宫前备血，建立静脉通道，备好缩宫素和急救药品。

4. 术后按阴部术后护理常规，观察腹痛、阴道流血及子宫收缩情况。

5. 出院指导

（1）监测血HCG变化，术后3个月内每周复查血HCG一次，如均为阴性改为每半个月检查一次；如3个月连续阴性，再改每月检查一次；持续半年，如第2年没有怀孕，半年检查一次，共随访1～2年。出现不规则阴道出血及咯血及时就诊。

（2）严格避孕1年，以避孕套为宜，避免选择宫内节育器及口服避孕药。

（十一）侵蚀性葡萄胎、绒毛膜癌护理常规

1. 监测HCG变化。

2. 观察腹痛及阴道流血情况，出血量多或腹痛剧烈者立即通知医生，做好手术准备和抢救工作。

3. 评估有无咳嗽、咯血、头昏、头痛等转移征象。

4. 转移灶护理

(1) 阴道转移：卧床休息，少活动，发生阴道结节破溃出血，立即与医生一起配合抢救。

(2) 肺转移：半卧位、卧床休息，必要时吸氧，严密观察有无咯血及咯血量、性状及颜色，并保持呼吸道通畅。

(3) 脑转移：观察有无跌倒、暂时性失语，密切观察生命体征及脑水肿表现，昏迷患者预防坠床、压疮。

5. 化疗期间按化疗护理常规。

6. 出院指导

(1) 节制性生活：避免选择宫内节育器及口服避孕药，有阴道转移者严禁性生活。

(2) 定期随访：第 1 年内每月随访一次，1 年后每 3 个月随访一次，持续至 3 年，再每年一次至 5 年，此后每 2 年一次。做好血、尿 HCG 监测，注意有无异常阴道流血、咳嗽、咯血及其他转移征兆。

(十二) 卵巢癌护理常规

1. 评估病人有无腹痛、腹胀、腹水，有无贫血、明显消瘦等恶液质现象。

2. 腹水病人每日监测腹围、体重，伴呼吸困难的病人，协助取半卧位，需放腹水的病人，放腹水过程中，观察生命体征、腹水的性质及不良反应。

3. 手术病人按腹部手术护理常规护理。

4. 术后保持引流管在位通畅，观察引流液量、颜色、性质，引流液持续增多应及时报告医生。

5. 化疗期间按化疗护理常规。

6. 出院指导　按时复诊，确定恢复性生活的时间，需化疗者告知下次化疗时间及准备。

(十三) 子宫内膜癌护理常规

1. 观察阴道流血、阴道排液的量和性质，有无贫血、消瘦、发热、疼痛等恶液质症状。

2. 按麻醉和手术方式选择相应的护理常规。

3. 观察引流管是否在位通畅，评估引流液的量、颜色、性质，定期更换引流袋。

4. 化疗期间按化疗护理常规。

5. 出院指导　按时复诊，确定恢复性生活的时间。

(十四) 宫颈癌护理常规

1. 评估有无接触性阴道出血，阴道流血的量、性质、颜色，阴道排液及性状、气味，有无脱落的组织物。

2. 评估病人有无贫血、消瘦、发热、疼痛等恶液质症状。

3. 保持会阴部清洁。

4. 按麻醉和手术方式选择相应的护理常规。

5. 术后保持引流管在位通畅，观察腹腔、阴道引流情况。

6. 留置尿管 7～14 天，保持尿管在位通畅，观察尿量及颜色，按时更换尿袋，鼓励病人多饮水，拔尿管前夹闭尿管锻炼膀胱功能，每 2～4 小时开放一次。拔尿管后测膀胱残余尿，残余尿量 100 ml 以上或不能自解应予处理，必要时重新留置尿管并按常规护理。

7. 化疗期间按化疗护理常规。

8. 出院指导　按时复诊，确定恢复性生活的时间；必要时定期到医院化疗。

第二节　产科护理常规

一、一般护理常规

(一) 产前护理常规

1. 根据病情，测量生命体征。

2. 观察孕妇临产先兆(宫缩、阴道见红、破膜情况)，测量胎心、胎动及血压。

3. 定时监测胎心音变化并记录，有异常情况增加监测次数。

4. 每周测体重一次。

5. 教会并督促孕妇自测胎动，每日 3 次，左侧卧位，有异常及时通知医生护士。

6. 指导孕妇合理饮食，充分休息。

7. 指导孕妇掌握分娩先兆。

8. 做好母乳喂养的宣教指导工作。

(二) 产后护理常规

1. 产妇回病室，详细了解分娩经过，做好床边交接。

2. 产后 4 小时内应每半小时检查子宫收缩情况按压宫底一次，观察阴道流血量、色，如有异常应及时通知医生处理，保留血垫，计量 24 小时出血量。

3. 鼓励产妇多饮水，产后 4 小时内尽早排尿，第一次排尿应防止发生体位性休克。若有排尿困难应诱导排尿，无效时给予保留导尿。

4. 产妇取健侧卧位或半卧位，如无异常，第二天可鼓励产妇离床活动，学会自我护理。

5. 会阴护理每天 2 次，有会阴伤口者应观察伤口有无红、肿、热、痛等情况，如有异常应及时汇报处理，指导产妇注意个人卫生，勤换勤擦洗。

6. 指导并协助新生儿母乳喂养，做好乳房异常情况的护理(如乳头皲裂、奶胀等)。母婴分离者，24 小时挤奶 8 次以上。

7. 保持床单元整洁，病室空气清新，每日通风 2 次，避免孕妇受凉。

8. 定时巡视病房，了解产妇的母乳喂养情况、生理、心理需求。

(三) 剖宫产护理常规

【术前】

1. 按腹部手术要求备皮，协助完善术前准备，准备麻醉床、监护仪等。

2. 观察产妇胎心、宫缩、血压、羊水情况。

3. 指导择期手术者术前 8 小时禁食、4 小时禁水。急诊产妇立即禁食禁水。

4. 指导协助产妇更衣、修剪指甲，取下首饰、义齿等物品。

5. 护患沟通、消除其恐惧心理，缓解紧张情绪。

【术后】

1. 按腹部手术和麻醉术后护理常规护理。

2. 禁食 6 小时后改忌糖、奶的半流质至肠蠕动恢复后改软食、渐进普食。

3. 严密监测生命体征，测量并记录血压、脉搏、呼吸每 30 分钟1 次，共 4 次，平稳后根据产妇情况或遵医嘱测生命体征。

4. 观察并记录腹部伤口有无渗血，每 30 分钟按压宫底、并观察阴道流血量、色，共 4 次，1 小时 1 次，共 4 次。

5. 留置尿管 24 小时，观察并记录尿量及颜色。术后 2 日会阴擦洗，每日 2 次，保持外阴清洁。

6. 观察产妇切口疼痛情况，使用镇痛泵者，应观察镇痛效果。

7. 指导并协助产妇母乳喂养，做好乳房异常情况的护理(如乳头皲裂、奶胀等)，母婴分离者，24 小时挤奶 8 次以上。

8. 术后 24 小时取半卧位，鼓励早期活动，拔除尿管后鼓励产妇下床活动，学会自我护理。

9. 保持床单元整洁、病室空气清新，每日通风 2 次，避免孕妇受凉。

10. 定时巡视病房，了解产妇的母乳喂养情况、生理、心理需求。

(四) 母婴同室新生儿护理常规

1. 新生儿入室立即进行体表检查，查看全身有无损伤、残缺、畸形，核对腕带上母亲姓名、住院号、新生儿性别、床号，测量肛温，完善婴儿病历和登记。

2. 按时观察新生儿的面色、呼吸、反应性、肌张力、有无呕吐，脐部有无出血、渗液，了解其吸吮、进奶量及次数、大小便情况，发现异常情况及时处理。

4. 新生儿卧位　取头偏向一侧，右侧卧位为宜，防止呕吐物吸入呼吸道。

5. 注意保暖，体温保持在腋温 36～37.2℃，室温保持在 20～24℃，相对湿度在 55%～65%。

6. 每日测体温一次（腋温为宜），超过 37.3℃或低于 35.5℃者，复测肛温。

7. 正常新生儿回室后体温稳定即可新生儿沐浴，称体重每天一次。

8. 每日做好眼部、口腔、脐部、皮肤、臀部护理。

9. 指导产妇掌握母乳喂养技巧、新生儿正确含接姿势，做到按需哺乳。

10. 做好新生儿预防接种、疾病筛查工作。

二、常见疾病及并发症护理常规

（一）前置胎盘护理常规

1. 按产前一般护理常规。

2. 观察有无阴道流血，阴道流血时记录出血时间、出血量、性质并听胎心。

3. 绝对卧床休息，做好生活护理，需外出检查时用平车护送。

4. 大量出血时观察血压、脉搏、尿量及胎心音，保留会阴垫，正确估计出血量，吸氧，保暖，建立静脉通路，汇报医生并做好配血、输血及手术的各项准备。

5. 安慰产妇，缓解其紧张、焦虑情绪，配合治疗。

6. 禁止阴道检查、肛门检查、灌肠，指导孕妇避免刺激乳房及腹部，以免诱发宫缩。

（二）胎盘早剥护理常规

1. 按产前一般护理常规。

2. 观察子宫收缩强度、宫底高度、宫体压痛、血压、尿量、胎心情况。

3. 观察有无全身性出血倾向，如出现皮下、黏膜、注射部位渗血不凝及阴道流血不止等凝血机制障碍时，按 DIC 护理。

4. 患者出现头晕、心慌、出冷汗、面色苍白等失血性休克症状时，建立静脉通路，吸氧，保暖，做好输血准备；监测生命体征。

5. 指导孕妇绝对卧床休息，必要时留置尿管，记出入量。

6. 安慰产妇，缓解其紧张、焦虑情绪，配合治疗。

7. 如病情严重，需终止妊娠者，做好术前准备。

（三）胎膜早破护理常规

1. 按产前一般护理常规。

2. 破膜后立即测胎心音，记录胎膜破裂时间，观察羊水颜色、性状及量的变化并及时记录，报告医生。

3. 监测胎心、胎动及宫缩情况，注意有无胎儿宫内窘迫或脐带受压情况。

4. 保持会阴清洁，会阴护理每日 2 次，外阴部置消毒会阴垫。

5. 按常规测体温、脉搏。观察感染相关指标。破膜超过 12 小时者，汇报医生。

6. 严禁灌肠，绝对卧床休息，胎位不正及胎头高浮者取头低脚高位，抬高臀部，减少羊水流出，防止脐带脱垂。

7. 宜食粗纤维、水果、蔬菜等食物，防止便秘。

8. 如需检查或进待产室时，用平车推送。

（四）妊娠高血压疾病护理常规

1. 卧床休息　左侧卧位，室内保持安静，避免各种刺激，做好生活护理。

2. 动态观察血压、脉搏、呼吸、尿量及体重变化，观察水肿分布及其程度并记录。

3. 观察胎心、宫缩及阴道流血情况，及时发现胎盘早剥。

4. 监测生命体征，记出入量，病情严重时床旁备急救药品及器材，以便子痫发作时使用。

5. 正确留取血、尿等各种检验标本。

6. 使用解痉、降压、镇静、利尿药时，观察药物效果及不良反应，注意预防体位性低血压。

7. 全身水肿者予低盐饮食，有蛋白尿者食物应富含蛋白质。

8. 每日测体重一次。

9. 安慰产妇，减轻紧张、焦虑情绪。

(五) 子痫护理常规

1. 置患者于单间暗室，床旁备子痫盘、吸引装置。

2. 吸氧，保持呼吸道通畅，头偏向一侧防止呕吐物吸入气管，有假牙者取出假牙。专人护理，使用床栏及约束带，防止坠床。

3. 观察血压、呼吸、脉搏和尿量，保留导尿，正确记录 24 小时出入量。

4. 观察产程进展和阴道流血情况，警惕有无胎盘早剥、早产及临产征象。

5. 子痫发作时，使用开口器、拉舌钳，防止舌咬伤或舌后坠堵塞气道；加围床档，防止坠床，准确记录子痫抽搐时间、次数、持续时间、间歇时间。

6. 治疗及护理操作应集中减少对孕产妇刺激，控制探陪人员。用镇静、解痉、降压、利尿药物治疗时，应注意药物反应。

(六) 妊娠合并心脏病护理常规

1. 按产科和内科心脏病护理常规。

2. 观察孕产妇血压、脉搏/心率、呼吸、面色、心功能情况，重视孕产妇主诉（心悸、胸闷、气喘等），及时发现心力衰竭的早期表现。

3. 心脏瓣膜术后长期服用抗凝剂者，观察凝血指标。

4. 保持出入量平衡，控制补液量、速度。

5. 胎儿娩出后，腹部沙袋加压，防止诱发心力衰竭。

6. 限制体力活动，产后 24 小时内绝对卧床休息，72 小时内严密观察生命体征。

7. 心功能 3 级以上停止哺乳。

8. 少量多餐，予低盐、易消化、无刺激性并含粗纤维饮食，预防便秘。

9. 禁止灌肠。

10. 如发生急性心力衰竭，按内科心力衰竭护理常规。

(七) 妊娠合并糖尿病护理常规

1. 按产科和内科糖尿病护理常规。

2. 观察血糖控制水平。

3. 观察孕妇外阴有无瘙痒、阴道分泌物情况，皮肤有无疖肿、毛囊炎等。

4. 观察有无极度口渴、软弱无力、口中烂苹果味等酮症酸中毒表现。

5. 应用胰岛素时剂量准确，每次检查并更换注射部位，观察有无心慌、出冷汗、饥饿、软弱无力等低血糖症状并及时处理。

6. 给予糖尿病饮食，并作好指导，餐后 1 小时适量运动。

7. 保持口腔、皮肤清洁，预防感染。

8. 产后加强对新生儿观察护理，及时发现新生儿低血糖、新生儿肺透明膜病。

9. 出院指导　产后定期复查血糖。

(八) 妊娠期肝内胆汁淤积症护理常规

1. 按产科一般护理常规。

2. 观察巩膜、皮肤有无黄染及皮肤瘙痒程度。

3. 观察总胆汁酸、甘胆酸的情况。

4. 左侧卧位，加强监护，指导产妇正确认识疾病的主要危害及自我监护的重要性，教会孕妇测胎动，有宫缩时汇报医生，防止胎儿宫内窘迫、死胎和死产的发生。

5. 饮食宜清淡，禁食高蛋白、辛辣刺激性食物。

6. 皮肤瘙痒症状重者，加强皮肤护理，保持床铺清洁，指导孕妇勤换内衣，防止皮肤感染。

(九) 胎儿宫内窘迫护理常规

1. 按产科一般护理常规。

2. 发生在分娩期的急性胎儿宫内窘迫，观察胎心音、宫缩、羊水情况，估计短时间内不能娩出胎儿者，应立即做好术前准备。

3. 发生在妊娠期的慢性胎儿宫内窘迫，动态观察胎心监护、胎盘功能、胎动情况，并增加吸氧次数。

4. 指导孕妇左侧卧位，自测胎动。

5. 安慰产妇，缓解其紧张、焦虑情绪。

6. 备好新生儿窒息复苏的抢救物品。

(十) 先兆早产护理常规

1. 按产科一般护理常规。

2. 观察宫缩情况(起始时间、规律、有无诱因)。

3. 观察胎心音、子宫颈口扩张情况，并发胎膜早破者观察羊水量、性状。

4. 绝对卧床休息，避免诱发宫缩的活动，慎做肛诊或阴道检查，以免刺激。

5. 正确使用保胎药物并观察药物的效果及不良反应。

6. 鼓励孕妇进粗纤维饮食，保持大便通畅。

7. 早产不可避免时，做好早产儿分娩前准备。

(十一) 胎儿生长受限护理常规

1. 按产科一般护理常规。

2. 观察胎儿宫内情况：胎心音、胎动情况。

3. 根据宫高、腹围、体重，正确估计胎儿大小。

4. 增加营养，均衡膳食，保障胎儿生长发育需要。

5. 临产时观察胎儿对宫缩时缺氧的耐受力，及时发现胎儿宫内窘迫的表现。

6. 分娩时做好新生儿窒息复苏准备。

(十二) 羊水过少护理常规

1. 按产科一般护理常规。

2. 监测胎心，加强自我监护，认真数胎动，指导正确吸氧。

3. 少食利尿食物，如西瓜、冬瓜等，多饮汤水。

4. 观察临产征兆，宫缩时因缺少羊水的缓冲作用，容易发生胎儿宫内窘迫。

5. 经腹或宫颈羊膜腔输液补充羊水时，注意输入液的温度(37℃生理盐水)、输注速度(10 ml/min)。

6. 做好新生儿窒息复苏准备。

7. 羊水过少合并胎儿畸形有引产指征时，做好孕妇及家属的安抚工作。

8. 若胎儿畸形导致羊水过少者，指导产妇再次怀孕前做好优生优育的咨询。

（十三）羊水过多护理常规

1. 按产科一般护理常规护理。

2. 观察脉搏、呼吸、血压等全身情况，听取孕妇主诉。

3. 急性羊水过多取半卧位，以改善呼吸情况。慢性羊水过多取左侧卧位，以防发生胎膜早破、脐带脱垂。

4. 突然破膜时，宫内压力骤然下降，观察有无胎盘早剥征象。

5. 分娩期预防发生产后出血。

6. 羊水过多合并胎儿畸形有引产指征时，做好孕妇及家属的安抚工作，指导产妇再次怀孕前做好优生优育的咨询。

（十四）产后出血护理常规

1. 卧床信息，注意保暖，监测生命体征。

2. 观察并记录子宫收缩、宫底高度、阴道流血量、色、性状及膀胱充盈情况。

3. 正确测量出血量，产后出血≥500 ml 时应立即通知医生，开通静脉准备输液、配血，必要时输血，吸氧 5～8 L/min，发生脉搏细弱、血压下降、呼吸急促、面色苍白等休克症状时，取休克卧位，加快输血输液并配合医生查明出血原因，给予进一步护理，保留导尿，观察尿量。

(1) 子宫收缩乏力者，按摩子宫，应用子宫收缩剂。

(2) 软产道损伤者查明部位，彻底缝合止血。

(3) 胎盘因素导致出血者，及时取出胎盘，必要时配合医生行清宫术。

(4) 凝血机制障碍者，及时输注新鲜血制品，防止发生 DIC。

4. 严格无菌技术，防止感染。

5. 加强生活护理，给予高蛋白、高热量、高维生素和含铁丰富、营养易消化的饮食，纠正贫血。

6. 注意个人卫生，保持外阴清洁，每天 2 次会阴护理。

7. 安慰产妇，解除恐惧、焦虑状态。

（十五）产褥感染护理常规

1. 卧床休息，取半卧位以利于恶露外出，使炎症局限。

2. 观察恶露颜色、性状、气味，子宫复旧、腹部有无压痛、伤口愈合等情况。

3. 定时测量生命体征，观察感染相关指标。

4. 给予高蛋白、高热量、高维生素易消化饮食，以增强抵抗力，鼓励产妇多饮水，增加毒素排泄。

5. 保持外阴清洁，会阴护理每天 2 次。勤换消毒会阴垫，外阴伤口感染者给予红外线或理疗每天 2 次。

6. 如体温（腋温）超过 38.5℃，停止哺乳，定时吸出乳汁，预防奶胀。

7. 已形成脓肿者，根据其部位，准备阴道或腹部切开引流。协助产妇翻身并活动下肢，以防压疮和静脉血栓形成。

8. 合理使用抗生素，观察用药效果及是否有不良反应。

第三节　分娩护理常规

一、正常分娩护理常规

（一）第一产程护理常规

1. 确定临产时间　规律宫缩伴宫口扩张、先露下降为临产征兆。

2. 观察宫缩　第一产程每 1～2 小时观察一次，记录宫缩间隔及持续时间，宫口开 2 cm 描绘产程图。

3. 监测胎心　入室做胎心监护至少 20 分钟。潜伏期 30～60 分钟听胎心音一次，活跃期 15～30 分钟听诊一次，每次听诊 1 分钟，必要时胎心连续监护。

4. 观察宫口扩张及胎头下降情况　每2小时阴道检查一次并记录。

5. 观察破膜情况　一旦胎膜破裂，立即听胎心音，记录破膜时间、观察羊水量及性状。

6. 观察生命体征　测血压每4小时一次，测体温、脉搏每日3次。

7. 鼓励产妇在宫缩间隙少量多次摄入高热量、清淡、易消化食物。

8. 临产后每2～4小时协助排尿一次，如不能自解可给予导尿。

9. 做好护患沟通，缓解产妇紧张、恐惧心理，根据产妇意愿选择性应用非药物镇痛分娩或药物镇痛分娩。

(二) 第二产程护理常规

1. 每10分钟听胎心并记录一次或胎心连续监护。

2. 观察胎头下降情况，指导产妇正确运用腹压。

3. 评估会阴部情况，掌握会阴切开指征及时机。

4. 按分娩机转进行助产。

5. 正确评估出血量。

6. 新生儿处理常规：清理呼吸道，Apgar评分，脐带结扎，新生儿一般护理(保暖、称重、核对、体重检查、早接触、早吮吸等)。

(三) 第三产程护理常规

1. 胎儿娩出后，立即使用缩宫素，预防产后出血。

2. 正确判断胎盘是否已完全剥离，胎盘未剥离前禁止粗暴按摩子宫、用力牵拉脐带，胎盘娩出后应有节律的按摩子宫，帮助其收缩。

3. 以正确手法助娩胎盘。若胎儿已娩出20分钟胎盘未剥离或阴道流血超过100 ml，更换消毒手套和手术衣，再次外阴消毒后进行人工剥离胎盘术。

4. 检查胎盘、胎膜是否完整，判断有无副胎盘，测量胎盘大小。

5. 检查会阴伤口情况，有无切口延伸及软产道撕裂伤，按常规缝合。

6. 产后 2 小时内，每 30 分钟观察记录血压、宫底高度、阴道出血量一次，注意子宫收缩、膀胱充盈度、会阴、阴道内有无血肿等情况。

7. 做好母乳喂养指导。

二、分娩镇痛护理常规

1. 观察子宫收缩强度、频率，鼓励采用非药物镇痛分娩。

2. 对子宫收缩疼痛缺乏耐受，详细介绍分娩镇痛技术利弊，让产妇及家属充分的知情选择。

3. 配合麻醉师进行操作前准备工作，监测产妇心率、心律、血压、氧饱和度情况。

4. 给予吸氧，开通静脉，根据产妇心功能情况进行补液。

5. 监测胎心变化，必要时胎心连续监护。

6. 观察产程进展，准确评估宫缩，指导产程中的体位，协助排尿，必要时导尿。

7. 第二产程指导产妇正确使用腹压，减少第二产程延长情况的发生。

8. 观察硬膜外导管的固定情况。

三、水中分娩护理常规

1. 阅读妊娠期检查资料，评估胎儿大小及产妇阴道分娩条件，排除水中分娩禁忌证。宫口扩张 3 cm 以上开始入水。

2. 调节水中分娩室的温度 25～28℃，水温 35～38℃。

3. 导乐陪伴，观察子宫收缩强度、频率、持续时间，羊水性状。定时监测产妇生命体征。

4. 入水前胎心监护至少 20 分钟，入水后每隔 10～15 分钟宫缩后听胎心一次。

5. 采取自由体位，帮助产妇按摩，指导深呼吸，鼓励产妇多饮水，督促离开水池排尿。

6. 入水达到 2 小时或产妇在水中有不适感，应出水休息、走动半小时。

7. 观察产程进展情况，宫口开全后指导产妇屏气。可采用自由体位使用腹压。

8. 做好接产准备和抢救新生儿的准备。

9. 胎头娩出后及时清理呼吸道，胎儿娩出后轻轻抱至产妇胸腹部予皮肤接触。

10. 新生儿一般护理(保暖、称重、核对、体重检查、早接触、早吮吸等)。

11. 帮助母亲出水池，注射缩宫素。

12. 协助胎盘娩出，检查软产道，如有裂伤常规缝合。

13. 分娩后观察 2 小时，测量血压、宫底高度、阴道出血量，观察膀胱充盈度，会阴、阴道有无血肿等。

四、催产素引产、催产护理常规

1. 催产素使用方法　在 5%的葡萄糖溶液 500 ml 中加入催产素 2 U，摇匀。

2. 以 8 滴/分开始，最快不超过 40 滴/分，调至有效宫缩，即 3～4 次/10 分钟宫缩，宫缩持续 30 秒以上。

3. 催产素静脉滴注时，专人监护，观察宫缩的频率、强度、持续时间、胎心音、血压情况。

4. 每 30 分钟，在催产素引产观察表上记录滴速、胎心音、宫缩情况。

5. 发生宫缩过强、过频，胎心异常，立即汇报医师并酌情减慢滴速或停止滴注缩宫素。

6. 注意催产素过敏反应，产妇如有胸闷、气急、寒战以致休克等催产素过敏反应，应立即停用催产素，予抗休克、抗过敏处理。

五、中期妊娠引产分娩护理常规

1. 评估中期妊娠引产的原因及采用的引产方法。

2. 观察宫缩及产程的进展情况，根据宫缩适时检查宫口并记录，监测产妇生命体征。

3. 胎儿为头位，执行分娩护理常规。胎儿为臀位，肢体外露，接生者不能硬性牵拉，要利用胎体重量，自行牵拉或进行穿颅助产，胎儿娩出时应保护会阴，防止会阴撕裂。

4. 胎儿娩出后，肌内注射或静脉注射催产素，预防产后出血。

5. 胎儿娩出 30 分钟，胎盘仍未娩出或有活动性出血时，汇报医师处理。胎盘未完全剥离时，禁止用力牵拉脐带。

6. 胎盘娩出后，检查胎盘、胎膜是否完整；若胎盘小叶有缺损，或胎盘表面毛糙或胎膜不全有残留，汇报医师，必要时及时清宫。

7. 分娩后常规检查会阴、阴道，若有裂伤，及时进行缝合修补术。

8. 产后应注意观察产妇子宫收缩、阴道流血、膀胱是否充盈等情况，测量血压、脉搏。

9. 填写引产护理记录。

10. 指导产妇采取回奶措施，保护外阴清洁，6 周内禁止性生活和盆浴。

第四章　儿科疾病护理常规

第一节　新生儿疾病护理常规

一、一般护理常规

(一)新生儿一般护理常规

1. 专室护理　病室温度足月儿应保持在22～24℃，早产儿保持在24～26℃，相对湿度为55%～65%，使患儿核心温度维持在36.5～37.5℃。室内用湿式打扫，空气负离子净化每日2次，空气培养每日1次。

2. 合理喂养　新生儿宜尽早开奶，正常足月儿生后半小时，早产儿无明显缺血、缺氧表现应尽量在24小时内开奶。一般每3小时喂奶一次，若患儿饥饿应随时哺喂，喂奶时头偏向一侧，喂奶后竖抱患儿轻拍背部，然后再采取右侧卧位。有呕吐时，应记录呕吐物的性质和量。足月儿每周称体重1次，早产儿每周称体重2次。

3. 口腔护理　每日2次，一般用4%苏打水清洗。如有鹅口疮，可涂制霉菌素溶液。

4. 脐部护理　每日2次，脐轮红肿或脐部有脓性分泌物时，给予3%过氧化氢溶液清洗后用安尔碘涂擦，脐部残端过长给予断脐处理。

5. 臀部护理　每3小时1次，红臀时给予红臀软膏涂擦或喷皮肤保护膜，有破溃时应立即暴露，保持局部干燥，并可用毫米波照射治疗。

6. 皮肤黏膜护理　保持颈下、腋下、腹股沟、手掌心、外阴部、后颈等皮肤皱褶处清洁和干燥。根据病情选择沐浴或床上擦浴，夏季每天洗澡，春、秋、冬季隔日洗澡。上呼吸机或病情危重者禁忌洗澡。

7. 维持正常体温　每日应定时测量体温，体温不升或发热者应增加测体温次数并给予相应的处理，体温过高时予解包散热，降低暖箱温度，体温过低时根据情况予包被或暖箱保暖。

8. 勤巡视　严密观察患儿的面色、呼吸、哭声、吃奶及大小便等情况。大小便常规标本必须在 3 日内留取送验。发现病情变化，做好各种记录。凡高危新生儿均应收入新生儿重症监护室（NICU）监护。

9. 做好消毒隔离，防止感染发生

（1）医护人员进入病室内应更换鞋子、穿清洁工作服，操作时戴口罩、帽子，各种治疗护理前后严格洗手。若发现腹泻、皮肤化脓性感染及其他感染性疾病患儿，应立即采取隔离措施，避免交叉感染。

（2）每天用 250 ppm 含氯消毒液擦洗床单元，每天更换枕巾，一用一消毒。奶瓶、奶嘴每人一份，先清洁再高压蒸汽灭菌。

（3）严格探视制度，以防交叉感染。

（4）患儿出院后，其所有用物均应进行终末消毒处理。

10. 发展性照护　给予非营养性吸吮，鸟巢式护理，避免声音、光线、疼痛刺激。

11. 做好新生儿的安全防护　每天检查额标和手圈，有失落或模糊不清的应及时添补。注意防窒息、防抱错婴儿、防意外事故、防偷盗婴儿。

12. 健康教育　促进母婴感情建立，鼓励母乳喂养；介绍正确喂养、科学护理新生儿的方法。指导有关疾病预防、保健等方面的护理知识。

（二）早产儿一般护理常规

1. 按新生儿疾病一般护理常规护理。

2. 注意保暖，维持正常体温：早产儿室内温度应保持在 24～

26℃，相对湿度在55%～65%，使患儿体温保持恒定（皮肤温度36～37℃）。有条件者入暖箱保暖，箱温根据病情、日龄和体重调节。一切治疗护理均在暖箱内操作，注意保暖，动作轻柔。

3. 合理喂养

(1) 喂养开始时间：目前多主张早期、足量喂养。体重在1 500 g以上，无青紫窒息者于生后2小时开始试喂糖水，无呕吐呛咳者可开始喂奶。体重在1 500 g以下，有青紫者可适当延缓喂奶时间，但宜静脉补液。

(2) 喂养间歇时间：出生体重在1 000 g以下的，每小时1次；出生体重1 000～1 500 g的，每2小时1次；2 000 g以上者每3小时1次。

(3) 喂养方法：喂养以母乳为最优，若无母乳，应予专用于早产儿的配方奶粉。

① 若吸吮及吞咽反射良好者，可直接喂母乳或奶瓶喂养。

② 有吞咽能力、但吸吮力弱者可用套有橡皮管的滴管或针筒滴喂。

③ 若吸吮及吞咽反射均差者，但胃肠功能尚可，可采用鼻饲喂养，注奶前须回抽胃内容物，了解胃排空情况，酌情调整注入奶量，如回抽的奶液量是前次喂奶量的一半，则停喂1次，并报告医生。

(4) 每周一、周五各称体重一次，以体重的增长情况判断营养是否足够，如体重减轻，或久不增加应追查原因，检查有无感染并调整营养。

(5) 观察患儿有无吐奶、腹胀、呕血、便血等情况，24小时内有无大小便，发现异常及时汇报医生并调整喂养方案。

4. 维持有效呼吸

(1) 早产儿由于呼吸中枢发育不完善，易发生呼吸暂停和窒息，因此须保持呼吸道通畅，及时清除口鼻腔分泌物。喂奶速度宜慢，喂奶后取右侧卧位，仰卧时可在肩下垫一软枕，头偏向一侧，定时更换体位，并轻拍背部，以利于肺循环，防止肺不张和肺炎。

（2）供氧：勿常规使用，仅在发生青紫及呼吸困难时才给予吸氧，且不宜长期持续使用。氧浓度以30%～40%为宜，维持 SaO_2 在85%～93%，或维持 PaO_2 在50～70 mmHg。

（3）呼吸暂停发作时应给弹足底、托背、刺激皮肤等使其恢复自主呼吸，条件允许时放置水囊床垫，必要时遵医嘱使用氨茶碱或用气囊加压给氧或机械通气，咽喉部有分泌物者应将其吸净，并同时报告医生作相应处理。

5. 预防感染

（1）环境：早产儿实行保护性隔离，病室空气新鲜，每日空气负离子净化消毒，地板、工作台、床架等均要湿拖湿擦；早产儿室一切用品须与普通新生儿室用品分开。小于1 500 g的极低体重儿最好专人、专物、专位，小于1 000 g的超低体重儿所有用物必须先消毒后使用。

（2）医护人员：进入NICU应穿好隔离衣，戴好帽子、口罩，严格执行无菌技术操作，各项护理操作前后须洗手。感染及带菌者应调离早产儿室工作。

（3）物品：湿化装置、暖箱水槽中的水每天更换。呼吸机管道3天更换一次。

（4）防止患儿感染：喂奶时应细心，避免吸入引起肺炎。做好基础护理，保持皮肤清洁干燥，尤其注意腋下、颈部、耳后、腹股沟等皮肤皱褶处，定时翻身更换体位。体重在2 000 g以下者，每日用温水擦浴，2 000 g以上且病情允许者，可给予温水浴。注意观察有无眼分泌物、鹅口疮、皮疹、脐炎及黄疸等，如发现异常及时处理。

6. 密切观察病情

（1）密切观察生命体征的变化，必要时使用监护仪。

（2）防止低血糖发生：据统计生后一天内有半数早产儿可出现低血糖，故应遵医嘱按时完成补液量，并用输液泵严格控制输液速度2～3 ml/(kg·h)。

（3）患儿若36小时内出现黄疸或黄疸进展迅速，应立即报告医生。

7. 发展性照护　给予非营养性吸吮，鸟巢式护理，避免声音、光线、疼痛刺激。

8. 健康教育　向患儿父母传授育儿知识及技能，鼓励母乳喂养，注意饮食卫生。患儿应多晒太阳，预防佝偻病；适时添加衣被，预防呼吸道感染。

二、常见疾病护理常规

（一）新生儿窒息护理常规

1. 按新生儿疾病一般护理常规护理。

2. 做好窒息复苏　按照 A→B→C→D 步骤进行。

（1）A：保持气道通畅，给予鼻吸位，迅速清除呼吸道分泌物。

（2）B：迅速建立呼吸，触觉刺激，根据病情给予常压吸氧、正压通气或气管插管辅助呼吸。

（3）C：维持循环，正压通气 30 秒后，心率＜60 次/分，进行胸外心脏按压。

（4）D：建立静脉通道，药物治疗。

3. 复苏后的护理

（1）进行持续生命体征的监测，维持内环境的稳定。

（2）维持适中体温。

4. 健康教育　介绍疾病发生、发展及预后，减轻家长的思想顾虑，指导家属正确喂养、科学护理患儿。

（二）新生儿缺血缺氧性脑病护理常规

1. 按新生儿疾病一般护理常规。

2. 保持呼吸道通畅，及时清除呼吸道分泌物；根据病情需要选用适当的给氧方法，如鼻导管、面罩、头罩等，缺氧严重者，可考虑气管插管机械通气。

3. 密切观察病情　监测生命体征的变化，注意观察患儿神志、意识、前囟张力、瞳孔大小、对光反射、四肢张力、抽搐等症状，做好抢救准备。

4. 刺激反应必须在清理呼吸道及胃内容物后进行。

5. 预防颅内出血等并发症，保持安静，避免惊扰，少搬动、延期哺乳。

6. 遵医嘱应用镇静剂、抗生素、脱水剂等。

7. 中重度新生儿缺血缺氧性脑病采用亚低温治疗，按《亚低温治疗指南》执行，严密监测病情变化，出现心率过缓或心律失常时及时与医生联系，必要时停止亚低温治疗。

8. 健康教育　指导家长进行早期康复干预促进脑功能恢复，合理喂养增强抗病能力。

（三）新生儿颅内出血护理常规

1. 按新生儿疾病一般护理常规护理。

2. 保持安静　患儿应安静少动，减少惊扰。一切治疗护理须集中有序、轻柔进行，若有烦躁不安、尖叫、反复抽搐者，按医嘱予以镇静剂、脱水剂。

3. 抬高患儿上半身15°～30°，以减轻颅压，采取右侧卧位，防止呕吐物吸入；凡需头侧位时，整个身躯也应同向侧位，以保持头呈正中位以免颈动脉受压。

4. 保持呼吸道通畅　及时清除呼吸道分泌物，有缺氧者及时给氧，必要时遵医嘱使用呼吸兴奋剂，缺氧症状不能改善者，予机械通气并做好相关护理。

5. 遵医嘱正确使用药物　要做到给药准确无误，注意药物的配伍禁忌。

6. 密切观察病情，做好各项记录

（1）生命体征：T、P、R、Bp。

（2）神志意识、前囟张力、眼神、瞳孔大小、对光反射、四肢张力、头围大小等，有无抽搐、脑性尖叫及呕吐现象，发现问题及时联系医生，做好抢救准备。

（3）出入量、大小便情况，颅内压增高患儿严格控制每日进入量。

（4）观察局部输液情况，防止药液外渗。

(5) 如作诊断性穿刺，要保持伤口清洁防止感染，腰椎穿刺术后应平卧 4～6 小时，防止颅内压下降引起头痛。

7. 合理营养　保证液量及热量供给，待一般情况好转后开始喂哺，暂不抱喂。如吸吮吞咽困难，采取鼻饲喂养，呕吐者暂给予禁食，并保持静脉输液通畅。

8. 加强基础护理　疾病早期和危重者不宜沐浴，应每日行床上擦浴，以保持皮肤皱褶处清洁、干燥，防止红臀发生。

9. 维持体温稳定　体温过高时应予物理降温，体温过低时及时保暖。

10. 健康教育　向家长解释病情，减轻紧张情绪；指导家长进行早期智力开发和功能锻炼，指导合理喂养增强抗病能力。

(四) 新生儿肺透明膜病护理常规

1. 按新生儿疾病一般护理常规。

2. 保证适宜的环境温度　使患儿核心温度保持在 36.5～37.5℃。

3. 保持呼吸道通畅，体位正确，头稍后仰，使气道伸直，2～3 小时翻身拍背一次，以利痰液排出，必要时吸痰。

4. 密切观察病情　注意患儿体温、面色、呼吸、心率、肌张力、大小便及有无肺出血。

5. 供给足够营养和热量，用微量泵控制输液速度 2～3 ml/(kg・h)。

6. 预防感染　NRDS 的患儿多为早产儿，严格按早产儿护理常规进行。

7. 氧疗及机械通气护理　用氧时必须监测动脉血气和 SaO_2，维持 PaO_2 50～70 mmHg、$PaCO_2$ 35～45 mmHg、SaO_2 85%～93%，及时调整氧浓度，病情许可应尽快停氧。

(1) 头罩应选择合适的型号，用氧流量不小于 5 L/min。

(2) CPAP 辅助呼吸一般呼气末正压为 5～10 cmH_2O，早产儿从 2～3 cmH_2O 开始，水封瓶低于患儿水平位 30～50 cm。

(3) 机械通气者按“新生儿机械通气护理常规”护理。

8. 遵医嘱正确使用肺表面活性物质，使用肺表面活性物质后6小时禁止吸痰。

9. 健康教育　指导家长正确喂养、科学护理、注意保暖、预防呼吸道感染。

（五）新生儿肺炎护理常规

1. 按新生儿疾病一般护理常规护理。

2. 合理用氧　根据病情需要选用适当的给氧方法，如鼻导管、面罩、头罩等，重症并发呼吸衰竭者，给予正压或机械通气，氧气需经过湿化后供给，吸入氧浓度在30%～40%为宜，保持 SaO_2 和 PaO_2 在正常范围（足月儿 SaO_2 85%～98%、PaO_2 维持在60～80 mmHg；早产儿 SaO_2 85%～93%、PaO_2 维持在50～70 mmHg）；用氧时间不可过长，以防氧中毒。

3. 保持呼吸道通畅　给予合适体位（抬高床头，头稍后仰），2～3小时翻身、拍背1次，及时清除呼吸道分泌物，痰液黏稠者应予雾化吸入，必要时吸痰，吸痰时动作应轻柔，吸痰负压不可过高（<0.013 MPa），吸痰时间不可过长（每次<10秒），避免损伤黏膜。

4. 供给足够的营养及液体　喂奶宜少量多次，以吃奶时患儿不感到呼吸困难为宜，呛咳者应抱起哺喂或采用鼻饲。保证静脉输液通畅，输液勿过多过快，采用微泵控制输液速度及量[足月儿3～4 ml/(kg·h)，早产儿2～3 ml/(kg·h)]，防止心力衰竭、肺水肿的发生。

5. 维持体温正常　体温过高时予解包散热或降低暖箱温度，体温过低时予保暖，并注意观察体温变化。

6. 严密观察病情变化　新生儿患肺炎时，先表现为一般感染症状，如拒奶、反应低下、发热或体温不升，而呼吸道症状常不明显，仅少数患儿有咳嗽；口吐泡沫较多见。若安静时每分钟超过40次并出现明显的胸式呼吸，提示已有肺部病变。注意患儿神态、面色、呼吸快慢、深浅度及节律、缺氧情况、心率等。如有呼吸、心力衰竭、休克等征象时立即报告医生，采取积极的急救措施。

7. 积极采取抗病原体治疗　细菌性肺炎早用抗生素为宜，应准确、及时采取静脉给药，并密切观察其疗效和副作用。

8. 健康教育　保持室内空气新鲜，每天至少开窗通风2次，每次半小时以上，避免对流风，母亲或亲属有上呼吸道感染时，禁止接触患儿避免交叉感染；新生儿穿戴应适宜，避免过冷过热；指导母乳喂养，正确添加辅食。

（六）新生儿破伤风护理常规

1. 按新生儿疾病一般护理常规护理。

2. 保持病室安静，禁止一切不必要的刺激，必须的操作如测体温、翻身、换尿布等尽量集中同时进行，有条件最好将患儿放于光线暗淡的单独病室隔离，达到避光、隔音的效果。

3. 保持呼吸道通畅，及时清除痰液，防止窒息发生。

4. 氧气吸入　有缺氧、发绀者间歇用氧，一般予头罩吸氧。

5. 遵医嘱尽早使用破伤风抗毒素静脉滴注以中和循环系统中尚未与神经组织结合的游离毒素，同时使用破伤风抗毒素做脐部周围封闭，以中和未进入血流的游离毒素。

6. 加强口腔护理，每日用4%苏打水清洗口腔，发生鹅口疮者同时应用制霉菌素液擦洗口腔。

7. 加强脐部护理　每日用3%过氧化氢溶液清洗脐窝内脓性分泌物，再行2%碘酒、75%乙醇常规消毒处理，换下的敷料应焚烧处理。

8. 病初痉挛频繁者应暂时禁食，从静脉供给营养及药物，痉挛减轻后再胃管喂养，每次鼻饲要先抽尽残余奶，残余奶大于20%可暂停一次，以免发生呕吐窒息，吸吮恢复则停止鼻饲，胃管应每周更换一次。早日经口试喂奶，但需保证每日入量充足。

9. 注意皮肤护理，剪短指甲，及时更换尿布，勤翻身防止压疮和坠积性肺炎的发生。

10. 密切观察痉挛次数、持续时间、呼吸、心率、面色等改变。遵医嘱按时使用镇静剂，观察止痉药物的疗效和副作用，以不发生严重痉挛，保持嗜睡状态为宜，避免剂量过大抑制呼吸中枢。

11. 健康教育　向病儿家属进行有关疾病知识的宣教，取得家属的配合，利于病儿的恢复。同时向社会推广无菌接生知识，积极预防本病的发生。

（七）新生儿黄疸护理常规

1. 按新生儿疾病一般护理常规。

2. 入院后原因不明应进行床边隔离。

3. 合理喂养　尽早开奶，供给足够的水分、热量，食欲差而入量不足时报告医生，易吐患儿取右侧卧位。

4. 观察患儿的精神、神志、肌张力、吸吮力、腹胀、有无抽筋等，如有异常及时报告医生，做好抢救准备。

5. 密切观察患儿的皮肤、巩膜黄疸的变化，大小便颜色的变化，详细记录，以协助判断黄疸的性质。

6. 按医嘱完成各项治疗　如照蓝光、换血、输血浆或白蛋白、使用酶诱导剂，并协助观察疗效。

7. 健康教育　出院后指导患儿定期复查；合理喂养，科学护理；发生核黄疸者及早给予康复治疗及护理；红细胞 6 -磷酸葡萄糖脱氢酶缺陷者，忌食蚕豆避免接触樟脑。

附：蓝光治疗护理常规

1. 检查蓝光箱性能及灯管使用时间，接通电源，温度调至 28～32℃，湿度 55％～65％，工作人员操作时应戴墨镜。

2. 将患儿裸体，剪短指甲，防止抓破皮肤，戴黑色眼罩，用尿布遮住会阴部，男婴要保护好阴囊，放入已预热好的蓝光箱中并记录。

3. 每 4 小时测体温一次，使体温控制在 36～37℃，如体温≥37.5℃，暂停光疗。

4. 密切观察患儿面色、呼吸、皮肤、食欲、大小便等变化，发现患儿烦躁不安、心率加快、呼吸屏气、腹泻、腹胀等情况，应暂停治疗及时报告医生。

5. 补充液体，以防发生脱水热。

6. 光疗过程中，治疗护理集中进行，以防受凉。

7. 光疗前后做胆红素对照，光疗时间以6～8小时为宜，3日为一疗程，直至胆红素降至正常范围。

8. 光疗结束后切断电源，将患儿包好并记录。

9. 消毒蓝光箱以备用。

(八) 新生儿败血症护理常规

1. 按新生儿疾病一般护理常规护理。

2. 接触患儿前后严格洗手，预防交叉感染。

3. 仔细检查全身，尤其是口腔、腋窝、脐部、臀部等，及时发现是否有感染灶存在和皮肤完整性是否受损。如脐窝有分泌物，皮肤已化脓感染，可取分泌物涂片或做细菌培养。

4. 应用抗生素前取静脉血送血培养＋药物敏感试验，作为抗生素选择的依据。取血时应严格执行无菌技术操作，严格皮肤消毒。

5. 加强皮肤护理　包括口腔、脐部、臀部护理，尤其应注意皮肤皱折部位(颈项、腋窝、腹股沟等)的皮肤护理，保持皮肤清洁、干燥、完整。及时处理脐炎、脓疱疮、皮肤破损等局部病灶。

6. 严密监测体温，维持体温稳定　对于体温不升的患儿(肛温＜35℃)，应置于新生儿暖箱内保暖。对于体温过高的患儿，予物理降温。

7. 密切观察患儿病情变化　除生命体征的观察外，还应注意皮肤黄疸的进展、皮疹、肤温、肌张力、肝脏的大小，以及有无神经系统、消化系统的症状，警惕化脓性脑膜炎、DIC等并发症的发生。

8. 对有缺氧表现的患儿，合理用氧。

9. 维持静脉通道的通畅，以确保抗生素用药的准时和准确，注意配伍禁忌，观察药物副作用。

10. 合理喂养　少量多次，耐心喂养，不能进食者可鼻饲或静脉高营养，必要时输注血浆或白蛋白，以保证营养供应并维持水、电解质平衡。

11. 有休克者遵医嘱进行抗休克治疗与抢救。

12. 健康教育　指导家长正确喂养，科学护理患儿，注意冷暖，防止感染。

（九）新生儿寒冷损伤综合征护理常规

1. 按新生儿疾病一般护理常规护理。

2. 采取平卧位，头偏向一侧，每2小时翻身一次，观察受压皮肤颜色，防止压伤。

3. 正确复温

（1）轻者：可用缓慢复温法，将新生儿用预热衣被包裹，置24～26℃室温中，同时用热水袋保暖，待体温上升至35℃时移进26℃暖箱内，每小时提高箱温1℃，视情况调至30～32℃，使患儿体温在12～24小时内恢复正常。

（2）重度硬肿：体温在30℃以下者，缓慢复温效果差，采取快速复温，将患儿送入预热至27℃以上暖箱中，每小时提高箱温1℃，直至体温恢复。亦可用远红外辐射保暖床复温，先使床温预热高于体温1℃，约30分钟升高体温1℃，直至体温正常。亦可配合加热输液，加温供氧等措施。

4. 测体温每小时1次，体温正常后置中性温度的暖箱中。

5. 供给足够的液量及热量，当体温达到34℃可开始乳类喂养，吸吮力弱者可鼻饲。

6. 密切观察病情变化，并作好记录。

（1）一般状态、生命体征、皮肤颜色、硬肿程度、出入液量。

（2）若有呼吸困难及发绀者，应间歇给氧。

（3）若有面色突然发青发灰或口鼻腔流出粉红色泡沫样液体应立即报告医生进行处理，在抢救过程中避免挤压胸部，以免加重出血。

（4）观察抗凝药、血管活性药等疗效及用药后反应。

7. 预防感染　与感染性疾病患儿分室收治，严密监测体温变化，操作前后严格洗手，严格遵守新生儿消毒隔离制度。

8. 健康教育　冬季做好新生儿保暖工作，积极治疗新生儿窒息、感染、产伤等疾病，预防感染避免复发。

（十）新生儿坏死性小肠结肠炎护理常规

1. 按新生儿疾病一般护理常规护理。

2. 加强口腔护理，保持口腔清洁、舒适，预防口腔黏膜感染。

3. 加强皮肤护理，防止局部皮肤破损。

4. 消化道症状与体征的观察：腹胀、呕吐、腹泻、便血为本病的主要表现。

(1) 禁食、持续胃肠减压：一般禁食 7～14 天，最长可达 21 天。胃肠减压妥善固定，每天更换，观察记录引流物的色、质、量。胃管每周更换，并从另一侧鼻孔插入。

(2) 观察呕吐、腹胀，注意呕吐的色、质、量、次数。观察腹壁是否有发红、发硬等。

(3) 腹泻与便血：一般先有腹泻水样便，有的为果酱样便或黑便。应收集标本做大便隐血试验。

5. 支持治疗　保持静脉通道通畅，确保 TPN 和其他液体的供给。

6. 合理喂养　腹胀消失，大便隐血试验(－)，临床一般情况好转，可开始恢复饮食。先试喂温开水 1～2 次，再试喂 5%葡萄糖液1～2 次，如无胃潴留或潴留＜2 ml，可改为母乳或配方奶喂养。如进食后又发生呕吐、腹胀、或胃潴留＞2 ml，应再次禁食至症状消失，再重新开始上述进食程序。

7. 及时发现和治疗中毒性休克　监测生命体征的变化及液体出入量，注意患儿精神、神志变化。出现中毒性休克者应迅速补充血容量，纠正水、电解质及酸碱平衡，必要时输血浆或全血，同时注意调节输液速度。

8. 外科手术指征　胃肠道穿孔、腹膜炎症状体征明显、经内科积极保守治疗病情无好转、休克、酸中毒不能纠正者。

9. 健康教育　指导家长合理喂养，科学护理，注意臀部清洁，预防红臀。

第二节　儿科疾病护理常规

一、一般护理常规

1. 应用护理程序对患者实施整体护理，重点评估患者的主要临床症状和体征，以明确护理问题，采取切实可行的护理措施，做好患儿的心理护理、基础护理及家属的卫生指导和健康教育，及时评价护理效果并做好护理记录。

2. 病室应光线充足，空气新鲜。每日开窗通风 2 次，每次 15～30 分钟，室温以 18～22℃为宜，相对湿度以 55%～65%为宜，按感染和非感染病种分配床位，避免院内感染。

3. 患儿入院后及时安排床位，通知主管医师，责任护士做自我介绍，留熟悉病情的家属，供医师询问病史。

4. 按医嘱给予相应饮食，注意饮食卫生，饭前便后洗手，患儿家属所送食物，由责任护士检查后根据病情食用。

5. 督促患儿按时休息，保证足够睡眠时间。病情危重和发热患儿应卧床休息，注意更换体位。

6. 新患儿入院每日测体温 3 次，连续 3 日无异常者，改为每日测 2 次。发热者根据体温的变化决定测量体温的次数。如腋温 38.5℃以上，口温 39℃以上，肛温 39.5℃以上，根据医嘱给予物理或药物降温，半小时后复测体温一次，并做好记录。体温不升者，应保暖。

7. 每周测体重一次，大于 7 岁的患儿入院应测血压，每日测脉搏（心率）、呼吸，并记录在体温单上。

8. 准确执行医嘱，指导患者正确服药，观察药物治疗效果及副作用。

9. 注意患儿安全，随时固定好床栏，以免坠床。

10. 入院后 3 日内收集大小便标本作常规检查。

11. 保持大便通畅，3 日内无大便者，按医嘱给予泻药，并记录。

12. 新入院患儿做好卫生处置，更衣，保持患儿皮肤、口腔、被褥、衣服整洁，定期沐浴，修剪指甲。唇鼻干裂者，涂以油剂，防止压疮及并发症。婴幼儿经常保持臀部清洁干燥，预防臀红。

13. 备好抢救设备及药品，密切观察病情变化，如发现异常，及时报告医师，积极配合抢救，认真做好护理记录和交接班。

二、常见疾病护理常规

(一) 小儿肺炎护理常规

1. 评估呼吸频率、咳嗽性质及痰液的性状，观察有无心力衰竭、呼吸衰竭、感染性休克及神经系统等症状。

2. 保证患儿休息，急性期卧床休息，气急者给予半卧位。

3. 给予高热量、高维生素、易消化的流质或半流质食物。气急、发绀的患儿及小婴儿喂食、服药时应抱起，头部抬高，避免吸入气管引起呛咳甚至窒息。

4. 根据缺氧程度决定吸氧流量。一般轻度缺氧，氧流量为0.5～1 L/min；中度缺氧，氧流量为2～4 L/min；重度缺氧，氧流量为5 L/min。

5. 发热期间按发热护理常规。

6. 痰液黏稠者，及时给予雾化吸入，指导家长正确的拍背方法。叩击顺序：从下到上，从外到里。年长儿指导其有效咳嗽、咳痰。

7. 掌握输液速度，应根据小儿年龄及病情严格控制输液速度，避免加重心脏负荷。

(二) 支气管哮喘护理常规

1. 评估咳嗽及喘息的频度、强度及持续时间，了解哮喘发作的诱因、过敏史及发作史，观察有无哮喘发作早期症状及呼吸衰竭表现。

2. 哮喘发作时取坐位或半坐卧位，鼓励患儿行深慢呼吸，给予持续低流量吸氧，氧流量为0.5～1 L/min，出现呼吸衰竭时应及时报告医生共同抢救。

3. 给予蛋白质和铁，多吃瘦肉、动物肝脏、豆腐、豆浆等，忌食海鲜、肥腻及易产气食物，如鱼虾、肥肉、韭菜、地瓜等。

4. 及时雾化吸入，指导患儿雾化时保持平静，轻轻张口，用口均匀呼吸。每次持续雾化 15～20 分钟。雾化后给予患儿洗脸、漱口及拍背。

5. 鼓励患儿多饮水，降低呼吸道分泌物的黏稠度。指导患儿有效咳嗽，掌握有效咳嗽、咳痰的技巧（如翻身、拍背），行深呼吸后咳嗽、咳痰，必要时给予吸痰。

6. 避免过敏原　了解每次发病的细节，找出引起哮喘的原因和过敏原。一旦明确过敏原，应避免接触。

7. 健康教育　① 患儿学会腹式呼吸运动，锻炼膈肌功能。② 寻找哮喘发作的诱因，去除各种诱因。③ 备好缓解支气管痉挛的急救药物，不得随意增减吸入药量，并按时随访。④ 患儿及家属掌握正确的气雾疗法：嘱患儿把气吐出；在开始深吸气的同时把药物吸入；吸气后屏气数分钟；再将气缓慢呼出。

（三）婴儿腹泻护理常规

1. 评估发热、呕吐、腹胀、腹痛、里急后重、脱水等症状及脱水程度，观察排便次数、性状及量，观察有无低钾、低钙等电解质和酸碱平衡紊乱，以及全身中毒症状。根据医嘱记录 24 小时出入量。

2. 床旁隔离，卧床休息。

3. 加强饮食管理：母乳喂养者可限制哺乳次数，缩短每次哺乳时间，暂停辅食。混合喂养者给予流质或半流质，不吃高纤维素食物，如韭菜、芹菜等。呕吐严重者，可暂时禁食 4～6 小时（不禁水），腹泻停止后逐渐恢复原饮食。慎用糖类食物。

4. 保证静脉通路的通畅，合理安排输液顺序。严格掌握输液速度和补液原则：先快后慢、先盐后糖、见尿补钾、抽搐补钙。

5. 加强臀部护理，每次大便后用温水及柔软的毛巾清洗臀部及会阴部，预防红臀和泌尿道感染，有红臀者可用鞣酸软膏涂抹。

6. 健康教育　指导合理喂养。注意饮食卫生，流水洗手，预防肠道感染，并注意避免腹部受凉。

（四）营养不良护理常规

1. 评估面色、神志、皮下脂肪厚度等，观察有无发生低血糖而出现头晕、出冷汗、肢冷、面色苍白、神志不清、血压下降等休克表现，一旦发现立即静脉推注25%～50%葡萄糖溶液。

2. 重症患儿应卧床休息，恢复期适当活动。

3. 饮食管理　原则为由少到多，由稀到稠，循序渐进，逐步补充。同时要根据小儿病情轻重和消化功能调整饮食的量及种类。

（1）轻度营养不良患儿消化功能尚好，应在原有膳食的基础上，逐渐添加蛋白质和热能。

（2）中度及重度营养不良患儿的消化能力弱，对食物的耐受性差，饮食调整要逐渐进行。

（3）鼓励母乳喂养，无母乳或母乳不足，可给稀释牛奶或脱脂奶，少量多次，渐增至全乳，然后才能给肉末辅食。

（4）补充维生素和微量元素，给菜汤、果汁或碎菜等富含维生素的食物，少量开始，逐渐添加，以免发生腹泻。

4. 预防感染，实行保护性隔离。

5. 掌握输液速度，中重度患儿输液时严格控制输液速度和总量，4～8滴/分，以防心力衰竭。

6. 测量体重1～2次/周。

（五）心肌炎护理常规

1. 评估体温、脉搏、心率、心律、呼吸、血压、神志的情况，询问有无心慌、胸闷、乏力、头晕、尿量减少等表现，及时发现和判断有无心功能不全、心源性休克、心律失常等。

2. 保持患儿安静，使其得到充分休息。急性期绝对卧床休息，恢复期限制活动3～6个月，活动后如症状加重仍需休息，以免发生心源性休克及心力衰竭。

3. 给予高蛋白、高维生素、低脂肪半流质饮食，宜少食多餐，避免过饱及刺激性食物，心力衰竭者应限制钠盐及水分的摄入。

4. 缺氧或呼吸困难患儿给予氧气吸入，必要时喂奶前后吸氧，肺水肿患儿氧气湿化瓶中加入20%～30%乙醇。

5. 静脉输液时严格控制输液速度，防止发生心力衰竭和加重心力衰竭。

6. 观察药物反应，如洋地黄药物、利尿剂、血管活性药物、抗心律失常药物等用药后反应。

7. 保持大便通畅，必要时给予开塞露或灌肠。

（六）心肌病护理常规

1. 评估心率、心律、血压等情况，询问有无心慌、胸闷、气急头晕、水肿等表现，观察有无心律失常、心力衰竭。

2. 注意休息，限制体力活动。合并心力衰竭和心律失常患儿，绝对卧床休息。

3. 给予低脂、高蛋白和高维生素的易消化饮食，避免刺激性食物。每餐不宜过饱，以免增加心脏负担。对心功能不全者应予低盐饮食。

4. 呼吸困难者取半卧位，予以持续吸氧，氧流量视病情调节。

5. 记录出入量　合并水肿和心力衰竭者应准确记录24小时出入量，限制过多摄入液体，每日测量体重。

6. 注意观察药物不良反应。

7. 注意保暖，预防呼吸道感染。

8. 保持大小便通畅，必要时给予开塞露或灌肠。

（七）心律失常护理常规

1. 评估心率、心律、血压、神志等情况，询问有无心慌、胸闷、乏力、头晕、昏厥、抽搐等表现，及时行心电监护，评估心律失常发生时间、频率和类型。及时配合医生抢救与治疗。

2. 轻度心律失常患儿应适当休息，避免劳累；严重心律失常患儿，应卧床休息；患儿入睡后心率＜40次/分，要立即唤醒患儿；室性心动过速者，指导患儿频繁用力咳嗽或刺激咽部，诱发恶心或深呼吸后屏气，再用力做呼气动作等，促进心律复律。

3. 饮食应予高营养、高维生素、清淡易消化的食物，低钾时，给予含钾高的食物，如橙子、香蕉等。不宜过饱，并注意保持大便通畅。

4. 准确给予抗心律失常药物，观察疗效及药物反应。

5. 安置起搏器执行起搏器护理常规。

6. 合并心力衰竭执行心力衰竭护理常规。

7. 实施射频消融术执行射频消融术护理常规。

8. 健康教育　① 积极防治原发疾病，避免各种诱发因素，如发热、饮食不当、睡眠不足等。② 保持大便通畅。③ 严格遵医嘱服药，定期复查。④ 教会患儿家属测量脉搏和听心率的方法，发现异常，及时就医。

（八）川崎病护理常规

1. 评估体温、心率、心律、血压、心音。观察有无皮疹、杨梅舌、肛周脱屑、口唇皲裂，指（趾）端有无红肿和脱屑，口腔黏膜、眼结膜有无充血，淋巴结有无肿大。监测患儿有无心血管损害的表现。

2. 急性期患儿应绝对卧床休息。

3. 给予高热量、高维生素的半流质饮食或流质饮食，以温凉为宜，切勿过热、过硬、辛辣等刺激性食物。也可在进食前涂1%普鲁卡因减轻疼痛。

4. 发热执行发热护理常规。

5. 口唇干裂、口腔炎者，可用过氧化氢溶液清洁口腔或用3%硼酸溶液每日清洗口腔2～3次，冲洗后外涂液状石蜡。口腔溃疡者，局部涂溃疡散。

6. 注意皮肤清洁，每日晨晚间护理，勤换内衣，剪短指甲，避免搔抓皮肤。臀部及肛周红斑脱屑时，便后用温水冲洗干净，外涂软膏。指（趾）端脱屑时，不要人为撕拉，损伤皮肤的完整性，应让受损皮肤自行脱落。

7. 大多数川崎病患儿血小板高，血液呈高凝状态，易形成血栓而导致身体各部位栓塞，应嘱患儿多饮水稀释血液。

8. 指导家长了解阿司匹林、丙种球蛋白等药物注意事项及不良反应。

9. 出院指导　① 遵医嘱口服阿司匹林。② 注意饭后服药减轻胃肠道反应，观察有无出血。③ 出院后 2 周、1 个月、3 个月、半年分别来院随访心电图及超声、血常规、血沉。

(九) 急性肾小球肾炎护理常规

1. 评估体温、血压、神志、体重、水肿的部位和程度，观察患儿排尿的次数、尿量、尿色；观察有无高血压脑病症状、循环充血综合征及肾衰竭表现等。按医嘱记录出入量。

2. 急性期绝对卧床休息，待水肿和肉眼血尿消失，血压正常，可轻度活动或户外散步。

3. 按医嘱给予饮食。少尿期限制钠盐和蛋白质的摄入，给予低盐、低蛋白、高糖饮食，限制钾盐和液体的摄入。待尿量增加、水肿消退、血压正常后逐渐恢复正常饮食。

4. 做好皮肤护理，水肿患者衣着柔软、宽松，观察皮肤有无红肿、破损和化脓等发生，保持皮肤的完整性。

5. 应用利尿剂前后观察体重、尿量、水肿变化并做好记录，注意有无水电解质紊乱。

6. 出院指导　① 告知患儿和家属 1～2 个月内活动量应适当限制，3 个月内避免剧烈活动。② 肉眼血尿消失，血沉正常可恢复上学，但仍需避免体育活动，Addis 计数正常后可恢复正常活动。③ 避免受凉感冒。④ 按时服药和定期跟踪检查。⑤ 指导家长正确留取尿液标本。

(十) 肾病综合征护理常规

1. 评估典型表现和程度，如大量蛋白尿、低蛋白血症、高度水肿及高脂血症。观察水肿部位、尿量及体重等变化。观察有无静脉血栓形成症状。按医嘱记录 24 小时出入量。

2. 水肿明显、大量蛋白尿或高血压时需要卧床休息，病情缓解后可逐渐增加活动量，但不可过累。

3. 给予易消化饮食，优质蛋白(乳类、蛋、鱼和家禽等)、少量脂肪、足量糖类及高维生素饮食。水肿时宜低盐饮食。

4. 预防感染，与感染患儿分病室居住，减少探视人数，开窗通风，预防呼吸道感染。尽可能减少穿刺，尽量避免股静脉穿刺、肌肉注射，以减少微生物入侵的机会，同时防止药液外渗。

5. 做好皮肤护理，避免局部长时间受压及拖、拉动作，保持皮肤的完整性。

6. 观察激素、利尿剂和免疫抑制剂治疗期间的治疗效果、不良反应和并发症。

7. 出院指导 ① 嘱咐遵医嘱用药的重要性，切勿自行增减药物剂量或停用。② 适当休息，避免体育活动和劳累，加强营养及预防感染，避免使用有肾损害的药物，如氨基糖苷类、抗真菌药。③ 定期门诊随访。

（十一）过敏性紫癜护理常规

1. 评估皮肤黏膜紫癜形态、分布及消退情况，观察关节、腹部、肾脏受累症状和体征，判断过敏性紫癜的类型。

2. 急性期应绝对卧床休息，至症状消失（皮疹消退、无关节肿痛、无腹痛）后下床活动。

3. 给予优质蛋白、高维生素、易消化的无渣饮食。患儿腹痛明显、消化道出血期间给予禁食。忌食生、辛辣、冷硬食物及海鲜类食物。筛查食物性过敏原，半年内避免接触和食用易致敏食物。

4. 皮肤护理 保持皮肤的清洁，教育患儿不要摩擦和搔抓皮肤，应剪短指甲，衣服应宽松、柔软、清洁、干燥，宜穿棉质内衣裤。不用碱性肥皂清洁皮肤。

5. 出院指导 ① 本病易复发或并发肾损害，应教会家长如何观察病情，合理调配饮食，1～3 个月禁食鸡蛋、牛奶、辛辣食物及海鲜类食物。② 定期来院复诊，在医生指导下正确用药。

（十二）癫痫护理常规

1. 评估癫痫发作类型、频率、持续时间、伴随症状、间歇时间、发作后表现、诱因、服药史，有无前驱症状。检查患儿有无因发作伴发的舌咬伤、跌伤、大小便失禁等。

2. 保持环境安全，避免强光刺激。专人守护。出现先兆者立刻卧床休息，必要时加用床栏。禁止用口表测量口温。

3. 饮食以清淡为宜，避免过饱。

4. 抽搐发作时，立即就地平卧，松解衣领，头偏向一侧，清除气道异物及分泌物，必要时吸痰，保持呼吸道通畅，将牙垫置于上下齿（上、下磨牙）之间，防止咬伤舌及颊部；给予氧气吸入；刺激人中、合谷穴，及时使用止惊药物，并观察疗效及不良反应。

5. 在发作未控制前，应由专人守护，加用床栏，切勿按压患儿肢体，以免发生骨折、脱臼。

6. 出院指导　① 向家长宣传坚持正规用药的必要性和重要性，不得随意停药或减量。② 合理安排患儿生活，避免癫痫发作的诱因。如饮食过量、情绪激动、睡眠不足、压力过大等。③ 控制前，不能让患儿单独外出、玩耍、游泳、骑车等。④ 指导家长简单易行的止痉方法。

（十三）脑炎、脑膜炎护理常规

1. 评估生命体征、意识、精神状态、双侧瞳孔大小、对光反射、脑膜刺激征、抽搐、四肢肌力及肌张力情况；观察有无颅内压增高症状及并发脑疝的症状。

2. 严格卧床休息，头部抬高 $15^{\circ} \sim 30^{\circ}$，保持病室安静。对精神行为异常的患儿专人守护，加用床栏，必要时给予约束。

3. 给予高热量、易消化的流质或半流质饮食，必要时给予鼻饲。

4. 保持呼吸道通畅，及时清除呼吸道分泌物，备好急救器材和药品。

5. 做好皮肤、黏膜护理，保持口腔清洁和大小便通畅。

6. 腰穿时执行腰穿护理常规。

7. 惊厥时执行惊厥护理常规。

8. 昏迷时执行昏迷护理常规。

（十四）重症肌无力护理常规

1. 评估患儿有无上睑下垂、复视、构音不清、呛咳、吞咽困难、四肢无力、呼吸节律和频率变化等。

2. 轻症者充分休息，避免疲劳、受凉、感染、创伤、激怒。病情进行加重者需限制室内活动及卧床休息。重症长期卧床患儿,定时协助改变体位、拍背,给予雾化吸入,做被动运动和局部按摩。

3. 给予高热量、高蛋白、高维生素饮食,避免干硬和粗糙食物。吞咽困难或咀嚼无力者给予流质或半流质,必要时鼻饲。

4. 保持呼吸道通畅,予以氧气吸入,备好抢救用物(氧气、吸痰器、简易呼吸器、气管插管用物、气管切开包和呼吸机等)。

5. 严格执行用药时间和剂量。禁止使用一切加重神经肌肉传递障碍的药物,如吗啡、利多卡因、链霉素、卡那霉素、庆大霉素和磺胺类药物。

6. 重症肌无力危象处理:绝对卧床休息,抬高床头。立即注射新斯的明,维持呼吸,给氧,气管切开(插管),呼吸机辅助呼吸。

7. 胆碱能危象(瞳孔缩小、出汗、唾液增多等)处理:立即停用抗胆碱酯酶药,可立即注射阿托品缓解症状,必要时行气管插管呼吸机辅助呼吸等。

第五章　传染科疾病护理常规

一、人感染高致病性禽流感(含甲型 H1N1)护理常规

1. 病情观察　① 生命体征；② 呼吸频率、节律，有无呼吸困难；③ 有无咳嗽、咳痰，痰的色、量、性状；④ 恶心、呕吐、嗜睡等症状。

2. 在标准预防的基础上，采取接触传播与飞沫传播隔离，隔离至发病后 1 周。

3. 重症者绝对卧床休息，呼吸困难者取半卧位。

4. 给予高热量、高蛋白、高维生素、易消化的流质或半流质；发热期多饮水，每天 3 000 ml 左右(儿童酌减)；不能进食者，采取胃管肠内营养或静脉营养。

5. 发热者按护理常规护理；保持呼吸道通畅，痰液黏稠者给予化痰剂、雾化吸入，必要时予机械吸痰；氧疗，面罩吸氧和无创正压机械通气，必要时气管插管或气管切开。

6. 观察药物的疗效及不良反应：儿童禁用阿司匹林，口服奥司他韦、金刚烷胺注意有无胃肠道反应、周围神经病变、肝肾功能等副作用。

7. 针对患者的心理状态进行心理疏导，安慰患者，消除恐惧、紧张情绪。

8. 讲解疾病的病因、传播途径，避免与禽类接触。增强体质，流行期进行预防接种，流行期间外出戴口罩，少去公共场所。

二、严重急性呼吸综合征(传染性非典型肺炎)护理常规

1. 病情观察　① 体温的变化；② 呼吸频率、节律，有无呼吸困难及缺氧体征；③ 有无咳嗽、咳痰，痰液的量、色、性质；④ 心、

肝、肾功能及有无休克的表现。

2. 采取接触传播与飞沫传播隔离，隔离至症状消失后 5～7 天。

3. 发热期间限制活动，重症、老年患者绝对卧床休息。

4. 给予高热量、高蛋白、高维生素、易消化的流质或半流质，每天摄入约 3 000 ml，不能进食者，采取胃管肠内营养或静脉营养。

5. 发热按护理常规；保持呼吸道通畅，鼓励咳嗽，痰液黏稠者给予祛痰剂、雾化吸入；保持口腔、鼻腔、眼部清洁，患者畏光时给予眼罩或降低室内亮度；呼吸困难者给予氧疗和无创伤正压通气。

6. 使用激素、止血药物、真菌药物时观察疗效及不良反应。

7. 安慰和鼓励患者，给予心理支持，必要时使用镇静剂。

8. 向患者及家属讲解疾病的临床症状，预防、控制和消毒隔离知识，进行呼吸功能康复训练，定期复查。

三、流行性腮腺炎护理常规

1. 病情观察　① 生命体征；② 腮腺肿痛、头痛、腹痛的程度；③ 腮腺导管开口有无红肿及脓性分泌物。

2. 采取飞沫传播的隔离与预防，自发病日起隔离至腮腺消肿为止。

3. 急性期注意休息。

4. 给予清淡、易消化的流质或半流质，避免酸、硬、辣等刺激性食物，补充水分。并发胰腺炎者暂禁食。

5. 腮腺肿痛者可行局部冷敷，亦可用如意金黄散、鲜鱼腥草捣烂外敷止痛；头痛时可将床头抬高 30°，去枕正卧位，限制头部活动，必要时使用脱水剂降低颅内压；并发睾丸炎患者应卧床休息，可用丁字带托起固定睾丸，局部冷敷或予以封闭；高热时行物理降温和药物降温，出汗后及时更换衣裤；用淡盐水漱口，保持口腔清洁。

6. 注意观察药物疗效及不良反应。

7. 本病流行期间不宜到公共场所，外出戴口罩；保持环境卫生，居室经常通风；加强预防接种，增强免疫力。

四、麻疹护理常规

1. 病情观察　① 体温、脉搏及神志状态；② 出疹顺序、皮疹颜色及分布情况；③ 咳痰、流涕等上呼吸道卡他症状及眼结膜炎，口腔有无麻疹黏膜斑；④ 支气管肺炎、心肌炎、喉炎、脑炎等并发症的表现。

2. 采取接触传播、飞沫传播和空气传播的隔离，隔离期为出疹后 5 天，有并发症者为 10 天。

3. 患者应卧床休息至皮疹消退，体温正常。

4. 给予营养丰富、高维生素、易消化的流质或半流质，补充充足水分。

5. 患者室内光线不宜过强，每日通风 3～4 次，避免凉风直吹；出疹期如体温低于 39℃可不予处理；体温过高可用温水擦浴或服用小剂量退热剂，忌用酒精擦浴，使体温略降为宜；加强皮肤护理，可用温毛巾轻轻擦拭；并发结膜炎，应每日用生理盐水冲洗双眼 2～3 次，冲洗后滴入眼药水；及时清除鼻腔分泌物，保持呼吸道通畅；保持口腔清洁、黏膜湿润，口唇干裂者，涂以甘油。

6. 观察药物的疗效及其副作用，控制输液量及速度。

7. 向患儿及家属解释此病的特点及发生、发展趋势，消除紧张、恐惧心理。

8. 指导患者疾病流行期间不到公共场所，外出戴口罩，加强预防接种，增加免疫力。

五、水痘护理常规

1. 病情观察　① 意识状态、体温；② 有无剧烈头痛、呕吐、颈抵抗及脑膜刺激症状；③ 咳嗽、胸痛、呼吸困难、发绀等表现；④ 皮疹情况，有无皮肤瘙痒、继发感染。

2. 在标准预防的基础上，采取接触传播与飞沫传播的隔离，一般隔离至疱疹全部结痂或出疹后7天。

3. 卧床休息，勿外出活动。

4. 给予高蛋白、高维生素、易消化的流质或半流质饮食，多饮水；忌油腻、生姜、辣椒等刺激性食物；口腔疱疹溃疡影响进食时予静脉补液。

5. 发热时予物理降温，禁用酒精擦拭、激素类药物降温，儿童禁用阿司匹林；皮肤瘙痒时用温水清洗皮肤，忌用刺激性皂液，勿搔抓；幼儿可包裹双手或戴布手套，着棉质舒适衣裤。

6. 及时安抚患儿及家属，给患儿及其家属安全感。

7. 讲解水痘的传播途径，指导家属做好患儿皮肤护理，防止继发感染。

六、手足口病护理常规

1. 病情观察　① 意识、生命体征、精神状态、有无嗜睡等现象；② 疱疹情况；③ 有无呕吐、肌阵挛或频繁抽搐等情况；④ 有无心肌炎、肺炎、脑炎、脑膜炎等并发症的发生。

2. 采取接触传播与飞沫传播的隔离。隔离至热退、皮疹消退及水疱结痂为止，一般为2周。

3. 急性期应卧床休息，避免哭闹，减少消耗。

4. 给予温凉、清淡、易消化，富含维生素的流质或半流质饮食。禁食冰冷、辛辣等刺激性食物。口腔疼痛不能进食者，静脉补充营养。

5. 发热时不用酒精擦浴，可小剂量药物降温；保持口腔、皮肤清洁，穿软底鞋，口腔溃疡者涂锡类散；疱疹破溃处可涂抗生素软膏，臀部有皮疹时，便后及时擦洗，忌测肛温。

6. 根据患儿的性格特点进行护理，消除患儿的陌生感和恐惧感。

7. 指导家属空气、物品消毒的方法，本病流行期间不带儿童到公共场所；做好儿童个人、家庭的卫生防护。

七、病毒性肝炎护理常规

1. 病情观察　① 有无厌食、恶心、呕吐等食欲减退症状；② 皮肤、巩膜有无黄染，有无蜘蛛痣、肝掌、肝臭、肝区疼痛；③ 生命体征，有无出血倾向，如淤点淤斑、牙龈渗血、鼻出血、便血；④ 尿量、尿色。

2. 甲型、戊型肝炎隔离期自发病日起进行消化道隔离 3 周，急性乙型肝炎血液-体液隔离，至表面抗原转阴，慢性乙型、丙型、丁型肝炎采取血液-体液隔离，隔离期至肝功能正常，HBVDNA 转阴性。

3. 急性期卧床休息，恢复期适当活动，以不疲劳为宜。

4. 消化道症状明显时，宜进食清淡、易消化食物，低脂、适量蛋白质，保证热量供给；消化道症状改善时，逐渐增加蛋白质食物；多进食富含纤维素食物，养成每日定时排便的习惯。肝昏迷（肝性脑病）者给予低蛋白饮食，上消化道出血者禁食。

5. 呕吐频繁时，可暂禁食，予静脉补液及补充营养；观察呕吐物的色、质、量及有无因呕吐引起的水电解质失衡，保持口腔清洁。肝昏迷时，取仰卧位头偏向一侧，保持呼吸道通畅，保证氧的供给，做好口腔、眼的护理，加强安全防护。皮肤瘙痒时，用温水清洗或擦洗，穿柔软、吸水性强的棉质衣裤，禁用刺激性强的肥皂与护肤品，常修剪指甲，避免搔抓皮肤，保持皮肤清洁完整；发热时按护理常规。

6. 多与病人沟通，根据病人的心理特点做好心理疏导。

7. 观察药物的疗效与作用，使用抗病毒药物时，不得随意减药或停药。

8. 指导患者定期复诊，一旦出现乏力等不适症状及时就诊。

八、流行性乙型脑炎护理常规

1. 病情观察　① 意识、生命体征等变化，尤其是呼吸节律和频率、热型、持续时间；② 有无惊厥或抽搐、呼吸衰竭、脑水肿、脑疝等并发症；③ 肌力、肌张力的情况。

2. 采取生物媒介传播隔离，隔离至体温正常。

3. 卧床休息，保持病室温度适宜。

4. 高热量、高维生素、高营养的饮食。初期给予清淡的流质饮食，如绿豆汤、西瓜汁等；不能进食者给予鼻饲或静脉补充液体。恢复期意识清醒者，逐步锻炼咀嚼和吞咽动作，以温水、少量半流质开始，逐步过渡。

5. 发热按发热护理常规护理，可采用物理与化学降温同时进行的护理措施；保持环境安静，集中安排护理操作，抽搐时做好保护，防止舌咬伤、骨折、关节脱臼；保持呼吸道通畅；保持口腔、皮肤清洁，定时翻身、拍背；四肢关节按摩，关节被动运动；有后遗症者指导进行有计划的吞咽、语言和肢体功能锻炼。

6. 指导患者及家属正确对待疾病，坚定信心。

7. 观察药物的疗效及不良反应，注意地西泮、苯巴比妥的副作用。

8. 讲解疾病的临床过程，指导患者做好防蚊灭蚊工作，加强疫苗接种，增强免疫力。

九、登革热护理常规

1. 病情观察　① 生命体征，高热的持续时间、热型特点和伴随症状；② 皮疹的形态、分布；③ 出血倾向，如皮肤淤点淤斑、鼻衄、呕血、咯血、尿血、便血等。

2. 在标准预防的基础上，采取生物媒介传播的隔离，隔离至退热后 7 天。

3. 早期强调卧床休息，恢复期不宜过早活动。

4. 给予清淡、高蛋白、易消化的流质或半流质饮食，忌食煎炸、油腻及海鲜食物等。

5. 高热者按发热护理常规，以物理降温为宜，避免酒精擦浴，必要时辅助药物降温；有皮疹者，保持皮肤清洁；有瘙痒者，防止抓破皮肤；出血休克者，迅速补充血容量，做好抢救工作。

6. 观察激素、止血药物的效果及不良反应。

7. 稳定患者情绪，提供心理支持，增强治愈的信心。

8. 向患者讲解本病的传播途径、防治方法，重点做好防蚊灭蚊防控工作。

十、流行性出血热护理常规

1. 病情观察　① 生命体征及意识；② “三红（面、颈、胸部位潮红）”、“三痛（头痛、腰痛、眼眶痛）”的表现，出血表现（淤斑、鼻出血、便血）；③ 电解质、肾功能、尿蛋白、尿量、尿色的变化；④ 有无厌食、恶心、呕吐等症状。

2. 采取生物媒介传播、接触传播及空气传播的隔离，隔离至急性症状消失。

3. 发热期绝对卧床休息，不宜搬动；恢复期仍要注意休息，逐渐增加活动量。

4. 给予高热量、高维生素、清淡、易消化的流质或半流质饮食；少尿期限制液体量，进食低脂、低蛋白、低钾、低盐食物，记 24 小时出入量；多尿期应注意补充液体量及钾盐，指导患者多食用含钾高的食物，如橘子、香蕉；消化道出血患者应予禁食、禁用泻药。

5. 发热期以物理降温为主，不用酒精及温水擦浴，禁用强效退热药；休克时注意保暖，迅速建立静脉通路，吸氧，补充血容量，备好抢救药品及抢救设备；保持皮肤清洁、完整，避免搔抓皮肤。

6. 观察药物的疗效及副作用，禁用损伤肾功能的药物。

7. 与患者沟通，帮助患者及家属建立良好的心理状态。

8. 指导患者注意食品、个人卫生，不用手接触鼠类及其排泄物；出院后休息 1～3 个月，加强营养，避免劳累，定期复查肾功能。

十一、狂犬病护理常规

1. 病情观察　① 意识、瞳孔、生命体征变化；② 有无流涎、大汗、恐水、恐风表现，抽搐部位及发作次数；③ 伤口周围有无痒、痛、麻、蚁走感；④ 观察呼吸及循环衰竭症状。

2. 采取严密接触隔离，安置单间病房。

3. 高热量饮食，必要时鼻饲；准确记录出入液量。

4. 避免外界刺激，保持病室安静，光线宜暗，避免水、风、声、光等刺激。治疗、护理操作尽量集中进行，动作轻柔。

5. 躁狂者门窗加锁，加防护网、防护栏，必要时约束带保护或使用镇静剂。

6. 及时清除口腔及呼吸道分泌物，保持呼吸道通畅，不予氧疗，协助取半卧位。

7. 关心体贴、耐心安慰患者，提供心理支持。

8. 宣传狂犬病的严重危害，指导患者家属被动物咬伤或抓伤后，进行彻底的清创处理，全程预防接种，接种期间戒酒，多休息。

9. 伤口处理

(1) 伤口应尽快用20%肥皂水或1%新洁尔灭反复冲洗至少半小时，力求除去狗涎，洗去污血。

(2) 冲洗后用75%乙醇或碘酒反复涂擦。

(3) 伤口一般不予缝合或包扎，以便局部引流。

(4) 如咬伤部位为头、颈部或严重咬伤者还需要用抗狂犬病免疫血清，在伤口及其周围进行局部浸润注射。

(5) 疫苗接种：常用地鼠肾疫苗，全程共5针，即咬伤后0、3、7、14、30天各注射1针，每次2 ml。

十二、艾滋病护理常规

1. 观察重点　① 有无发热、咳嗽、胸闷、气急症状；② 有无淋巴结肿大、体重下降；③ 皮肤黏膜是否完整、有无溃疡、肿块；④ 有无恶心呕吐；⑤ 中枢神经系统症状。

2. 采取接触传播和血液传播的隔离，并做好保护性隔离。

3. 注意休息，减少活动。

4. 给予高热量、高蛋白、高维生素的饮食，适当加餐。恶心呕吐者，少量多餐；不能进食者，采取胃管肠内营养或静脉营养。腹泻者，给予低纤维素、低脂饮食，限制生冷食物。

5. 加强口腔护理，用3%碳酸氢钠溶液进行护理，保持碱性环境；细菌、真菌感染形成皮疹者、脱屑、有脓性分泌物者，防止搔抓皮肤，局部可以抗生素软膏涂抹或理疗；腹泻患者，做好肛周护理。

6. 观察药物疗效及副作用，提高服药依从性。观察有无胃肠道反应、周围神经病变、骨髓抑制、肝肾功能损害及皮疹、皮肤瘙痒等。

7. 指导患者进行心理咨询，帮助患者克服悲观、愤怒等偏激情绪。

8. 向患者及家属者讲解疾病的基本知识、传播途径、预防措施及保护他人和自我保护的方式，定期复诊。

十三、猩红热护理常规

1. 病情观察　① 体温、热型、心率、心律、血压的变化；② 皮疹部位、形态，有无“口周苍白圈”、“杨梅舌”；③ 有无心肌炎、肾炎、中耳炎、风湿热、肺炎等并发症的表现。

2. 在标准预防的基础上，采取接触传播、飞沫传播的隔离。隔离期自治疗日起不少于7天且咽拭子培养3次阴性。

3. 小儿患者绝对卧床休息2～3周。

4. 给予高维生素、易消化的流质或半流质，忌辛辣刺激性食物，保证每日液体摄入量3 000 ml左右；口腔、舌部皮疹进食困难者，静脉营养，并发肾炎者应低盐饮食。

5. 高热时予头部冷敷等降温，忌用乙醇擦浴；出疹期禁用肥皂水擦洗，着棉质内衣，禁用手搔抓，脱皮时禁止用手撕剥，让其自然脱落。

6. 观察药物疗效及不良反应。

7. 指导患者外出时戴口罩，出院后定期复查，合理增加营养，加强锻炼，增强免疫力。

十四、百日咳护理常规

1. 病情观察　① 痉咳次数、发作表现及程度；② 体温、脉搏、呼吸；③ 有无意识障碍、发绀、惊厥、抽搐、呕吐。

2. 采取飞沫传播的隔离，隔离期自发病起 40 天或痉咳后 30 天。

3. 卧床休息，如痉咳次数不多无并发症，可适当活动。病室清洁、温暖、空气流通。

4. 进食富有营养、易消化、较黏稠的食物，少量多餐。

5. 减少痉咳诱发因素，痰液黏稠者，用祛痰剂，雾化吸入，便于咳出，必要时镇静；保持口腔清洁，饮食饮水不宜过热。

6. 观察药物疗效和不良反应。不宜使用可待因、氯丙嗪类药物，注意地西泮使用后的反应。

7. 向患者和家属讲解疾病的病因及诱发因素，强调注射“百白破”三联疫苗的意义，外出戴口罩。

十五、流行性脑脊髓膜炎护理常规

1. 病情观察　① 意识、瞳孔、生命体征；② 头痛程度、持续时间及呕吐性质；③ 面色、末梢循环、淤点、淤斑。

2. 采取飞沫、接触传播的隔离。隔离期为症状消失后 3 天，不少于病后 7 天。

3. 绝对卧床休息。颅内高压者，抬高头部，尽量减少搬动。

4. 给予高热量、高蛋白、高维生素、清淡且易消化的流质或半流质饮食，鼓励多饮水。频繁呕吐无法进食者应静脉补充营养。

5. 高热时及时降温，并观察降温效果；循环衰竭者给予吸氧、平卧位，保暖，建立静脉通道，备齐各种抢救药品；呼吸衰竭者，吸氧，保持呼吸道通畅；颅内高压者，加设床档，专人护理，取侧卧位或头偏向一侧；肌张力增高惊厥者，给予约束带，禁忌用力按压或强迫制动；加强皮肤护理，内衣应宽松、柔软，定时翻身，动作轻柔，皮肤破溃者用抗生素软膏涂抹。

6. 观察药物疗效和不良反应。使用磺胺类药物者，鼓励多饮水。

7. 耐心做好解释和安慰工作，提高患者安全感和治疗、护理的依从性。

8. 向患者和家属讲解疾病的临床过程、并发症的表现。出现瘫痪等后遗症者，指导进行主动和被动功能锻炼。

十六、伤寒护理常规

1. 病情观察：① 热型、热程以及伴随症状，有无相对缓脉，有无血压下降；② 有无腹部压痛、腹肌紧张、血便、呕吐、便秘情况；③ 肝脾大小及有无压痛；④ 有无重听、躁动、谵妄；⑤ 有无皮肤黄染、玫瑰疹。

2. 采取接触传播的隔离，隔离期为临床症状消失后，每隔 5～7 天送粪便进行伤寒杆菌培养，连续 2 次阴性方可解除隔离。

3. 发热患者卧床休息，体温正常后 2～3 天坐起，退热后一周开始逐渐增加活动量。肠穿孔者取半卧位。

4. 发热期间采取物理降温，慎用退热剂；给予营养丰富、清淡、易消化的流质饮食，鼓励多饮水，保证每日液体摄入量 2 500～3 000 ml；退热期间给予高热量、无渣或少渣、少纤维素的半流质饮食；腹胀者予以少糖、低脂肪饮食；恢复期逐渐增加饮食量，切忌暴饮暴食，忌食生冷、粗糙、坚硬、刺激性的食物；肠出血、穿孔者禁食，予静脉营养支持。

5. 腹胀时热敷腹部或肛管排气，保持排便通畅，勿用力，便秘者可用开塞露或低压灌肠，禁用泻药、新斯的明；肠出血时，予镇静、止血、输血，大量出血、休克时，做好术前准备；肠穿孔时禁食，予胃肠减压、静脉补液及肠外营养，做好术前准备。

6. 观察药物疗效及不良反应。孕妇、哺乳期妇女禁用喹诺酮，儿童慎用；使用氯霉素时应监测血象变化，尤其注意观察粒细胞有无减少。

7. 主动与患者沟通，解决患者所需，鼓励患者积极配合治疗。

8. 向患者和家属讲解伤寒的临床过程、并发症的表现。注意饮食卫生，饭前便后洗手，不吃不洁食物，不饮生水、生奶。

十七、霍乱护理常规

1. 病情观察　① 神志、生命体征的变化；② 皮肤黏膜的弹性、尿量；③ 呕吐物、排泄物的色、量、次数及伴随症状；④ 有无腹直肌、腓肠肌痉挛、急性肺水肿、急性肾功能衰竭表现。

2. 采取严密隔离和接触传播的隔离，发现疫情立即上报。

3. 严格卧床休息，重症患者专人护理。隔离期为症状消失后，粪便细菌培养连续3次阴性以及从接触之日起，超过5天未发病者，方可解除隔离。

4. 剧烈腹泻者应禁食，静脉营养支持；症状减轻时予高热量、高维生素流质；恢复期可进食无刺激性、易消化的半流质饮食，逐渐恢复至正常饮食。

5. 泻吐期及脱水期迅速建立2～3条大静脉，大量、快速补液，合理安排输液顺序、种类、速度；肌肉痉挛时，予局部热敷、按摩。

6. 主动与患者沟通，鼓励患者积极配合治疗。

7. 加强饮食消毒和食品卫生，做好“三管一灭”（饮食、水源、粪便管理，消灭苍蝇、蟑螂）；不吃生的或未煮熟的水产品，不喝生水，饭前便后洗手。

十八、细菌性痢疾护理常规

1. 病情观察　① 呕吐物的性状、颜色；② 尿量、排便次数、性状、里急后重情况；③ 腹痛部位、性质、持续时间及伴随症状；④ 意识状态，有无抽搐、呼吸衰竭等中毒性菌痢表现。

2. 在标准预防的基础上，采取接触传播的隔离与预防。隔离至临床症状消失且粪培养连续2次阴性后。

3. 腹泻、发热期绝对卧床休息。

4. 频繁呕吐者暂禁食；无症状者，少量多餐，给予高蛋白、高热量、低脂、少渣、少纤维素的流质或半流质饮食，多饮水；忌生、冷、油腻、刺激性食物。

5. 高热时以物理降温为主，必要时适当使用退热药；腹泻时做好肛周皮肤的护理，及时采集大便标本送检，禁用止泻药。

6. 观察药物疗效及不良反应，使用喹诺酮者，观察有无恶心、呕吐等胃肠道反应；使用阿托品、山莨菪碱注意有无口干、心动过速、视觉模糊。

7. 安慰患者，减轻心理压力。

8. 向患者讲解疾病相关知识，加强手卫生和食具、便器消毒意识。注意饮食卫生，避免受凉、劳累、暴饮暴食。

十九、肺结核护理常规

1. 病情观察：① 生命体征；② 有无咳嗽、咳痰、胸痛、呼吸困难；③ 有无乏力、午后低热、食欲减退、体重减轻和夜间盗汗等症状；④ 病人咯血时，观察有无窒息表现。

2. 采取飞沫、空气传播的隔离，隔离期为症状消失后连续3次痰培养结核菌阴性。

3. 活动期或咯血时应绝对卧床休息，待病情稳定后可逐渐活动，胸痛时取患侧卧位，必要时给止痛药。

4. 予高蛋白、高维生素、高热量的食物；多食水果、新鲜蔬菜；盗汗者，注意多饮水。

5. 咳嗽、咳痰患者保持呼吸通畅；盗汗时及时擦身，更换衣服，注意保暖；小量咯血者采取患侧卧位或半卧位；大咯血时，予头低足高位、俯卧位、拍背，清除口腔积血，防窒息，必要时行气管插管。

6. 观察药物的疗效和不良反应，如肝肾功能、视神经损伤等。

7. 针对性地做好心理护理；大咳血时，陪伴并安慰患者，必要时予镇静剂。

8. 告知患者不随地吐痰，不对着他人咳嗽或打喷嚏；和家人分餐进食，生活用品专用，定时消毒，居室常开窗通风；加强营养，保证充足的睡眠，戒烟酒。

9. 强调坚持早期、联合、规律、适量、全程治疗的重要性，定期复查。

二十、疟疾护理常规

1. 病情观察：① 患者的体温、热型；② 意识、瞳孔及生命体征，有无颅压增高现象；③ 呕吐物及粪便的颜色、性质、量；④ 有无呼吸急促、呼吸窘迫、发绀等肺水肿表现；⑤ 面色、甲床、血红蛋白等变化。

2. 采取生物媒介传播、接触传播的隔离。

3. 发作期应卧床休息，尽量集中安排治疗和护理操作。

4. 给予高蛋白，高热量、高维生素饮食；贫血者应予以高铁质、高维生素、高蛋白易消化饮食；鼓励多饮水，液体入量 3 000～4 000 ml；对不能进食者，给予静脉营养，准确记录出入量。

5. 典型发作寒战期，按发热护理常规并注意保暖，多饮水；烦躁不安、抽搐时给予止惊、镇静药；及时清除呼吸道分泌物，保持呼吸道通畅，吸氧；发生少尿或无尿等急性肾衰竭者按急性肾衰竭护理；贫血严重者给予配血、输血。

6. 观察药物的疗效及不良反应，如胃肠道反应、循环系统变化。

7. 与患者沟通，帮助患者保持良好的心理状态，积极配合治疗。

8. 讲解疟疾的传播途径和症状，强调服用药物的重要性，进行彻底根治；应用防护工具防蚊叮咬，定期复查，至少每 3 个月一次，出现症状及时就诊。

第六章　精神科护理常规

一、一般护理常规

（一）一般护理常规

1. 保持病室安全、安静、整齐、清洁、舒适。

2. 接待新入院患者，妥善安置床位；作清洁处置，安全检查，入院指导和入院评估，制定护理计划。

3. 熟记患者的相貌特征，严格交接班，按要求巡视，观察病情变化，包括一般情况、精神症状、躯体情况、治疗情况、心理状况和社会功能。

4. 做好安全护理，危险物品不准带进病房。

5. 鼓励患者集体用膳，观察患者的进食情况，对拒食及特殊情况者，应了解原因并做适当处理。

6. 观察睡眠情况，夜间不能入睡者，及时处理。

7. 非睡眠时间，积极组织患者参加工娱治疗。极度兴奋躁动、躯体疾患或接受特殊治疗需要卧床休息者例外。

8. 封闭式病房的患者外出检查、治疗或活动时，必须有工作人员看护，患者请假离院、到外院做检查、出院等，应有家属陪伴并需办理相关手续。

9. 做好患者及家属的健康教育，提供与疾病相关的知识宣教。

10. 实施精神科分级护理，及时准确做好各项记录。

（二）安全护理常规

1. 掌握患者病情，加强巡视，随时警惕潜在的不安全因素。

2. 与患者建立信赖关系，了解思想动态，及时发现危险征兆。

3. 注意环境安全，严格危险物品的管理及交接班制度。

4. 严格执行各项护理常规与安全制度，做好发药、测体温、使用约束带等护理。

5. 对新入院、请假返院及外出活动返回的患者均需做好安全检查，严防危险物品带入病区。每日进行安全检查，查看患者有无暗藏药物、绳索、锐利物品等，查看住院环境中有无危险物品，发现危险物品及时收回并记录。

6. 对患者及家属进行有关安全常识的宣传和教育，取得理解和配合。

(三) 睡眠护理常规

1. 创造良好的睡眠环境　病室整洁、空气流通，光线柔和，温度适宜；床铺清洁、干燥平整；保持环境安静，兴奋吵闹患者安置隔离室，并及时安眠处理；工作人员做到“五轻”，有条件可让患者听轻柔的催眠乐曲。

2. 制定合理的作息时间并督促患者执行。

3. 指导患者养成有利睡眠的行为。如睡前忌服引起兴奋的药物和饮料，避免参加激动、兴奋的活动，睡前用温水泡脚，临睡前排尿，采取健康的睡眠姿势等。

4. 加强巡视，严防意外　每15～30分钟床边巡视，仔细观察患者睡眠姿势、呼吸音、是否入睡等情况。对有自杀意念的患者做到心中有数，及时做好安眠处理，防止意外。

5. 失眠患者的护理：体谅患者，予以安慰；指导患者放松或转移注意力；分析失眠原因，对症处理；做好记录，重点交班。

(四) 饮食护理常规

1. 进餐前安排

(1) 餐前15分钟组织患者如厕、洗手，准备就餐。

(2) 一般采用集体用膳(分食制度)方式，分设普通桌、特殊饮食桌和重点照顾桌，患者固定餐桌，定位入座，做到不遗漏。

2. 进餐时护理

(1) 特殊饮食的患者集中特殊饮食桌就餐，由专人看护，按医嘱、按病情、按特殊要求准确无误地给予适宜的饮食。

(2) 对年老、吞咽困难、拒食、藏食、生活自理困难需喂食的患者安排重点照顾桌就餐，由专人照顾，严防意外。

(3) 在进餐过程中加强巡视，观察患者进餐量、进餐速度等，巡查有无遗漏、倒食、藏食等情况，并时时提醒患者细嚼慢咽、谨防呛食、窒息。

(4) 对抢食、暴食的患者应安排单独进餐，劝其放慢进食速度，并适当限制进食量。

(5) 对吞食异物的患者要重点观察，严防吞食脏物、危险物品等。

(6) 对不愿进食、拒食患者需针对不同的原因，促使其进食，并做好记录，重点交班。

二、症状护理常规

(一) 幻觉护理常规

1. 观察患者与幻觉有关的言语行为：有无自言自语、侧耳倾听、对空谩骂；有无紧张、焦虑、愤怒、喜悦等情绪变化；了解幻觉的类型、内容，幻觉出现的时间、频率、持续时间，幻觉对患者或环境及他人可能产生的影响。

2. 出现由幻觉引起的自杀、自伤、冲动伤人等情况时，及时采取安全防范措施并交班。

3. 理解患者的感受，不争辩幻觉的内容是否存在，不在患者面前窃窃私语或说笑，减少不良刺激。

4. 鼓励患者参加病区内的活动：听音乐、读书、下棋、打牌、看电视、简单的手工劳动等，转移注意力。

5. 在适当时机，给予健康教育，对其病态体验提出合理解释，注意其情绪反应。

(二) 妄想护理常规

1. 了解患者妄想的内容、频率、持续时间，是否涉及病友及工作人员。观察患者有无拒食、拒服药、冲动、自伤、伤人及出走等行为；有无紧张、恐惧、愤怒、悲伤等情绪变化。了解妄想对患者或环境及他人可能产生的影响。

2. 出现由妄想引起的自杀、自伤、冲动伤人等情况时，及时采取安全防范措施并交班。

3. 掌握沟通技巧，建立良好的护患关系，了解患者内心体验及要求，不要评论或争辩妄想内容，给予适当的安慰、支持和疏导。

4. 不要在患者面前低声交谈，以免引起猜疑而强化患者的妄想内容。当工作人员或患者被涉及妄想对象时，及时将其分开，切忌做过多解释，尽量减少接触，注意安全。

5. 鼓励患者参加病区活动，分散其注意力，减轻妄想程度。

(三) 情绪低落护理常规

1. 了解患者情绪低落的程度和自我评价情况；观察有无无助、无望、无价值表现，有无自责、自罪、自杀等意念。

2. 用温和、亲切的语言以及陪伴、握手、抚摸等非语言方式表达对患者的关心和支持。

3. 鼓励患者抒发自身的感受，阻断患者负性思考，协助患者回顾自身的优点和成就，增加患者对自身和外界的正向认识。

4. 鼓励患者参加工娱疗活动，转移注意力，训练患者学习新的应对技巧。

5. 指导患者学习缓解情绪低落的方法，与其讨论恰当的压力应对方式，疏解情绪，协助澄清现实状况，增加现实感。

6. 帮助患者获得和利用各种社会支持系统。

(四) 情绪高涨护理常规

1. 观察兴奋躁动的程度，患者的言语、表情、动作等异常表现，以及对其他病友的影响。

2. 提供简单、安全、安静及宽敞的环境，关掉音响、电视，减少噪音刺激。

3. 用简短的词句、平静而低沉的声音与患者谈话，避免发出不恰当的笑声，避免消极批评和激惹患者。

4. 尽可能满足患者提出的合理要求，对一些不近情理，确实无法满足的要求尽量避免采用简单的方法直接回绝，可以根据当时的情景尝试着采取婉转、暂缓、协商、转移等方法，稳定和减缓患者的高涨激越情绪。

5. 引导患者参加病区内非竞争性的活动，分散或转移注意力。

6. 发现患者冲动先兆时，及时隔离，安置于重症室，加强巡视和看护。

(五) 木僵护理常规

1. 观察木僵症状的好转情况，患者有无突然的紧张性兴奋，了解有无尿潴留和便秘。

2. 耐心、细心、关心体贴患者，避免不良言语刺激。

3. 合理安置患者，最好将患者安置在单间病室，与其他病友分开，有专人看护，防止被伤害。

4. 加强生活护理，做好晨晚间、大小便及皮肤护理，预防压疮的发生。

5. 拒食患者可缓慢喂食；违拗的患者可将饭菜放在床旁由其自己进食，暗中观察；以上方法均不能奏效时则需遵医嘱鼻饲或静脉输液。

6. 加强心理护理，给予正性鼓励，帮其树立战胜疾病的信心。不在患者面前谈论病情及隐私。

7. 根据病情进行肢体按摩和被动运动，防止关节强直、肌肉萎缩。

8. 发生暴力行为时执行暴力行为护理常规。

(六) 暴力行为护理常规

1. 评估患者暴力行为发生的原因及危险因素。

2. 加强病区安全管理，清除患者活动范围内一切可作为暴力工具的物品；保持环境的安静与整洁，避免嘈杂、拥挤。

3. 建立良好的治疗性护患关系，表达护理人员对患者的关心、理解，鼓励其倾诉内心困扰。

4. 安置患者在工作人员视线范围内，加强巡视，观察患者有无暴力行为发生的征兆。一旦发现有暴力行为发生的征兆，限制活动范围，及时报告医生。

5. 减少诱发因素：及时为患者解决问题；满足患者的合理要求；尊重患者，不与患者发生争执等。

6. 鼓励患者参加适当的活动。

7. 健康指导　在患者情绪平稳时，使患者认识暴力行为的后果；教会患者如何寻求帮助；指导患者以适当方式表达需求和发泄情绪。

8. 告知家属患者暴力行为的可能原因及危险性，指导他们给患者以理解、关心。

9. 当有暴力行为出现时，立即执行暴力行为应急处理流程。

（七）自杀行为护理常规

1. 评估患者自杀行为方式的原因及自杀的危险因素，重点评估有无自杀意念及有无明确的计划。

2. 保证环境的舒适、安全，认真执行危险物品管理制度和服药检查制度。

3. 建立治疗性护患关系，经常倾听患者诉说，了解其内心感受。

4. 加强巡视，严密观察，尽早发现患者自杀的征兆。对有自杀征兆的患者安置重点病房，加强看护，严格交接，必要时设专人护理。同时与患者签订安全契约，使其同意在一定时间内不会采取自杀行为，如果有自杀冲动及时与护理人员联系。

5. 协助患者满足生理需要，如睡眠、饮食、个人卫生、排泄等。

6. 组织患者参加一些积极有趣味的活动，帮助其释放紧张和消极情绪，转移对自身的过分关注。

7. 动员及争取家庭、社会的支持，告知患者自杀的可能原因及危险性，指导他们给患者以理解、关心。

8. 一旦发生自杀行为，立即执行自杀应急处理流程。做好妥善的事后处理，耐心劝导，千万不批评、责难、讽刺。

（八）出走行为护理常规

1. 评估患者出走的原因及出走的危险因素。

2. 加强安全管理:随手关门;发现门窗损坏及时维修;严格执行危险物品管理和钥匙管理制度;经常检查患者身边有无危险物品。

3. 加强巡视,密切观察,及早发现患者出走的征兆。对有强烈出走企图者,要限制活动范围,外出活动和检查时专人陪同,并重点交班。

4. 加强护患沟通,了解患者的心理需求,为患者解决问题,避免激惹或刺激患者。

5. 根据病情特点,适时健康指导,使患者尽快适应环境,消除不适感。

6. 合理安排患者的住院生活,开展丰富多彩的活动,鼓励患者积极参加,做到饭菜可口、床单位舒适,使患者安心接受治疗。

7. 加强与患者家属或单位的联系,告知患者出走的可能原因及危险性,鼓励他们多与患者联系,增加探视。

8. 一旦发生出走时,立即执行出走应急处理流程。出走患者归院后,要多加关心、了解出走原因,帮助解决具体问题,不能责难患者,以防再次出走。

(九) 噎食护理常规

1. 评估患者噎食原因及噎食的危险因素。

2. 开饭期间严密观察患者进食情况,劝导患者细嚼慢咽,并禁止患者将馒头等固体食物带回病室。

3. 重点患者加强看护,防止噎食:对抢食和暴饮暴食的患者,安排单独进餐,劝其放慢进食速度,适当控制其食量;对有药物反应,吞咽反射迟钝的患者给予软食,避免带骨、带刺的食物,必要时给予半流质或流质;对吞咽困难的患者,专人看护进食或喂食。

4. 发现噎食者,立即通知医生,同时就地急救。

(1) 立即有效清除口咽部食物:护士应立即用手抠出堵塞在口腔及咽喉部的食物,如牙关紧闭可用筷子或开口器撬开,疏通呼吸道。

(2) 压腹冲击,清除咽喉和气管内的食物:若患者意识尚存,可设法让患者身体尽量前倾，护士从患者背后环抱患者，一手握拳，拳眼顶住患者剑突下。另一手的手掌按在拳头上，连续、快速地向内、向上反复推压冲击；若患者意识已经丧失，则让患者仰卧，护士骑跨在患者下肢，双手重叠放在患者剑突下，向上、向后方向用力冲击。

(3) 重复 5～6 次无效，应立即准备用物配合医生环甲膜穿刺、气管插管或切开，对呼吸、心跳停止的患者行心肺复苏等抢救处理。

(十) 吞服异物护理常规

1. 评估患者吞服异物原因及的危险因素。

2. 加强对各类物品尤其是危险物品的管理。

3. 对有吞食异物倾向的患者不要斥责患者，耐心说明吞服异物可能导致的不良后果，并帮助患者改变行为方式。

4. 对有吞服异物史的患者，安置在护理人员视线内重点看护，外出返回病区时做好安全检查，防止患者拾取各种危险品。

5. 发现患者吞服异物，应立即汇报医生的同时评估患者所吞服异物的种类及时间，判断危险程度。根据异物性质或大小，采取不同的措施，并处理相应的并发症。

三、专科治疗护理常规

(一) 保护性约束护理常规

1. 执行保护性约束护理技术，在约束过程中要注意态度认真，表情和蔼，爱护患者。约束患者时，要齐心协力，用力均衡，不能强拉一侧肢体。

2. 患者约束保护期间，应安置在重症室内，与未保护的患者尽量分开安置，防止被伤害。

3. 定时巡视，观察患者的精神症状、约束带的松紧程度、约束部位皮肤有无受压症状及擦伤等。

4. 约束时间较长的患者，每 2 小时松解约束带 1 次，更换体位。

5. 约束期间，做好基础护理，满足患者的生理需要，保持床铺平整、干燥。

6. 做好患者的安慰工作，说明约束的原因和目的，表达对患者的关心。

7. 对患者被约束的原因、临床表现、护理过程、保护带的根数等，应做好相应的记录。

（二）精神科药物治疗护理常规

1. 给药前评估患者的精神症状、躯体状况及对治疗的态度和反应。

2. 建立良好的护患关系，取得患者的合作。

3. 做好药物治疗的健康指导，使患者了解用药目的，提高药物治疗的依从性。

4. 认真执行服药制度

（1）认真执行查对制度，严格“三查八对”，双人核对无误方可分发药物。

（2）服药时必须看服到胃。

（3）对有藏药企图或行为的患者须严格检查有无藏药。

（4）对有引吐行为的患者服药后须在护士视线之内停留10～15 分钟。

（5）对拒服药者要耐心说服，拒不服药者，不能强行喂药，汇报医生处理。

5. 密切观察患者用药后的反应，包括药物治疗的疗效及不良反应。出现不良反应应及时汇报医师处理。

6. 加强抗精神病药物治疗中的基础护理工作。

7. 对过度兴奋用较大剂量药物的病人，应保证足够饮食及水分的摄入，无论昼夜均应加强巡视，注意观察脉搏、呼吸、面色、意识的变化，发现异常，汇报医生及时处理，预防猝死。

8. 静脉滴注抗精神病药物时，必须严格控制输液滴速，密切观察患者的全身情况，重点观察血压、脉搏、呼吸情况，发现异常及时与医生联系，并作记录和交班，给药前评估患者的精神症状、躯体状况情况及对治疗的态度和反应。

（三）无抽搐电休克治疗护理常规

【治疗前】

1. 向患者做好解释工作，减少和消除其恐惧。患者知晓有关治疗配合的注意事项，配合治疗。

2. 治疗前至少禁食 6～8 小时，禁饮 4 小时，对不合作的患者应安置在隔离室或给予保护性约束。

3. 每次治疗前测体温、脉搏、血压、呼吸，发现异常及时报告医生。

4. 准备治疗所用的药物和器械，包括急救药品和器械。吸引器、氧气瓶、心电监护仪等处于应急状态。

【治疗中】

1. 保持治疗室安静，温、湿度适宜。

2. 患者仰卧于治疗床上，四肢自然伸直，治疗开始前排空大小便，取下活动义齿、发卡、眼镜，解开领扣及腰带，脱袜。

3. 全程心电监护，予以吸氧。

4. 严格遵守操作规程，准确给药，并注意用药速度，观察肌肉松弛程度。

5. 放置牙垫，协助固定主要关节，如下颌、肩关节，做好安全保护。

6. 通电治疗后，立即将患者颈下垫起头后仰，疏通气道，行活瓣气囊加压人工呼吸，直至自主呼吸恢复，待血氧饱和度稳定后结束治疗。

7. 治疗过程中注意观察患者心律、心率、血压、呼吸及血氧饱和度的变化。观察静脉输液是否在位、通畅。观察治疗中患者的反应。

【治疗后】

1. 患者送至观察室，去枕平卧位，头偏向一侧，在意识清醒前由专人看护。观察面色、呼吸情况，及时清除呼吸道分泌物，保持呼吸道通畅。并注意保暖。

2. 观察生命体征的变化，治疗后15分钟、30分钟、1小时、2小时监测血压、呼吸、脉搏一次。

3. 为防止坠床和摔伤，必要时使用保护带。

4. 患者完全清醒后，给予饮水，观察吞咽情况，当饮水不发生呛咳后方可正常进食。饮食要求营养丰富，饮食不佳者给予喂食，拒食者可采取静脉输液，保证患者营养及水分的摄入，以防影响下次治疗。

5. 观察治疗的不良反应，患者有无头痛、呕吐、口干，有无记忆力减退，注射部位有无肿胀、紫斑等情况，发现异常及时处理。

（四）康复治疗护理常规

1. 根据病情，结合患者的体力，兴趣与专长，安排适宜的康复活动。

2. 在活动中随时给予精神鼓励，热情、耐心辅导，以提高其兴趣。

3. 对一般患者，宜安排轻松愉快的康复活动和简易的手工劳作，使患者转移病态思维和放松思想情绪，感到自己有胜任工作的能力。

4. 对抑郁、情绪低沉的患者，宜安置在人多、气氛活跃的环境中，鼓励参加热情奔放、欢乐愉快的康复活动，选择色彩鲜艳的品种进行工疗。

5. 对易兴奋激动的患者，宜安排在人少、单调安静的环境中，选择患者愿意做的项目进行工疗，避免参加易引起兴奋的活动。

6. 对慢性衰退的患者，宜安排简单刻板的工疗项目，督促训练患者活动，使患者的智能、行为等精神状态能得到不同程度的改善。

7. 对有特长或康复期患者，可安排如绘画、缝纫、编结、制作精细的工艺品等的活动，为重返工作岗位打下良好的基础。

8. 在组织患者户外活动时，应根据医嘱选择对象，活动过程中加强巡视，严防意外。

9. 对服药量较多，体质较弱的患者，不宜参加如接力赛跑、球赛、拔河、舞蹈等剧烈的活动，可组织他们在旁观看。在活动过程中还需防止意外，做好应急处理。

10. 在康复治疗过程中，应经常查点工疗用具，若有缺少，必须及时追查寻找，严防突然意外事件发生。

四、常见疾病护理常规

(一) 精神分裂症护理常规

1. 观察精神症状，如幻觉、妄想、冲动行为、情感淡漠、生活懒散等；观察饮食、睡眠、排泄、个人卫生情况；观察患者对精神疾病的认知程度，对治疗的依从性；观察药物疗效及不良反应。

2. 建立良好的护患关系。正确运用沟通技巧，耐心听取患者的诉说，给予心理疏导。

3. 做好基础护理，满足患者的基本需求。了解拒食和进食少的原因，有针对性的护理，保证有足量营养的摄入，必要时遵医嘱鼻饲或静脉营养支持；失眠者做好睡眠护理。

4. 做好病房危险物品的管理，每日安全检查。重患者安置在护士易于观察的房间，必要时专人看护，并重点交接班。

5. 出现幻觉、妄想、冲动等症状时，合理安置患者，执行症状护理常规。

6. 执行精神科药物治疗护理常规，保证药物顺利进行，及时发现和处理药物的不良反应。

7. 与患者共同制定生活技能训练和社交技巧训练计划，鼓励患者自理，参加各种工娱疗活动。

8. 健康教育

(1) 向患者及家属宣教有关疾病知识、药物知识。

(2) 教育患者及家属能早期识别疾病复发的征兆。

(3) 教会患者坚持维持治疗的重要性，按时门诊复查，不可擅自加药、减药或停药；保持良好生活习惯，避免精神刺激。

(二) 躁狂症护理常规

1. 观察情绪高涨的程度、有无暴力行为倾向、有无彻夜不眠、有无暴饮暴食；观察抗躁狂药治疗的作用和不良反应，有无恶心、呕吐、腹泻、震颤等。

2. 给患者提供陈设简单、空间宽大、安静、安全、舒适的休养环境，避免不良噪音刺激。

3. 合理安置患者，与精神运动性兴奋、敌对、冲动的患者分开。可安排与一些被动、退缩、消极的患者同住一间病房。

4. 建立良好的护患关系，让患者表达内心真实的想法。切忌用语言刺激患者，避免消极的批评和约束等。

5. 按时督促和协助患者进食足够的食物和水分，必要时喂食，患者进食时减少周围食物对其干扰。

6. 有意识地引导其参加各种工娱疗活动，分散或转移注意力，消耗体能和精力。

7. 预防患者的暴力行为，当确定患者有明显的暴力行为征兆时，应立刻执行暴力行为护理常规。

8. 保证药物治疗的顺利实施，发现患者有药物不良反应时，及时处理，多饮水，多进食含钠高的食物。

9. 向患者及家属讲解疾病相关知识，教会患者控制情绪的方法，如躲避刺激法、释放法等；讲解药物治疗对控制病情及预防复发的意义。

（三）抑郁症护理常规

1. 观察患者情绪低落的程度；有无入睡困难、早醒、醒后难以入睡；有无食欲下降，有无拒食；有无便秘或排便困难；有无自杀意念或计划，有无自杀征兆；观察患者服药情况和抗抑郁药的不良反应。

2. 做好病房危险物品的管理，每日行安全检查。不间断评估患者自杀的风险，执行自杀行为护理常规。

3. 选择患者平时喜爱的食物，陪伴患者用餐，少量多餐，必要时喂食、鼻饲、静脉补充营养。

4. 改善患者睡眠　提供良好的睡眠条件，温度适宜，环境安静。必要时遵医嘱使用镇静催眠药。指导患者白天多参加集体活动，指导患者使用促进睡眠的方法，如睡前喝牛奶、温水泡脚、做深呼吸或放松练习。

5. 监督患者每日做操或运动半小时，若 3 日无大便者，遵医嘱使用通便药物或灌肠。指导患者多进食高纤维的水果、蔬菜以及多饮水。

6. 建立有效的护患沟通，鼓励患者抒发自身的感受。阻断患者负性思考，协助患者回顾自身的优点和成就，增加患者对自身和外界的正向认识。训练患者学习新的应对技巧。

7. 健康教育

（1）嘱咐患者出院后按时服药，不擅自增药、减药或停药，告诉患者服用药物应维持的年限。

（2）指导患者和家属识别疾病复发的早期征兆，如睡眠障碍、情绪不稳、注意力不集中、不能正常完成社会功能等。

（四）精神活性物质所致精神障碍护理常规

1. 评估患者的躯体、心理和社会状况。

2. 加强安全护理，提供安全的环境，对患者的觅取行为严加防范，禁止将酒类等物品带入病房。

3. 建立良好的护患关系，尊重但不迁就患者，努力规范患者的不良行为。

4. 加强基础护理、饮食护理、睡眠护理。

5. 对症护理　密切关注患者的生命体征及戒断反应状况，给予对症处理。在戒断反应期间应卧床休息，减少体力消耗，站立时要缓慢，不应突然改变体位。

6. 鼓励患者参加有兴趣的活动，适当安排工娱和康复活动，对患者的进步及时表扬。

7. 正确处理患者的心理问题。

8. 加强认知干预，帮助患者认识物质滥用的危害。

9. 争取家庭和社会的支持，与患者和家属一起制定短期和长期的戒断计划。

10. 健康教育

(1) 加强精神活性物质与成瘾药物的知识宣教。

(2) 指导患者确立正确的社会规范及正确的价值观。

(3) 心理卫生指导，减少生活事件和家庭及环境不良影响导致的物质滥用。

(五) 焦虑症护理常规

1. 评估患者的一般情况、生理、心理、社会功能以及家庭与环境等。

2. 提供安静舒适的环境，减少外界刺激。

3. 加强安全护理，避免环境中的危险品及其他不安全因素。

4. 建立良好的护患关系，以真诚、理解的态度对待患者，以接受的态度倾听患者的诉说，鼓励患者表达自己的情绪和不愉快的感受。

5. 耐心协助患者做好基础护理、饮食护理和睡眠护理。

6. 鼓励患者参加适当的集体活动，减少白天卧床时间，转移注意力。

7. 指导患者学习放松技术。

8. 做好疾病相关知识宣教。

9. 焦虑发作时，以接纳患者的态度陪伴在患者身边，耐心倾听，适时给予保证和安慰，限制与其他焦虑患者接触，必要时设专人护理。

10. 协助患者获得社会支持。

(六) 强迫症护理常规

1. 评估患者的一般情况、生理、心理、社会功能以及家庭与环境等。

2. 建立良好的护患关系。

3. 当强迫行为导致生活自理能力下降时，帮助患者改善自我照顾能力。

4. 组织患者参加各种工娱活动和集体活动，转移注意力。

5. 当一些强迫症状使患者身体受到损伤，甚至出现消极情绪时，应限制患者活动范围，加强心理护理，防止意外发生。

6. 当患者强迫症状减轻，强迫动作持续时间和频率减少时，及时给予肯定和鼓励。

7. 做好强迫症相关的知识宣教，帮助患者弄清强迫症的实质，协助患者逐步纠正自己的个性和缺点。

（七）老年痴呆护理常规

1. 观察记忆力下降及认知功能损害程度；能否自行洗漱、穿衣、如厕；有无定向障碍；有无暴饮暴食、吞服异物、拒食等情况及饮水情况；有无精神和行为障碍，如被窃妄想、收集垃圾等。

2. 必要时由患者熟悉的人来陪伴，避免患者单独活动或独处。

3. 落实安全护理措施，预防走失、跌倒和外伤等意外。

4. 使用物品定点有序放置，督促或协助患者料理个人卫生，保持患者生活规律。

5. 伴有兴奋、躁动症状的患者，给予解释、说服、劝说、强制性保护措施等。

6. 根据患者的痴呆程度，进行认知能力、定向力、生活自理能力等训练。训练中积极发挥患者的主观能动性，有计划、分步骤地开展训练，并不断评价训练效果。

7. 保证药物治疗的顺利实施，并注意用药后的反应。

8. 与患者接触时，语速要慢、语调轻柔、用词简单，每次只问一个问题，给患者足够的时间反应，必要时复述；可应用合适的非语言沟通方式。

9. 向家属讲解有关痴呆的疾病知识和药物知识；指导教育家庭设施的合理安排，训练家属家庭护理的技巧。

第七章　重症病人监测与护理常规

一、应用心电监护护理常规

1. 向患者及家属解释监测的意义、目的，取得患者及家属的同意。

2. 监测前清洁患者胸前部的皮肤、去除油脂，如胸前毛发较多者予以剔除。

3. 正确连接心电监护仪

(1) 心电监护导线的正确位置：RA(右上)右锁骨下，靠近右肩；LA(左上)左锁骨下，靠近左肩；C(胸)胸导联任意位置(根据患者的病情决定)；RL(右下)右下腹部；LL(左下)左下腹部。

(2) NBP、SPO_2 不要放在同一个肢体。

(3) 根据患者的病情正确设置 NBP 监测间隔时间。

4. 根据患者的个体情况、监测参数的正常范围，正确设定报警限。

5. 及时处理异常情况：如超出正常报警范围、心律失常等情况。

6. 正确、及时、客观的记录监测参数。

7. 护理指导

(1) 告诉患者/家属监护仪报警的作用，嘱患者/家属勿随意调整监护仪。

(2) 告诉患者/家属监测过程中可能存在的不适感如：① 监测血压时袖带充气时肢体可能会有发胀的感觉。② 电极片长期粘贴可能会不粘导致脱落影响监测，或者皮肤瘙痒等不适的感觉，给以及时更换。③ SPO_2 监测的夹子不要随意取下来，如有不适可以间断换手指监测。

二、有创动脉血压监测护理常规

1. 向患者及家属解释置管的原因、过程及可能的不适，取得患者及家属的理解。

2. 医生置管成功后，将排好气泡的换能器与穿刺导管正确连接，将换能器固定于腋中线第四肋间的位置并与监护仪正确连接，“校零”后获取患者动脉血压监测数据。

3. 根据患者的个体情况、监测参数的正常范围，正确设定报警限。

4. 运用过程中注意监测血压及波形的变化，必要时予无创血压对照监测。

5. 固定：予透明贴膜、纱布固定(纱布易致导管脱出)，贴膜常规 7 天更换一次，纱布 48 小时更换一次，注意：如有渗出、潮湿、贴膜卷边需及时更换。

6. 保持通畅　保持加压袋内 300 mmHg 的压力，肝素封管液每日更换或用毕及时更换。

7. 观察穿刺部位的皮肤是否红、肿、渗血等现象；观察穿刺侧肢体的感觉、颜色、末梢血运的情况，听取患者的主诉，防止感染、空气栓塞及动脉内血栓形成等危险并发症。

8. 拔管　拔管后常规加压至不出血后予无菌纱布覆盖穿刺点，予纱布加压包扎 24 小时。

9. 护理指导

(1) 鼓励患者主动说出不适并给予及时处理。

(2) 告知患者置管后保持肢体直立的位置，避免导管折叠导致监测数据不准确。

三、中心静脉压监测护理常规

1. 向患者及家属解释置管的原因、过程及可能的不适，取得患者及家属的理解。

2. 医生置管成功后，将排好气泡的换能器与中心静脉导管的主孔正确连接，将换能器固定于腋中线第四肋间的位置并与监护仪正确连接，“校零”后获取患者中心静脉血压监测数据。

3. 根据患者的个体情况、监测参数的正常范围，正确设定报警限。

4. 运用过程中注意监测血压及波形的变化。

5. 固定　予透明贴膜、纱布固定，贴膜常规 7 天更换一次，纱布 48 小时更换一次。注意：如有渗出、潮湿、贴膜卷边需及时更换。

6. 保持通畅　保持加压袋内 300 mmHg 的压力，肝素封管液每日更换或用毕及时更换。

7. 观察穿刺部位的缝线是否脱落，皮肤是否红、肿、渗血等现象；听取患者的主诉，防止感染、空气栓塞等危险并发症。

8. 拔管　拔管后常规加压至不出血后予无菌纱布覆盖穿刺点。

9. 护理指导

(1) 鼓励患者主动说出不适并给予及时处理。

(2) 告知患者置管后变化体位时幅度不要过大，避免牵拉导管致导管脱落。

(3) 拔管后早期避免剧烈咳嗽、穿刺侧肢体避免剧烈活动，防止穿刺点出血。如穿刺点覆盖的无菌纱布上有新鲜的血迹须立即告知医护人员，及时处理。

四、肺动脉血压监测护理常规

1. 向患者及家属解释置管的原因、过程及可能的不适，取得患者及家属的理解。

2. 医生置管成功后，将排好气泡的换能器与肺动脉导管正确连接，将换能器固定于腋中线第四肋间的位置并与监护仪正确连接，“校零”后获取患者肺动脉血压监测数据。

3. 根据患者的个体情况、监测参数的正常范围，正确设定报警限。

4. 运用过程中注意监测肺动脉血压及波形的变化。

5. 固定　予透明贴膜、纱布固定，贴膜常规 7 天更换一次，纱布 48 小时更换一次。注意：如有渗出、潮湿、贴膜卷边需及时更换。

6. 保持通畅　保持加压袋内 300 mmHg 的压力，肝素封管液每日更换或用毕及时更换。

7. 观察穿刺部位的缝线是否脱落，皮肤是否红、肿、渗血等现象；听取患者的主诉，防止感染、空气栓塞等危险并发症。

8. 拔管　拔管后常规加压至不出血后予无菌纱布覆盖穿刺点。

9. 护理指导

(1) 鼓励患者主动说出不适并给予及时处理。

(2)告知患者置管后变化体位时幅度不要过大，避免牵拉导管致导管脱落。

(3) 拔管后早期避免剧烈咳嗽、穿刺侧肢体避免剧烈活动，防止穿刺点出血。如穿刺点覆盖的无菌纱布上有新鲜的血迹需立即告知医护人员，及时处理。

五、脉搏指示持续心输出量监测(PICCO)护理常规

1. 向患者及家属解释置管的原因、过程及可能的不适，取得患者及家属的理解。

2. 医生行动脉置管成功后：

(1) 将排好气泡的换能器与动脉导管正确连接，将换能器固定于腋中线第四肋间的位置并与监护仪正确连接，“校零”后获取患者动脉血压监测数据。

(2) 连接动脉端的温度感应导线。

(3) 同动脉置管的护理。

3. 医生行中心静脉置管成功后：

(1) 同中心静脉置管的护理。

(2) 在换能器与导管连接处连接一静脉端的温度感应探头。

4. 校准心输出量　运用热稀释法校准心输出量至少每6～8小时一次，动脉压力校零后必须校准，如患者病情变化及时校准。校准时静脉端停止输液30秒以上。注射水温$<8℃$，4秒内匀速注入10～15 ml冰盐水（注：注射冰盐水时勿触摸中心静脉端的温度传感器及导管）。常规监测3次，取其平均值。

5. 通过监护仪的计算软件，计算相关血流动力学的参数并记录。

6. 护理指导

（1）鼓励患者主动说出不适并给予及时处理。

（2）告知患者置管后变化体位时幅度不要过大，避免牵拉导管致导管脱落。

（3）穿刺侧肢体避免弯曲导致导管打折使动脉血压波形不准确，心输出量监测不准确。

（4）拔管后早期避免剧烈咳嗽、穿刺侧肢体避免剧烈活动，防止穿刺点出血。如穿刺点覆盖的无菌纱布上有新鲜血迹须立即告知医护人员，及时处理。

六、应用主动脉球囊反搏护理常规

1. 向患者及家属解释置管的原因、过程及可能的不适，取得患者及家属的理解。

2. 医生行动脉置管成功后

（1）正确连接导线及反搏仪。

（2）动脉血压的监测同前。

（3）每30分钟定时冲洗测压管路，防止测压管路阻塞和血栓形成。

3. 触发方式　常规选择ECG触发，如为起搏心律可选择起搏触发；转运时可选择压力触发。

4. 持续监测心电监护、BP的变化、循环辅助的效果（心电触发时，监护导线勿脱落）。反搏比例根据患者的病情选择1∶1、1∶2、1∶3。

5. 熟悉报警　如触发、漏气、导管位置和系统报警。及时处理。避免球囊反搏仪暂停时间过长。

6. 正确执行抗凝治疗　遵医嘱使用低分子右旋糖酐 20 ml/h 维持或者予肝素抗凝治疗（肝素抗凝时监测 ACT 保持在180～200 秒）。

7. 观察穿刺侧肢体的感觉、温度、血运、动脉搏动情况。及时发现穿刺侧肢体缺血的征象。

8. 观察患者的尿量，如突然锐减则需要评估是否为导管移位所致。

9. 患者的体位　平卧位或床头抬高≤30°。

10. IABP 辅助期间观察患者心功能改善情况，及时调整血管活性药物的应用剂量。

11. 拔管后的护理

（1）向患者解释操作。

（2）拔管时暂停 IABP。

（3）暂停因 IABP 治疗期间的抗凝治疗。

（4）拔管后穿刺点压迫 30 分钟至不出血后予弹力绷带加压包扎穿刺点并予沙袋压迫4～6 小时，穿刺侧肢体保持伸直外展。

（5）穿刺点压迫期间，继续观察穿刺侧肢体的感觉、温度、血运、动脉搏动情况。及时发现穿刺侧肢体缺血的征象。

（6）观察患者心功能指标。

12. 护理指导

（1）鼓励患者主动说出不适并给予及时处理。

（2）告知患者置管后变化体位时幅度不要过大，避免牵拉导管致导管脱落、移位。

（3）穿刺侧肢体保持直立，避免弯曲导致导管打折影响反搏。

七、应用除颤仪护理常规

1. 心电监护示患者心律为室颤、室扑、无脉性的室速时选择非同步的电复律。

（1）能量的选择：双向波 120～2 00 J 或厂家推荐的剂量。

（2）电极板的位置：患者右侧置于锁骨中线第二肋间，患者左侧置于心尖处（左侧锁骨中线第五肋间处）。

（3）均匀涂抹导电胶，放电时嘱周围人员让开。

（4）立即予以 5 个周期 CPR 后观察患者的生命体征并记录。

2. 房颤、房扑、室上速、有脉性的室速选择同步电复律。

（1）同步电复律时连接除颤仪上导联线，监测患者的心电图。

（2）能量的选择：房颤：首剂 120～200 J；房扑、室上速：首剂 50～100 J；室速：100 J。

（3）电极板的位置：患者右侧置于锁骨中线第二肋间，患者左侧置于心尖处（左侧锁骨中线第五肋间处）。

（4）均匀涂抹导电胶，放电时嘱周围的人让开，手动放电后，待除颤仪感知患者心电图 R 波的降支后除颤仪才能放电，之后才能将电极板移除，观察患者的生命体征并记录。清醒患者需镇静后再行电复律治疗。

3. 护理指导

（1）同步电复律时告知清醒的患者其电复律的原因及可能出现的不适，有条件者暂时予以禁食禁饮，昏迷患者待其清醒后予以解释说明。

（2）安置患者。

八、应用输液泵护理常规

1. 正确评估患者是否需要使用输液泵。如：心功能不好、应用血管活性药物、输液需要控制滴数等情况需给予泵控维持。

2. 向患者及家属解释应用输液泵的原因，取得患者及家属同意后选择合适的静脉通路。

3. 选择合适的配套输液装置并正确安置，连接静脉通路。

4. 正确设定输液速度、输液总量。防止空气栓塞、肺水肿等并发症。

5. 正确处理报警　常见的报警有：

(1) 堵塞报警:① 静脉通路堵塞:回抽如可见回血予以排除;② 静脉通路的安全夹未打开;③ 输液器的调节阀未打开。

(2) 空气报警:输液器中有空气予以排气处理即可。

(3) 无流量:① 软袋输液袋走空;② 瓶装输液排气孔不通畅。

6. 护理指导

(1) 告诉患者使用输液泵的原因,嘱患者不要随意按泵上的按键。

(2) 告诉患者泵的报警声音,避免报警时患者受到惊吓,告知报警时护士会及时处理。

(3) 告诉患者输液结束泵会报警提醒,让患者不要过于担心。

九、应用注射泵护理常规

1. 正确评估患者是否需要使用注射泵。如:应用血管活性药物、输液剂量小等情况需给予泵控维持。

2. 向患者及家属解释应用注射泵的原因,取得患者及家属同意后选择合适的静脉通路。

3. 正确配置好需要泵控的药物,连接延长管、排尽管道内的空气,正确安装注射器。按照医嘱调节输注的剂量。

4. 观察患者用药后生命体征变化,根据患者病情遵医嘱及时调整泵控速度。

5. 观察穿刺点局部皮肤的变化。

6. 常见报警的处理

(1) 堵塞报警:① 静脉通路堵塞:回抽如可见回血予以排除;② 静脉通路的安全夹未打开;③ 输液器的调节阀未打开。

(2) 预报警:此现象为注射泵药物将要输注完毕,如果需要继续输注,需做好更换的准备。

(3) 输注完毕报警:此报警提醒需立即换新的药物。

7. 护理指导

(1) 告诉患者使用注射泵的原因,嘱患者不要随意按泵上的按键。

(2) 告诉患者泵的报警声音，避免报警时患者受到惊吓，告知报警时护士会及时处理。

(3) 告诉患者输注完毕会有报警提醒，让患者不要过于担心。

(4) 告诉患者活动时注意不要牵拉输液，防止连接管脱落导致出血，如果不小心脱落，须立即报告护士。

十、应用连续性肾脏替代(CRRT)治疗护理常规

1. 向患者及家属解释行 CRRT 治疗的必要性，取得患者及家属的同意。

2. 协助医生行深静脉置管术、有动-静脉瘘的患者观察瘘的情况是否可用。

3. 准备好与仪器配套的管路，配置预冲液及置换液、透析液、抗凝剂等。

4. 正确安装管路进行管路的预冲，检测正常后遵医嘱设定 CRRT 期间的相关参数并行 CRRT 治疗。

5. 观察 TMP、ΔP，评估滤器凝血的情况，抗凝期间观察患者的出血倾向。

6. 报警的处理　最常见的报警为极端负压值：与动脉引血不畅有关，予注射器回抽导管动脉端检查是否堵塞或者贴壁，如为贴壁，调整导管的位置即可。

7. 并发症的观察

(1) 低血压与引血(常出现在开始阶段)、脱水速度过快有关。处理措施：减慢引血速度，补液，血管活性药物的应用。

(2) 出血倾向：需及时调整抗凝剂的剂量或停用抗凝剂，必要时行体外抗凝。

(3) 内环境紊乱：需及时调整 CRRT 的配方，调整胰岛素的用量。

(4) 低温：在管路静脉端加用加温装置，给予患者取暖装置保暖。

8. 观察患者液体负荷的情况，根据患者的出入量及时调整液

体平衡。

9. 结束治疗时，正常回血。如为造瘘管，拔除穿刺针后给予压迫止血；如为中心静脉置管，导管双腔均给予生理盐水脉冲式冲管，后予肝素封管。

10. 护理指导

(1) 告诉患者 CRRT 的目的，可能出现的不适，如头昏、寒冷等，鼓励患者主动说出不适的症状。

(2) CRRT 期间，告诉患者活动度不可过大，避免导管引血不畅、导管牵拉导致脱落后出血。

(3) CRRT 结束后告诉患者不要自己拔除血透置管，有造瘘的肢体不能穿刺、监测无创血压。控制饮水量。

十一、气管插管护理常规

1. 保持人工气道在位

(1) 气管插管的深度：成人经口（22 cm±2 cm），成人经鼻（27 cm±2 cm），需作为交接班的内容。

(2) 固定：胶布＋衬带双重固定，有牙齿的患者给予牙垫置于门齿间，防止清醒的患者咬管；或者给予口保护套固定。

(3) 气囊压力：予囊内压力表 4～6 小时监测一次，维持囊内压力在 25～32 cmH_2O。

(4) 心理护理：告知患者及其家属，气管插管的目的及意义，教会患者带管期间交流的方式，必要时给予适当镇静和有效约束，防止人工气道意外脱出。

2. 保持人工气道通畅

(1) 湿化：① 主动湿化：如加温加湿器；② 被动湿化：如复合人工鼻。③ 根据患者痰液的性状选择合适的湿化方式。

(2) 及时清除呼吸道的分泌物：常规选用开放式吸痰，如患者为耐药菌感染、对缺氧不能耐受、使用高 PEEP（>10 cmH_2O）可选用密闭式吸痰。严格要求无菌操作。

3. 口腔护理　人工气道的患者口腔护理每日至少 2 次。可予棉球擦拭，擦拭时每次夹取一个棉球，或给予口腔冲洗。（注意：口腔护理前需维持囊内压力（25～32 cmH_2O），避免囊上分泌物下行。）

4. 及时清除声门下分泌物，必要时选择带声门下吸引的导管

5. 拔管后的护理

（1）拔管后嘱患者深呼吸、自主咳嗽咳痰。

（2）口腔护理。

（3）引导患者说话，观察声音是否嘶哑；必要时遵医嘱予激素雾化减轻喉头水肿的现象。

（4）如未禁食，常规拔管后 4～6 小时可经口饮水，饮水时观察患者有无呛咳，如呛咳明显暂不予经口进食、进饮。

十二、气管切开护理常规

1. 与患者及其家属交流沟通，告诉其气管切开的目的，清醒的患者与其建立适当的沟通交流的方式。

2. 固定　予双层盘带固定气管切开套管，保持套管在正中的位置。松紧以伸入一指为宜。

3. 观察并发症

（1）观察切口周围渗血情况，如有活动性出血，需立即处理。

（2）触摸切口周围皮肤，观察有无皮下气肿。

（3）观察切口皮肤有无红、肿。

4. 切口处护理，每日 2 次，如有渗血、渗痰及时更换。每次予 0.5％的碘伏消毒后更换无菌纱布。

5. 保持气管切开套管通畅

6. 气囊的管理　监测囊内压力表 4～6 小时一次，维持囊内压力在 25～32 cmH_2O。

7. 及时清除声门下分泌物，必要时选择带声门下吸引的导管。

8. 堵管期间的护理　气管切开导管拔管前常规更换金属套管后进行堵管。

(1) 堵管时遵医嘱给予双鼻塞/面罩吸氧，观察患者 R、SPO_2、血气分析指标等。

(2) 嘱患者将气道内分泌物咳嗽至口腔后予以吐出。

(3) 导管拔除后，切开处予蝶形胶布固定，观察患者自主咳嗽、咳痰的能力，R、SPO_2、血气分析指标及原气管切口有无漏气、渗痰的现象及时换药。

十三、应用呼吸机护理常规

(一) 应用无创呼吸机患者的护理

1. 向患者解释应用无创呼吸机辅助呼吸的目的及如何配合。如无禁忌证的情况下，给予患者抬高床头 30°的卧位。

2. 选择合适的鼻面罩型号，固定时松紧适宜，以患者舒适和不漏气为宜。

3. 观察呼吸参数：VT、R、漏气量、SPO_2、血气分析指标改善的情况。如患者呼吸相关参数改善不明显或者加重，则做好有创辅助通气的准备。

4. 观察患者腹部胀气情况，必要的时候给予胃管接负压球减轻腹胀。如患者呕吐，立即取下无创面罩/鼻罩，将患者的头偏向一侧，嘱患者吐出呕吐物，或者立即给予吸引，防止误吸。

5. 长时间使用时需观察面罩/鼻罩压迫部位的皮肤情况。必要时提前给予干预措施如减压垫的运用。

6. 无禁忌证的情况下，加强翻身、拍背、气道湿化、雾化，嘱患者深呼吸，自主咳嗽，促进气道分泌物排出。

7. 护理指导　① 教育患者如何配合无创呼吸机辅助通气，告诉其可能的不适，鼓励患者说出不适。② 鼓励患者自主咳嗽咳痰。③ 教会患者如何做深呼吸。

(二) 应用有创呼吸机患者的护理

1. 协助医生做好人工气道的置入，正确固定人工气道，调节合适的囊内压力。

2. 置管成功后告诉患者置管的目的、呼吸机辅助呼吸的目的及如何配合。

3. 根据患者病情、年龄、体重、缺氧程度等调节呼吸机的模式和参数，设置各种报警值并记录。

4. 观察患者使用呼吸机时人机协调、人工气道耐受性的情况，如是否呛咳明显，有无咬、吐、吞气管插管，无任何疾病因素所致的呼吸频率增快、气道峰压增高等。如出现上述情况需汇报医生调整呼吸机的参数及给予适当的镇静治疗。

5. 观察呼吸机使用时的相关参数及指标：VT、R、气道压、SPO_2、血气分析指标、循环指标改善的情况。根据患者病情改善的情况及自主呼吸的情况及时调整呼吸机的模式及参数。

6. 报警的处理

(1) 气道高压的报警：与人机对抗、呛咳、咬管、管道折叠、气道内分泌物过多、报警设置不合理有关。

处理措施：清除呼吸道分泌物，调整好气管插管的位置及牙垫，调整好呼吸机管道，镇静、镇痛，调整合适的报警限，做好心理护理。

(2) 气道压力过低/分钟通气量过低/低潮气量报警：常与管道断开、漏气(呼吸机、管道、气管插管等部位)，报警设置不合理，自主呼吸模式时自主呼吸浅、慢有关。

处理措施：检查患者使用的呼吸模式、自主呼吸的情况及报警设置是否合适，检查呼吸机显示的漏气量，检查气囊压力是否合适($25\sim32\ cmH_2O$)，口腔内是否可以听到漏气声，检查管道(如管道无脱落可通过密闭性测试来验证管道是否有漏气，做该试验时需将管道与人工气道分离，需给予患者简易呼吸器辅助通气)。

(3) 分钟通气量过高报警：常与患者自主呼吸恢复、呼吸频率过快、呼吸机参数设置不合理、报警限设置不合理有关。

处理措施：根据患者的潮气量、自主呼吸情况设置合适的呼吸模式及参数，调整合适的报警限。

7. 如无禁忌证的情况下，患者采取抬高床头至少 30°的卧位，预防 VAP。

8. 及时清除口腔及呼吸道分泌物，注意无菌操作，每日2～4次口腔护理。

9. 及时清除呼吸管道内的冷凝水，呼吸机管道如被污染及时更换。

10. 肺部护理：听诊两肺呼吸音，根据肺部听诊的结果指导翻身拍背，体位引流。清除呼吸道的分泌物。

11. 停用呼吸机拔除气管插管后患者的护理

（1）血气分析满意，患者自主呼吸恢复，呼吸指标改善，医生给予停用呼吸机拔出气管插管，遵医嘱继续给予氧气吸入。

（2）观察患者的R、SPO_2、拔管后的血气分析指标。

（3）肺部护理：听诊两肺呼吸音，根据肺部听诊的结果指导翻身拍背，体位引流。鼓励患者自主做深呼吸锻炼，自主咳嗽咳痰清除呼吸道的分泌物。必要时配合雾化吸入稀释痰液。

十四、应用简易呼吸器护理常规

1. 评估患者神志、自主呼吸、血氧饱和度、有条件时结合血气分析进行评估。

2. 简易呼吸器接上氧源，将氧气流量调至10 L以上，将储氧袋充满（如无氧源则将储氧袋卸下）。

3. 协助患者去枕平卧位，清除口腔分泌物，取出义齿。

4. 一手采用“EC”手法，一手将面罩扣予患者口鼻部，一手挤压简易呼吸器球囊部分。

5. 清醒患者，操作者口述“吸”、“呼”避免呼吸对抗。

6. 观察患者的面色、氧合改善的情况、面罩内是否有雾气及患者神志的改善。

7. 简易呼吸器辅助后患者的护理

（1）遵医嘱采取氧疗措施。

（2）观察患者神志、自主呼吸、血氧饱和度、血气分析的结果。

十五、应用口咽通气道护理常规

1. 评估患者是否有经口吸痰困难、张口困难、舌后坠的现象。

2. 选择合适的口咽通气导管(通过测量嘴角到耳朵中部的长度确定)。

3. 正确置入口咽通气管

(1) 手持口咽通气管的末端,将导管置入患者的口咽部。

(2) 待插入导管长度的 2/3,或凸起部位与患者鼻子平行时,将导管 180°旋转,旋转时将舌头往下压,将导管往咽后壁送至咬合处在门齿间即可。胶布固定口咽通气道。

4. 可经口咽通气道吸痰、吸氧。

5. 观察患者吸引的效果、舌后坠的现象是否改善、及患者的舒适度。

6. 拔除口咽通气管后

(1) 观察患者自主咳嗽咳痰的能力及经口吸引时的配合程度。

(2) 观察患者舌后坠的情况是否改善。

7. 护理指导

(1) 告诉患者置入口咽通气道的原因,经口咽通气道吸引时的不适感及其重要性。

(2) 告诉患者不要自己拔除口咽通气道或用舌头往外顶至导管不在位。

十六、应用降温毯护理常规

1. 向患者及家属解释应用降温毯的目的、意义。

2. 评估患者的体温情况及所处的高热时期、背部、骶尾部皮肤的情况。

3. 根据患者的体温、降温的目标设定水温、目标体温。(注意:开始降温时水温不要低于 10℃,避免局部皮肤遇冷后血管突然收缩影响散热的效果。)

4. 将感温探头至于患者的腋下、直肠(需使用肛温套保护)、鼻咽部监测患者的体温。

5. 低温治疗时如冬眠合剂与物理降温同时进行,则先行药物降温再予物理降温,停止时则先停物理降温,再停药物降温。避免降温时导致患者寒战,产热增加。

6. 停用降温措施后观察患者的体温变化。

7. 护理指导

(1) 鼓励患者及时说出使用降温毯时的感觉和不适。

(2) 告诉患者使用降温毯期间会给予间断变换体位,必要时骶尾部皮肤给予保护措施,避免局部长时间受冷。

(3) 及时告诉患者目前的体温,以增加患者的治疗信心。

十七、应用暖风机护理常规

1. 向患者及家属解释应用暖风机的目的、意义。

2. 评估患者的体温、主诉及临床表现。

3. 给予患者棉被保暖,将暖风机的排风口放入两层被子中间,避免直接接触患者。

4. 监测患者的体温,观察临床表现及患者的主诉,调整合适的温度(38~42℃)。

5. 停用暖风机后监测患者的体温,观察临床表现及患者的主诉。

6. 护理指导

(1) 鼓励患者说出使用暖风机的原因及可能的不适。

(2) 告诉患者不要直接接触暖风机,避免烫伤。

十八、腹内压监测护理常规

1. 评估患者的疾病、腹围、生命体征、有无机械通气以及PEEP的水平,是否有导尿管。

2. 保持病人安静,排空病人膀胱。

3. 保持测压系统通畅、无气泡。

4. 换能器零点与腋中线同一水平。

5. 于病人呼气末读取数值并记录。

十九、应用呼气末二氧化碳监测($P_{ET}CO_2$)护理常规

1. 告诉患者及其家属使用 $P_{ET}CO_2$ 目的及意义，并解释该监测没有创伤性，取得家属的理解。

2. 正确安装测量装置，注意观察异常 $P_{ET}CO_2$ 及波形变化，及时记录。

3. $P_{ET}CO_2$ 监测分主流技术、旁流技术测定。主流技术监测时避免牵拉气道，造成患者的不适。旁流技术监测时，注意采样管，防止其被水蒸气阻塞，影响监测效果。

4. 正确分析 $P_{ET}CO_2$ 监测的意义

(1) $P_{ET}CO_2$ 增加，见于任何原因所致的通气不足和原发性代碱，此外还见于发热、烧伤、甲状腺功能亢进、碳水化合物摄入过多，心肺复苏时自主循环恢复。

(2) $P_{ET}CO_2$ 降低：见于任何原因所致的肺通气过度和原发性代谢性酸中毒。此外还见于低心排或无灌注肺通气、甲状腺功能减退、镇静等。

二十、颅内压(ICP)监测护理常规

1. 向患者及其家属解释颅内压力监测的目的及意义，取得家属的理解及配合

2. 医生置管成功后正确连接换能器，保持换能器零点与病人外耳口(平卧位)在同一水平线上，观察颅内压监测波形。

3. 抬高床头 15°～30°，保持颈部中立位。

4. 保持引流通畅，防止管道扭曲受压。

5. 严格无菌操作，预防感染，保持穿刺点清洁干燥。

6. 观察脑脊液的量、颜色、性状，防止脑脊液逆流。

7. 根据医嘱及病情监测，及时记录 ICP 及其动态变化，发现异常及时处理。

二十一、应用体外膜肺氧合(ECMO)辅助护理常规

1. 根据患者的病情正确选择 ECMO 辅助的模式、穿刺部位，建立循环通路。

2. 正确安装肝素化管路，将空氧混合气体连接到氧合器上，固定连接，检查渗漏。

3. 根据患者的病情正确调整 ECMO 辅助流量，监测血气分析，及时调整呼吸机使用参数。

4. 根据 ACT 的指标(ACT 常规维持 160～220 秒)及时调整抗凝剂的剂量，监测凝血功能，观察患者的出血倾向。

5. 患者体位：床头抬高≤30°，通过拍摄胸片观察导管的位置，观察穿刺侧肢体的活动度、动脉搏动情况、末梢血运。必要时建立侧支循环。

6. 严密观察患者的病情、生命体征、尿量的改变及其他脏器功能改善的情况；严密监测生化指标，预防并发症。

7. 严格执行无菌操作，积极防治感染，严禁 ECMO 辅助期间静脉输注脂肪乳剂。

8. 适当的镇静，实施镇静评分的观察，实施每日唤醒计划，定期进行神经系统的评价。

9. 严格掌握 ECMO 撤离的适应证，撤离后将体外循环的血液回输患者体内，并予鱼精蛋白中和肝素，使 ACT 恢复正常水平。

10. 拔管后穿刺点按压止血，防止出血和血肿形成。

11. 密切观察患者的生命体征变化和穿刺侧肢端血运情况。

二十二、应用胃黏膜 pH 值(pHi)监测护理常规

1. 严格掌握 pHi 监测的适应证及禁忌证，向患者及其家属解释 pHi 监测的目的及意义，取得家属的理解及配合。

2. 协助医生置管成功后正确固定导管，通过 X 线定位，避免导管意外脱出。

3. 监测时避免影响因素：通气和代谢酸碱紊乱、胃液酸碱度的改变、进食、不同腹腔器官间血流异常等。

4. 采用正确方法监测 pHi，及时进行分析，排除影响因素的干扰，正确指导临床治疗。

第八章　急诊抢救护理常规

一、心脏骤停抢救护理常规

1. 判断患者无意识、无呼吸，立即向周围医护人员呼救。

2. 判断确定无颈动脉搏动后，立即开始胸外心脏按压，频率至少 100 次/分，按压深度成人至少 5 cm、儿童 5 cm、婴儿 4 cm。

3. 开放气道　采用仰头举颏法。使用简易呼吸器人工呼吸，以“EC”手法固定面罩，每次送气 400～600 ml，频率 10～12 次/分。

4. 心脏按压与人工呼吸比例　成人单双人均为 30：2，儿童单人 30：2，双人 15：2。有条件可使用机械式心肺复苏装置。

5. 心电监护　如出现室颤或无脉性室速，立即行直流电除颤术，能量选择双向波 120～200 J，单向波 360 J，每次除颤后应继续施行 CPR，同时观察心电监护。

6. 建立静脉通路，给予各种抢救药物，并观察用药效果，纠正水、电解质和酸碱平衡失调。

7. 行气管插管术，机械通气，监测呼吸频度、深度、血氧饱和度、血气分析情况。

8. 保护脑组织，使用冰帽，人工降温至 32～34℃，应用脱水剂、激素及促进脑细胞代谢的药物。

9. 观察生命体征的变化，维持呼吸循环等重要脏器功能的稳定，做好各项抢救记录，同时加强基础护理，防止继发感染。

二、过敏性休克抢救护理常规

1. 立即停用或消除引起过敏反应的物质。

2. 给予平卧位或中凹卧位，吸氧，注意保暖。

3. 建立静脉通路，补充血容量，使用急救药品，并观察药物反应。

(1) 立即皮下注射0.1%肾上腺素1 ml。

(2) 立即给予地塞米松5～10 mg静脉注射，或氢化可的松100～200 mg加入葡萄糖液体中静脉滴注。

(3) 使用血管活性药，如多巴胺、阿拉明。

(4) 给予抗组胺药物，如肌内注射异丙嗪25～50 mg。

(5) 静脉注射10%葡萄糖酸钙10～20 ml。

4. 监测患者生命体征、意识、尿量、皮肤温度及颜色等的变化。

5. 保持呼吸道通畅，必要时气管插管，机械通气。

三、急性呼吸衰竭抢救护理常规

1. 卧床休息，并将床头抬高30°～45°，减少环境刺激。

2. 正确氧疗　急性Ⅰ型呼吸衰竭者，给予高流量吸氧8～10 L/min；Ⅱ型呼吸衰竭急性发作伴CO_2潴留者，予持续低流量1～2 L/min鼻导管给氧。

3. 观察呼吸频率、节律、幅度的变化，监测生命体征、意识、尿量，准确记录。

4. 协助患者翻身、咳嗽和深呼吸，及时吸除呼吸道分泌物，保持呼吸道通畅。

5. 监测动脉血气的变化，必要时建立人工气道，行机械通气。

6. 观察使用抗生素、支气管解痉剂、激素等药物后的反应。

四、重度哮喘抢救护理常规

1. 协助患者取半卧位或坐位。

2. 吸入速效β_2-受体激动药的气雾喷剂，持续吸氧，保持血氧饱和度>90%。

3. 观察痰液的量、颜色及性状，痰液黏稠不易咳出时，可给予雾化吸入。

4. 观察患者神志、呼吸形态、速率、血氧饱和度、血气的变化，必要时协助使用机械通气。

5. 观察使用解痉平喘、激素、抗生素、化痰等药物的反应。

6. 每日及时补充液体 2 000～3 000 ml,准确记录出入量。

7. 心理护理,解除患者的紧张情绪和濒死感。

五、急性心肌梗死抢救护理常规

1. 绝对卧床休息,发作时应禁食。

2. 吸氧,根据病情调节氧流量,保持血氧饱和度≥94%。

3. 心电监护,监测生命体征、神志、心电图的变化,胸痛发作时行十二导联心电图检查。

4. 建立静脉通路,以最低速率维持通路通畅。

5. 准确使用镇痛、镇静、硝酸酯类及抗凝药物,观察并记录用药后的反应。

6. 监测心肌酶谱、肌钙蛋白等指标的变化。

7. 对于需行溶栓、介入及手术疗法的病人,应做好相应的术前准备。

8. 心理护理,消除患者的不安和恐惧情绪。

六、急性心力衰竭抢救护理常规

1. 采取端坐位,两腿下垂。

2. 高流量吸氧 6～8 L/min,湿化瓶内可加 30%～50%的乙醇,必要时建立人工气道,行机械通气。

3. 观察生命体征、意识、咳嗽咳痰情况及尿量的变化,并做详细记录。

4. 建立静脉通路,控制输液速度,观察使用镇静、利尿、强心、血管扩张剂等药物后反应。

(1) 严重气急、烦躁不安者,给予吗啡。

(2) 应用利尿剂:如速尿静脉注射,观察利尿效果,记录 24 小时出入量。

(3) 强心类药:如西地兰,静脉注射时应慢推,并注意观察心率、心律变化及不良反应。

(4) 血管扩张剂：可静脉滴注硝酸甘油，注意液体速度不可过快，同时做好血压监护。

(5) 必要时选用非洋地黄药物，如多巴酚丁胺；合并低血压时可选用 CAMP 依赖性正性肌力药物，如多巴胺或多巴酚丁胺。

5. 心理护理　减轻患者紧张与恐惧。

七、多发伤抢救护理常规

1. 立即解开或剪开患者衣裤，充分暴露检查部位，按 ABBCS 检查方法对病人的病情做出初步判断，按伤情备好急救物品。具体检查方法为：A(airway)，气道有无堵塞；B(breathe)，呼吸深度和频率；B(bleeding)，体表出血部位；C(circulate)，脉搏、血压、末梢循环；S(sense)，意识、反应。

2. 迅速吸出口鼻腔、咽部的呕吐物、血块等异物，取出活动性义齿，放置口咽通气管，必要时给予气管插管或气管切开，保证呼吸道通畅。

3. 给予鼻导管或面罩高流量吸氧，应用呼吸机者配合医生调节好呼吸机的各项参数，注意观察氧疗和通气效果。

4. 迅速建立两条或以上静脉通道给予液体复苏，首选上肢、颈内或锁骨下静脉穿刺，尽量不用下肢静脉；常规选用 16～18 号留置针；采用加压输液装置快速补充有效循环血量。

5. 根据不同的伤情选择伤员的体位：一般创伤取仰卧位；颅脑伤、颌面部伤应侧卧位或头偏向一侧；胸部伤取半卧位或伤侧向下的低斜坡卧位；腹部伤取仰卧位，膝下垫高使腹壁松弛；休克病人取仰卧中凹位。

6. 使用多功能监护仪监测伤员血压、脉搏、呼吸、血氧饱和度的变化，观察病人面色、神志、瞳孔、体温、皮肤温湿度等情况，并做好各项记录。

7. 给予留置导尿，观察每小时尿量及出入水量，并做好记录。

8. 对于经抗休克治疗仍不能维持血压的病人，或有开放性骨折、胸部开放性创口等需手术的病人，立即做好配血、皮试、备皮、更衣等术前准备。

9. 注意抬高受伤肢体，骨与关节损伤时局部固定、制动，疑有脊髓损伤者给予颈托保护病人的颈部。

10. 妥善固定各种引流管，保持引流管通畅，观察引流液颜色、性状及量，并及时记录。

八、中暑抢救护理常规

1. 迅速将患者脱离高温环境，安置于 20～25℃房间。

2. 保持呼吸道通畅，及时清除呼吸道分泌物，吸氧。

3. 采用 4℃的冰水擦浴、冰袋置于枕部及大血管处、4℃生理盐水 1 000 ml 灌肠、冷盐水胃内注入等物理方法迅速给病人降温。

4. 建立静脉通道，给予地塞米松 10～20 mg 静脉注射、氯丙嗪 25～50 mg 加入 5%葡萄糖液 500 ml 中静滴、纳洛酮 0.4～1.2 mg 静脉注射等药物降温方法迅速降温，注意与物理降温同时使用。

5. 降温过程中观察体温、脉搏、呼吸、血压、神志、皮肤颜色及尿量变化，每 15～30 分钟测量肛温、脉搏一次，肛温降至 38℃时停止降温；如有呼吸抑制、深昏迷、血压下降等情况则汇报医生，停用药物降温。

九、溺水抢救护理常规

1. 立即清除口鼻中的污泥、杂草，有义齿者取出义齿，保持呼吸道通畅，换下湿衣裤，注意加盖棉被保暖复温。

2. 迅速评估患者的生命体征，如心搏呼吸停止，立即进行心肺复苏。

3. 吸氧，开放静脉通道。淡水淹溺者用 3%的氯化钠溶液 500 ml 静滴，海水淹溺者 5%葡萄糖液 500～1 000 ml 静滴。

4. 观察有无合并损伤，如骨折、颅脑外伤等。

5. 密切观察病情变化，注意神志、呼吸频率，有无咳痰，测量血压、脉搏，注意尿的色、量、性质，并准确记录。如有异常及时报告医生。

十、电击伤抢救护理常规

1. 迅速将病人脱离电源。

2. 给予心电监护，尽早发现致死心律失常，室颤患者立即给予胸外电击除颤。

3. 对轻型电击伤者，给予平卧休息 1～2 小时，有早搏者观察 24 小时。对于重型电击伤导致心搏、呼吸停止者，立即按心肺复苏抢救护理常规进行处理。

4. 注意呼吸、脉搏、血压及心律的变化，如出现心律失常或呼吸抑制等情况，立即汇报医生，并随时做好心肺复苏的抢救配合。

5. 保持呼吸道通畅，给予高浓度氧气或含二氧化碳的混合气体吸入。

6. 注意病人有无颅脑损伤、内脏损伤、血气胸，以及骨折等合并伤存在，如有应配合医生进行抢救。

7. 对于大面积烧伤病人要注意保护创面，清除异物；对于脊髓受到电流伤害的病人应注意保持脊椎固定。

8. 注意病人神志变化，对清醒病人进行心理安慰，消除恐惧；对于出现精神兴奋症状的病人，应强迫休息；对于神志不清者，应注意防止坠床。

十一、有机磷中毒抢救护理常规

1. 接触性中毒者　立即给予脱离现场，脱去被污染的衣物，用清水彻底清洗皮肤、毛发和指甲 15～30 分钟，眼部有污染者用生理盐水彻底冲洗。

2. 口服中毒者　选用清水、温盐水、2%碳酸氢钠溶液（敌百虫禁用）或 1∶5 000 高锰酸钾溶液（对硫磷禁用）中的一种洗胃液进行胃管洗胃，清洗时注意先出后入，快进快出、出入平衡、反复清洗，直至洗清为止。

3. 洗胃过程中注意观察病人生命体征的变化，如有呼吸心搏骤停，应立即停止洗胃，进行心肺复苏抢救。

4. 早期、足量、快速、反复使用阿托品，尽快达到“阿托品化”；注意观察病人意识、皮肤、瞳孔大小、体温，以及心率的变化。

5. 早期、足量应用胆碱酯酶复能剂，使用过程中防止药液外漏，禁止与碱性药物配伍使用，监测胆碱酯酶的活性，注意观察病人中毒症状的改善情况。

6. 保持呼吸道通畅，及时有效地给予吸痰，必要时给予气管插管或气管切开。

十二、一氧化碳中毒抢救护理常规

1. 立即将病人移至空气清新的地方，解开衣领、腰带，注意保暖。

2. 保持呼吸道通畅，给予氧气吸入，流量为 8～10 L/min，有条件尽早应用高压氧治疗。

3. 呼吸心搏骤停者立即进行心肺脑复苏。

4. 迅速建立静脉通道，给予复方甘露醇 250 ml 及地塞米松 5～10 mg 快速滴注。

5. 监测病人的生命体征及神志、瞳孔变化；注意尿量及颜色变化，做好各项记录。

6. 昏迷并发高热抽搐者给予戴冰帽、体表放置冰袋或使用降温毯等物理降温措施；对于人工冬眠疗法的病人注意监测其肛温，并保持肛温在 32～34℃为宜。

第九章　肿瘤科护理常规

第一节　肿瘤化疗护理常规

一、一般护理常规

1. 化疗前评估病人一般情况，如体温、血常规、心肝肾功能等。

2. 选择合适的给药途径。优选中心静脉，尤其发泡剂及强刺激药物；经外周静脉输注应做好风险告知，遵守操作规程，防止药物外渗。

3. 讲解化疗相关知识及注意事项。告知患者在输注化疗药物时，如出现疼痛等不适，应及时向汇报护士。

4. 正确配置和输注化疗药物，并做好化疗自身防护。输注过程中注意控制速度，加强巡视。

5. 化疗药物如不慎外渗，执行化疗药物外渗的护理常规。

6. 密切观察化疗毒副反应，如恶心、呕吐、腹痛、腹泻、血尿等。特殊化疗药物输注应观察生命体征，如易过敏的紫杉类、易损伤心肌的蒽环类等，发现异常及时汇报医生。

7. 鼓励患者在化疗前和化疗过程中多饮水，每日饮水量达2 000～3 000 ml；应用大剂量顺铂、甲氨蝶呤、异环磷酰胺等药物应密切监测24小时尿量。

8. 给予高维生素、高蛋白、清淡易消化饮食，少量多餐，鼓励进食。

9. 做好化疗毒副反应护理，如骨髓抑制的护理、口腔黏膜炎的预防和护理等。

10. 关心患者，提供心理支持，帮助患者正确认识脱发等形象改变。保持病室清洁、安静、空气流通及适宜的温湿度，避免不良气味刺激。

11. 做好出院指导，包括预防感染、导管维护、休息与营养、定期复查等。

二、检查及治疗护理常规

(一) 胸腹腔灌注化疗护理常规

1. 备好灌注化疗所需用物，灌注液加温至 41～43℃，灌注袋有“非静脉用药”标识。

2. 协助医师实施胸腹腔穿刺放液及灌注化疗。胸腔放液：第一次不超过 500～800 ml，以后每次不超过 1 000 ml；腹腔放液：第一次不超过 1 000 ml，以后每次一般不超过 3 000 ml，放液速度不宜过快。

3. 做好灌注护理

(1) 灌注前：协助病人排尿；确认引流管在胸腹腔内。

(2) 灌注时：观察滴速，以防输液管扭曲、滑脱、空气注入腹腔；观察引流管是否固定牢固，防止导管滑出、药液渗入皮下。

(3) 胸腔灌注中：注意观察有无心慌、胸闷、呼吸困难；腹腔灌注中观察有无腹痛、腹胀、渗液等。如有不良反应应减慢或停止灌注，配合医师采取相应措施。

(4) 灌注后：指导和协助患者更换体位，平卧、左侧、右侧、俯卧、头低脚高、头高脚低，根据病情每个体位保持 15～20 分钟，维持 1～2 小时。

4. 观察化疗毒副反应，如呕吐、腹泻等，鼓励病人多饮水。

5. 做好引流管护理，观察穿刺部位有无红肿、渗液，引流管有无脱出。

(二) 化疗药物外渗护理常规

【化疗药物外渗的预防】

1. 由经过专业培训的护士执行静脉化疗。选择给药途径时，必须了解各类药物的局部刺激性，对于强刺激性药物切忌漏于皮下。

2. 选择最佳的穿刺部位　应选择前臂的大静脉，切勿在靠近肌腱、韧带及关节等处静脉给药，以防造成局部损伤；避免在放射治疗的肢体、有动静脉瘘的肢体、乳腺手术患侧、淋巴水肿等部位穿刺；避免在24小时内已接受过穿刺的静脉给药。

3. 在穿刺过程中避免用针头在组织中探找静脉。穿刺成功后保证针头固定稳妥，避免脱出。

4. 强刺激性药物建议选用PICC或深静脉置管给药，外周静脉给药者宜用前壁较粗的静脉。

5. 输注化疗药物前，应检查是否有回血，证实针头在血管内方可给药，如果无回血，或不能确定针头完全在血管内，则另外选择血管重新穿刺，避免使用同一静脉远端。

6. 根据化疗药物浓度、特性和患者的血管条件来决定给药的速度。

7. 在注射过程中不断询问病人有无疼痛或烧灼感，并注意观察给药部位有无红肿等现象。

8. 强刺激性药物输注过程中，护士必须在床旁监护直至药物全部输注体内；输注完毕后，继续以生理盐水或葡萄糖液冲洗管道后再拔针。

【化疗药物外渗的处理】

1. 须由经过肿瘤专业知识培训的注册护士在医生指导下处理。

2. 一旦发现或怀疑化疗药物外渗，应立即停止输液，保留针头，并尽量回抽残留药物后拔除，及时汇报医生。

3. 使用适宜的解毒剂(静脉或局部)。

4. 无特殊解毒剂，根据外渗的范围局部注射2%利多卡因5 ml＋地塞米松5 mg＋生理盐水适量。

5. 局部冷敷6～12小时，但草酸铂发生外渗禁忌冷敷，注意防冻伤。

6. 抬高患肢，避免受压。

7. 硫酸镁、如意黄金散等外敷或喜疗妥软膏（多磺酸粘多糖软膏）外涂。

8. 外渗24小时后局部行氦氖激光照射，每日1次，每次10分钟。

9. 有水泡，避免摩擦、受压，保持皮肤完整性。一旦破溃不可涂抹任何药剂，应清创，无菌换药。

10. 对广泛组织坏死可进行手术清创、皮瓣移植、植皮。

11. 应持续观察和评估患肢的运动、感觉和肢端血运情况等并记录。

（三）分子鞘内化疗护理常规

1. 术前做好解释，消除患者的焦虑和紧张情绪。

2. 术前评估病人有无麻醉药物过敏史。

3. 术中协助病人取固定体位，避免移动，以防针头折断。

4. 穿刺过程中随时观察病人意识、瞳孔、脉搏、呼吸变化。

5. 术后指导病人去枕平卧4～6小时，告知卧床期间不可抬高头部，可适当转动身体。

6. 保持注射穿刺部位敷料清洁干燥，观察有无渗液、渗血，24小时内不宜淋浴。

7. 观察有无穿刺并发症及药物神经系统毒性反应，如头痛、腰背痛、抑郁、嗜睡、懒言、淡漠、言语及吞咽困难等。发现异常及时汇报医生，反应轻者对症处理，反应重者给予镇静、镇痛及脱水治疗，以防止颅内压增高及脑水肿发生。

（四）分子靶向治疗护理常规

1. 分子靶向药物一般放2～8℃冰箱保存，现配现用。严格按照药品说明书要求正确配药，勿剧烈震荡。与化疗药物联合应用时注意给药先后顺序。

2. 首次给药前询问过敏史，过敏体质以及蛋白类生物制品过敏者慎用，必要时备好抢救物品。

3. 靶向药物输注

(1) 单独使用输液器，输注前后必须使用生理盐水冲洗输液器，输注中严格控制输注速度。

(2) 药物输注 15 分钟内应密切观察生命体征，发现异常立即减慢滴速或暂停用药，报告医生；如无异常 30 分钟巡视一次，直至药物输注结束后 2 小时。

(3) 根据靶向药物的不同应重点观察用药不良反应，如利妥昔单抗(美罗华)、曲妥珠单抗(赫赛汀)有无超敏反应、心功能不全等；西妥昔单抗(爱必妥)有无皮疹、腹泻等；恩度有无心脏、消化道不良反应；贝伐单抗(安维汀)有无胃肠穿孔、出血、高血压危象等。

4. 健康教育

(1) 告知患者用药后应卧床休息，起床时不可过急，下床活动应有人陪伴，以免发生意外。

(2) 指导患者正确服用口服类靶向药物如吉非替尼片(易瑞沙)、盐酸厄洛替尼片(特罗凯)、甲苯磺酸索拉非尼片(多吉美)等，并观察有无皮疹、腹泻等不良反应。

(3) 根据皮肤损害程度，做好相应的皮肤护理，减少日晒时间。

(五) 细胞治疗护理常规

1. 告知患者细胞治疗的相关知识及注意事项。

2. 细胞采集　前一天晚餐及当天早餐禁忌油腻食物，采集后当日避免剧烈活动。

3. CIK 或 DC-CIK 细胞回输

(1) CIK 或 DC-CIK 收集制备后应尽快回输，输注前需 2 人核对，检查外包装有无破裂、细胞液颜色、有无絮状物等。

(2) 用≥22G(或 7 号)静脉穿刺工具建立静脉通道，采用一次性输血器，输注前后用生理盐水冲管。

(3) 输注前轻轻摇匀输液袋，输注速度要先慢后快，保持输液通畅，尽量在 1 小时内输完。

(4) 加强巡视，观察生命体征，注意有无寒战、发热、心慌、胸闷、恶心、呕吐、皮疹、瘙痒等症状，一旦发生立即暂停回输，通知医生。

4. DC注射注意事项

(1) 采用≥18G注射针头(留置针),选择靠近淋巴结丰富部位(如腹股沟或腋窝淋巴结处),严格无菌操作。

(2) 注射后按压进针点5分钟后用无菌输液贴覆盖,嘱患者不要按压局部皮丘。

5. 细胞输注后嘱患者卧床休息30分钟,观察穿刺局部皮肤情况以及有无寒战、发热、过敏等反应。

三、常见疾病护理常规

(一) 肺癌化疗护理常规

1. 执行肿瘤化疗一般护理常规。

2. 用药护理

(1) 观察化疗毒副反应:顺铂应观察有无恶心呕吐、耳鸣、头晕等,做好水化并监测24小时尿量;紫杉醇类药物观察有无过敏反应;伊立替康应观察有无腹泻,特别注意有无迟发性腹泻。

(2) 行肺切除术的患者输液速度应减慢。

3. 病情观察及护理

(1) 观察患者胸痛、胸闷、呼吸困难的程度及伴随症状;痰液的量和性状;有无发绀、咯血,有无癌肿压迫、远处转移的征象。

(2) 保持呼吸道通畅,指导患者深呼吸及有效咳嗽,协助翻身拍背促进痰液排出。呼吸困难时取半卧位,氧气吸入。

(3) 上腔静脉综合征患者应取半卧位或坐位,必要时吸氧;选择下肢静脉输液,控制滴速;低盐饮食,记录出入量等。

4. 胸腔灌注化疗者执行胸腹腔灌注化疗的护理常规。

5. 教育患者严格戒烟,避免到人群密集地,预防呼吸道感染。

(二) 原发性纵膈肿瘤化疗护理常规

1. 心理护理　讲解有关诊断、治疗的知识,使其对自己的病情、治疗方法及治疗效果有初步的了解,从而取得病人的密切配合。

2. 饮食护理　化疗期间给予高热量、高蛋白、高维生素、低脂肪、清淡易消化饮食。

3. 体位与活动　有胸闷、呼吸困难者，协助病人取半卧位或端坐位。保证充足的休息和睡眠，避免疲劳和情绪波动。

4. 病情观察及护理　保持呼吸道通畅、做好抢救准备，防止发生窒息；有效吸氧，保持氧气导管通畅；雾化吸入，帮助病人翻身、拍背，促进排痰；胸背部疼痛者，予止痛药缓解；咽肌无力出现吞咽困难，咽喉分泌物增多时，及时吸出分泌物，防止窒息；注意危象的观察，一旦出现胸闷、气紧、烦躁不安等症状，须保持呼吸道通畅，配合医生抢救。

5. 用药护理　根据医嘱按时、准确给药。强刺激药物宜深静脉给药，外周静脉输注过程中发生外渗及时处理。输注过程中注意控制速度，并严密观察用药反应。观察病人化疗毒副反应及并发症，并汇报医生及时处理。

6. 健康教育　鼻腔及口腔有分泌物时及时清除，保持空气流畅、清新，避免感冒，防止呼吸道感染；避免过度劳累、受凉、感染、外伤和激怒等，以防肌无力危象发生；根据身体情况制定活动量，如散步、慢跑、打太极拳等。

（三）食管癌化疗护理常规

1. 心理护理　向病人讲解疾病及治疗相关知识，帮助病人增强战胜疾病的信心，积极配合治疗。

2. 饮食护理　出现哽噎感时，不要强行吞咽。哽噎严重时应进流质或半流质，以少渣或无渣为宜；食管炎进食疼痛者应给予止痛，进食少渣、无刺激流质，少量多餐；对于完全不能进食的病人，应采取静脉营养治疗，以维持病人机体的需要。

3. 病情观察及护理　注意有无吞咽困难、食物反流、胸骨后或背部疼痛、呕血、黑便、声音嘶哑等临床表现。

4. 用药护理　根据医嘱按时、准确给药。强刺激药物宜深静脉给药，外周静脉输注过程中发生外渗及时处理。输注过程中注意控制速度，并严密观察用药反应。观察病人化疗毒副反应及并发症，并汇报医生及时处理。

5. 健康教育　避免进食致癌食物，如腌制食物，发霉的米、面、花生等，熏烤的鱼、肉、香肠等，腐烂的蔬菜、水果等；加强口腔卫生，进食后饮温水冲洗食管；保持心情愉快。生活有规律，戒烟酒。保证充分睡眠，适量进行体育锻炼，如慢跑、散步、太极拳等，注意劳逸结合。

（四）乳腺癌化疗护理常规

1. 心理护理　鼓励病人讲出自己的感受，帮助病人逐渐适应形体改变后的角色，纠正形象紊乱所致的负性情绪；鼓励其配偶多给予病人心理支持，主动关心病人的心理变化，经常陪伴病人，与病人共同经历治疗过程，创造轻松愉快的家庭环境。

2. 饮食护理　化疗期间给予高热量、高蛋白、高维生素、低脂肪、清淡易消化饮食。

3. 评估病人患肢疼痛、血运、伤口愈合情况，如有水肿需抬高患肢，避免患肢负重和长时间下垂，指导患者进行患肢功能锻炼。

4. 输液通路首选 PICC，术后病人应避免患肢输液、注射给药、抽血、测血压等。

5. 用药护理　根据医嘱按时、准确给药。强刺激药物宜深静脉给药，外周静脉输注过程中发生外渗及时处理。输注过程中注意控制速度，并严密观察用药反应。观察病人化疗毒副反应及并发症，并汇报医生及时处理。

6. 健康教育　指导病人化疗前理短发，购买假发或帽子，告知脱发是暂时性的，停止化疗后头发会再生。脱发后要注意保护头皮，不要使用刺激性的香皂、洗发水；坚持患肢的功能锻炼；坚持佩戴义乳，以促进康复，维持身体平衡。

（五）胃癌化疗护理常规

1. 执行肿瘤化疗一般护理常规。

2. 饮食护理　给予高蛋白、高维生素、无刺激、易消化软食或半流质饮食，少量多餐。胃大部分切除患者应给予低碳水化合物、高蛋白饮食，进食后平卧 10～20 分钟，预防倾倒综合征；碱性反流性胃炎患者给予低脂、少渣、无刺激饮食。

3. 用药护理

(1) 观察化疗毒副反应：草酸铂应观察有无末梢神经毒性，告知病人注意保暖；紫杉醇应观察有无过敏反应；大剂量 5-FU 应观察有无口腔溃疡等。

(2) 5-Fu、生长抑素等使用微量注射泵应定时巡视，保证微量泵正常运行。

4. 病情观察　观察患者腹痛的性质、部位及伴随症状；呕吐物的性质、量及颜色；营养状况；有无呕血、黑便，有无幽门梗阻、远处转移的征象。

5. 腹腔灌注化疗者执行胸腹腔灌注化疗的护理常规。

(六) 大肠癌化疗护理常规

1. 执行肿瘤化疗一般护理常规。

2. 饮食护理：给予高热量、高蛋白、高维生素、稀软易消化的少渣饮食，避免生冷、粗糙、刺激、产气食物。

3. 用药护理

(1) 观察化疗毒副反应：使用草酸铂应观察有无末梢神经毒性，告知病人注意保暖；伊立替康应观察有无腹泻，特别注意迟发型性腹泻；卡培他滨应观察有手足综合征等。

(2) 使用微量注射泵应定时巡视，保证微量泵正常运行，药物按时输注。

4. 病情观察

(1) 观察排便的性状、次数、颜色、伴随症状；有无腹部肿块、有无腹痛、呕吐、排气停止等肠梗阻表现以及远处转移的征象。

(2) 肠道梗阻者应禁食、胃肠减压、静脉补液等。

(3) 肠造口护理：观察肠造口有无出血、坏死、狭窄及造口疝等并发症，排泄物的颜色、量、性状、气味等；保持造口周围皮肤清洁干燥，可涂抹皮肤保护剂；指导患者使用人工肛门袋，养成定时排便习惯。

5. 腹腔灌注化疗者执行“胸腹腔灌注化疗的护理常规”。

（七）肝癌化疗护理常规

1. 执行肿瘤化疗一般护理常规。

2. 饮食护理　给予高热量、适量优质蛋白质、富含维生素、低脂肪、易消化的食物，忌食粗糙、油炸、过硬、辛辣刺激性食物。

3. 用药护理　观察化疗毒副反应：呕吐、腹胀、腹泻、便秘、骨髓抑制等症状。

4. 病情观察及护理

（1）观察肝区疼痛的强度、性质、部位及伴随症状；有无出血、水肿、皮肤瘙痒、黄疸；有无行为及神志异常；有无远处转移的征象。

（2）一旦发现消化道出血或肝癌破裂出血征象，应备好急救物品，密切监测生命体征等。

（3）腹水者应取半卧位，观察体重及腹围变化，记录 24 小时出入量，限制食盐的摄入量。

（4）肝性脑病患者给予低蛋白饮食，每日蛋白总量 20～40 g，选用优质蛋白，禁用肥皂水灌肠等。

（5）皮肤瘙痒者禁止抓挠，避免理化刺激，穿宽松棉质衣服。

5. 指导患者　保持大便通畅，防止便秘；注意休息，减少活动；保持情绪稳定，戒烟戒酒，忌服损肝药物。

（八）恶性淋巴瘤化疗护理常规

1. 心理护理　注意倾听病人的主诉，了解并满足病人的需求，讲解疾病及治疗的相关知识，增强病人战胜疾病的勇气及信心。

2. 饮食护理　病人由于发热、化疗等因素导致胃纳差、消耗大，故应注意饮食的合理搭配及营养均衡，其营养原则为高热量、高蛋白、高维生素饮食。忌葱、蒜、姜、桂皮等辛辣刺激性食物。

3. 病情观察及护理

（1）监测体温变化：发热时采取降温措施并做好生活护理，如皮肤、口腔护理。

（2）疼痛：遵医嘱予止痛药物，观察用药后的效果及不良反应。

(3) 呼吸道受阻或压迫:给患者取半卧位及高流量吸氧。

(4) 吞咽困难:鼓励患者进食流质,严重者给予肠外营养。

(5) 腹腔淋巴结或肠道受累:应观察患者有无排气,大便次数、性质,疼痛持续的时间、性质等,警惕出现肠梗阻。

(6) 上腔静脉综合征:取坐位或半卧位休息,吸氧,保持呼吸道通畅,防止窒息;限制食物中钠盐的摄入以减轻水肿;选择下肢静脉输液,限制输液量,控制输液速度;监测生命体征;准确记录出入液量,维持体液平衡;对意识障碍的病人应保证病人的安全,防止损失;做好气管切开的准备。

(7) 预防急性恶性肿瘤溶解综合征:水化、碱化尿液,记录24小时尿量及尿pH值,保持尿液>2 000 ml/24 h,尿pH值≥7;注意观察有无恶心、腹胀、腹泻、肌肉无力、肌肉痉挛、抽搐等症状,有异常及早汇报医生并采取措施。

4. 行鞘内注射化疗药物者护理详见鞘内化疗护理常规。

5. 用药护理　根据医嘱按时、准确给药。强刺激药物宜深静脉给药,外周静脉输注过程中发生外渗及时处理。输注过程中注意控制速度,并严密观察用药反应。观察病人化疗毒副反应及并发症,并汇报医生及时处理。

6. 健康教育　保证充分休息,加强营养,保持心情舒畅,适当锻炼,增强体质;少去公共场所,防止交叉感染;教会病人自查淋巴结的方法,如感到身体不适或肿块增大,应及时就诊。

(九) 膀胱癌化疗的护理常规

【局部化疗(膀胱灌注化疗)】

1. 执行肿瘤化疗一般护理常规。

2. 备好灌注化疗所需用物。

3. 嘱患者灌注前排空膀胱。

4. 嘱患者灌注前半小时及灌注后1小时控制饮水量;灌注后1小时开始增加饮水量,每天尿量达2 500 ml以上。

5. 灌注结束,指导患者每半小时变换体位,俯、仰、左、右侧位各半小时，保留2小时后自行排出尿液。

6. 灌注后观察患者的尿色及尿量，有无疼痛及出血性膀胱炎的症状。

7. 告知患者灌注后常发生尿频、尿急、尿痛或轻微肉眼血尿等症状，一般在1～3天内症状消失，如上述症状进行性加重，及时到医院就医。

8. 每周灌注一次，每周行血常规检查一次（$WBC<3\times10^9/L$暂停灌注，$WBC<1\times10^9/L$保护性隔离）。

【全身化疗】

1. 执行肿瘤化疗一般护理常规。

2. 化疗期间鼓励患者多饮水。

3. 观察化疗毒副反应　使用多西他赛类药物，化疗前按时准确使用抗过敏药，化疗时注意观察患者有无过敏反应；使用顺铂应注意观察有无耳鸣、头晕、听力下降，做好水化并监测患者24小时尿量、观察尿色及尿的性状；观察患者有无恶心、呕吐等胃肠道反应。

4. 关注患者的血常规及生化检查结果。

（十）前列腺癌化疗护理常规

1. 执行肿瘤化疗的一般护理常规。

2. 饮食护理：宜清淡、低脂肪，避免辛辣和烟酒，多食谷类、坚果与蔬菜类食物，多饮水。

3. 保持大便通畅，排便时避免过度用力。

4. 观察尿液的颜色、性状、量及有无膀胱刺激征、排尿困难、尿潴留。

5. 保持会阴部清洁卫生。

6. 观察化疗药物的毒副反应　多西他赛类药物化疗前按时准确使用抗过敏药，化疗时观察有无过敏反应，观察患者有无恶心、呕吐等胃肠道反应。

7. 关注患者的血常规检查结果。

8. 出院指导　① 定期复查，关注PSA变化；② 按时服药。

（十一）肾癌化疗护理常规

1. 饮食护理　低盐饮食，进食清淡而富含维生素的食物；保持充足水分摄入，饮水量每日 2～3 L，保证足够的尿量，维持良好的肾功能。

2. 行免疫治疗的患者，监测患者体温、血常规、肝、肾功能，做好对症处理，保证患者舒适，保持足够的水分摄入。

3. 行靶向治疗的患者，观察患者的过敏反应，做好手足皮肤护理，保持皮肤湿润，涂抹尿素霜，不得撕扯蜕皮，避免皮肤接触刺激性的液体，着宽松、舒适的棉质衣物；观察患者有无腹泻，做好对症处理；监测患者的血常规、肝、肾功能及血压。

4. 出院指导　① 定期复查 B 超、CT 和血、尿常规、肝、肾功能。② 用药指导：指导患者按时用药；教会患者正确使用干扰素的方法；告知患者使用药物后可能出现的不良反应，当不良反应不能耐受时，及时到医院就诊，调整用药。

（十二）恶性黑色素瘤化疗护理常规

1. 心理护理　向病人讲解疾病及化疗相关知识，帮助、指导病人恢复自理能力，稳定情绪，延缓病情进展，维护病人的尊严和生存价值。

2. 饮食护理　化疗期间给予高热量、高蛋白、高维生素、低脂肪、清淡易消化饮食，忌食辛辣刺激的食物。

3. 病情观察及护理　评估肢体残端伤口愈合是否良好，观察皮肤颜色、温度及血运情况；病变部位皮肤有无溃疡、出血、灼痛或瘙痒等情况，有无区域淋巴结肿大，有无其他脏器转移；疼痛的部位、程度、性质、持续时间等。病变部位破溃处若有出血、溃疡时，给予相应的处理。做好截肢病人肢体残端的护理，注意保护病变部位的皮肤，不要搔抓，热水烫洗等，保持局部清洁。

4. 进行 DC、CIK 治疗者护理详见 DC、CIK 回输护理。

5. 用药护理　根据医嘱按时、准确给药。强刺激药物宜深静脉给药，外周静脉输注过程发生外渗及时处理。输注过程中注意控制速度，并严密观察用药反应。观察病人化疗毒副反应及并发症，并汇报医生及时处理。

6. 健康教育　黑痣处皮肤减少摩擦，出现黑痣突然变大、毛发脱落、出血等要引起重视，及时检查。

第二节　肿瘤放射治疗护理常规

一、一般护理常规

1. 心理护理　主动关怀病人，听取病人主诉，评估病人的心理状态；讲解肿瘤的相关知识、治疗的过程，消除病人心理负担。

2. 饮食护理　指导病人进食清热解毒、滋阴生津的食物，如藕汁、萝卜汁、冬瓜、西瓜等；多食一些鱼、肉、蛋、奶、新鲜蔬菜、水果等高蛋白、高维生素食物；忌食热性食物，如狗肉、羊肉、兔肉、龙眼等；忌食辛辣香燥等刺激性食物，如胡椒、葱、蒜、韭菜等。

3. 休息与活动　指导患者充分休息（如临睡前用热水泡脚、听轻音乐等促进睡眠，放疗后卧床休息半小时）、适当的活动（如每日适当的步行、做操、打太极拳、上下楼梯等）和相应功能锻炼（语言、肢体、张口等）。

4. 放疗前讲解放疗时做到三位（定位时、画野时、照射时）配合方法；病人放疗中保持摆位时体位，切忌自行移动。

5. 皮肤护理　着棉质、宽松内衣，照射野皮肤保持清洁干燥，忌用强碱性肥皂、酒精等刺激性化学物品，避免摩擦、抓挠、阳光直接暴晒；保持照射野标记清晰，如标记线模糊及时找医师补画，切忌私自添加及涂改；讲解放疗结束后半年内需继续保护照射野皮肤。干性皮肤反应时，保持局部干燥，忌撕脱皮，明显瘙痒时可用皮肤保护剂涂患处；湿性皮肤反应时，局部涂皮肤保护剂、表皮生长因子等；溃疡坏死时，局部换药，予消炎及表皮生长因子等治疗。

6. 口腔护理　指导头颈部病人放疗前拔除龋齿，治疗破损的牙齿或牙周炎。指导病人用软毛牙刷刷牙，每日漱口 4～5 次，放疗开始后用漱口液漱口。

7. 做好骨髓抑制的护理。

8. 做好疼痛及压疮的预防和护理(见疼痛护理、压疮护理)。

9. 出院指导　① 出院带药的正确服用。② 继续功能锻炼。③ 继续保护照射野皮肤。④ 保持乐观情绪,适当体育锻炼,戒掉不良嗜好,如抽烟、酗酒等。⑤ 定期复查。

二、常见疾病护理常规

(一) 鼻咽癌放疗护理常规

1. 放疗前　治疗口腔炎症,常规拔除龋齿和残根,除去金属冠齿等。

2. 放射性口腔黏膜炎　放疗开始后使用漱口液漱口,保持口腔清洁湿润。局部口腔溃疡和感染时,使用促表皮生长因子和消炎等。口腔疼痛进食困难时,进食流质或半流质食物,确保营养供给。

3. 放射性皮炎　放疗期间着棉质低领宽松衣服,照射野皮肤忌用强碱性肥皂、酒精等刺激性化学物品,避免摩擦、抓挠、阳光直接暴晒。可预防或治疗性使用皮肤保护剂、表皮生长因子等。

4. 保持鼻咽腔清洁　鼻咽冲洗每日 1～2 次。

5. 关节功能锻炼　张口锻炼(用口塞支撑在牙齿间,每次 10～30 分钟,每日 1～3 次);颈部运动(颈部做前后左右的缓慢旋转运动,每次 10～30 分钟,每日 1～3 次)。

6. 鼻咽出血的预防　保持鼻腔清洁、湿润,勿用手抠鼻。鼻咽出血的处理:出血时,头偏向一侧,行油纱条、明胶海绵填塞或后鼻孔填塞压迫止血,给予止血剂。

7. 出院指导　① 定期复查。② 继续保护照射野皮肤。③ 坚持张口练习及颈部锻炼。④ 鼻咽冲洗。⑤ 按时服药。

(二) 喉癌放疗护理常规

1. 观察有无咳嗽咳痰、声音嘶哑、呼吸困难、咽喉部异物感、咯血、缺氧等症状。

2. 放疗期间注意口腔黏膜反应,有无黏膜充血、疼痛,感染等，嘱病人少量多次饮水，保持口腔清洁湿润。

3. 呼吸道管理　指导深呼吸及有效咳嗽。痰液黏稠者予雾化吸入；咯血者，床边备吸引器，大出血时，予头低足高位，吸出口腔、呼吸道分泌物，保持呼吸道通畅。

4. 气管套管的护理　根据病人的咳痰量每日清洗内套管，更换固定的沙袋及气管套纱块，保持气管造口皮肤清洁、干燥。

5. 皮肤护理　着棉质低领内衣；照射区皮肤避免理化刺激、理疗、热敷、风吹和日晒；照射区勿用手抓挠，每周修剪指甲一次；可预防或治疗性使用皮肤保护剂、表皮生长因子等。

6. 放疗期间应将金属套管更换为塑料套管。

7. 对失语的患者可以使用手势、写字板等方法进行沟通。

8. 出院指导　① 定期复查。② 继续保护照射野皮肤。③ 保持呼吸道通畅，防止窒息和感染。

(三) 颅内肿瘤放疗护理常规

1. 观察有无颅内压增高的症状，如发作性剧烈头痛、喷射性呕吐、视力减退及瞳孔变化。严密观察呼吸、脉搏、血压的变化，警惕脑疝的发生。静滴甘露醇应30分钟内结束。

2. 指导病人注意休息，避免使用颅内压增高的动作：如用力、咳嗽、打喷嚏、屏气等，避免情绪激动，多食新鲜水果，保持大便通畅。

3. 放疗期间注意安全，床边加护栏，下床活动予以协助，有人陪伴，防止意外。对有癫痫、感觉、运动障碍等患者，嘱家属24小时陪护并做好交接班，防止坠床、跌倒及烫伤等意外发生。

4. 对有肢体功能障碍的患者，每日对患侧肢体进行伸屈、外展等被动运动，防止肌肉萎缩。

5. 皮肤护理　着棉质低领内衣；照射区皮肤避免理化刺激、理疗、热敷、风吹和日晒；照射区勿用手抓挠，每周修剪指甲一次；可预防或治疗性使用皮肤保护剂、表皮生长因子等。

6. 出院指导　① 定期复查。② 继续保护照射野皮肤。③ 讲解有关脑水肿和癫痫的医学常识及急救方法，使病人及家属掌握自我防护。

(四)食管癌放疗护理常规

1. 观察进食情况　有无进食疼痛、呛咳、进食梗阻、进行性吞咽困难。

2. 放疗期间予微温、清淡的流质或半流质饮食。食物宜细、碎、软,避免进食多渣、过大、过硬、过热、辛辣刺激性食物,进食时速度易缓慢,宜坐位进食,进食后不宜马上平卧,饮少量温开水以冲洗食管,药片宜研碎后吞服,胶囊类制剂应去除胶囊外壳后服用。

3. 观察生命体征变化,排便情况;注意有无食管穿孔及出血先兆;有无高热、胸、背部疼痛;进食后有无胸闷、呼吸困难及呕吐等。

4. 放射性纵隔炎护理　如出现胸闷、低热、白细胞数升高、脉率增快,配合医生消炎治疗。

5. 放射性食管炎护理　表现为吞咽时疼痛,严重者可出现胸部剧痛、发热、呛咳、呕吐、呕血,向患者解释这些只是暂时症状。做好患者心理护理,鼓励进食。

6. 放射性肺炎护理　病人可能出现发热、气短、咳嗽、咳痰等,必要时予低流量吸氧。指导其卧床休息,保持镇静、保暖。

7. 发生食管穿孔的护理　禁食、水,必要时置十二指肠营养管鼻饲,协助翻身拍背,保持呼吸道通畅,配合医生给予抗炎支持治疗。

8. 消化道大出血的护理　予绝对卧床,侧卧位或半坐卧位,防止误吸,禁食、禁水,迅速建立静脉通道,尽快补充血容量。

(五)肺癌放疗护理常规

1. 严格戒烟、避免被动吸烟　保持室内空气新鲜,定时开窗通风,预防呼吸道感染。

2. 上腔静脉阻塞综合征的护理　病人出现上腔静脉压迫、呼吸困难,指导病人半卧位或坐位,给予持续低流量氧气吸入,保持呼吸道通畅。选择在下肢静脉低速输液。进低盐易消化食物减轻水肿。

3. 放射性肺炎的护理　多见于放疗2周时(病人可能出现发热、气短、咳嗽、呼吸困难、胸痛等),配合医生消炎、镇静、止咳治疗,必要时予低流量吸氧。指导其卧床休息、保持镇静、保暖。

4. 放射性食管炎的护理　多见于放疗1～3周(一般吞咽时疼痛,严重者可出现胸部剧痛、发热、呛咳、呕吐、呕血)。指导进清淡、无刺激性流质或半流质,忌粗、硬、烫、辛辣食物,进食宜缓慢,并饮温开水冲洗食管。

5. 出院指导　① 定期复查。② 继续保护照射野皮肤。③ 按时服药。④ 如出现疲乏、体重减轻、咳嗽加重或咳血时随时就诊。

(六) 纵隔肿瘤放疗护理常规

1. 严格戒烟,注意口腔卫生。

2. 放疗期间注意保护心脏区域,注意观察病人是否有咳嗽、咳白色泡沫痰、呼吸急促、胸痛、咯血等,予抗生素、肾上腺皮质激素、雾化吸入等治疗。

3. 胸腺瘤病人严密观察有无眼睑下垂、发音、吞咽、呼吸异常等情况。

4. 放射性纵隔炎护理　如出现胸闷、低热、白细胞数升高、脉率增快,予消炎治疗。

5. 放射性食管炎护理　多见于放疗1～3周(一般吞咽时疼痛,严重者可出现胸部剧痛、发热、呛咳、呕吐、呕血)。指导进清淡、无刺激性流质或半流质,忌粗、硬、烫、辛辣食物,进食宜缓慢,并饮温开水冲洗食管。

6. 出院指导　① 定期复查。② 继续保护照射野皮肤。③ 按时服药。

(七) 乳腺癌放疗护理常规

1. 做好心理支持　指导佩戴假发、帽子或头巾,佩戴义乳;鼓励配偶多陪伴病人,并注意保护患者隐私。

2. 功能锻炼　评估患侧手臂功能恢复情况,指导做提、拉、抬、举等各种锻炼。出现水肿时，可行向心性按摩。患肢避免测血压、静脉穿刺。

3. 放疗期间指导病人穿柔软、吸湿性强的棉质衣服，保持腋窝处的透气、干爽，避免皮肤摩擦。

4. 放射性肺炎的护理　病人可能出现发热、气短、咳嗽、咳痰等，应配合医生消炎、镇静、止咳治疗，必要时予低流量吸氧。指导患者卧床休息、保持镇静、保暖。

5. 放射性食管炎的护理　指导进清淡、无刺激性流质或半流质，忌粗、硬、烫、辛辣食物，进食宜缓慢，并饮温开水冲洗食管。

6. 乳腺癌脑转移的护理　观察有无颅内压增高症状，如恶心、呕吐、头晕、头疼等，快速输注甘露醇。

7. 乳腺癌骨转移的护理　防止病人跌倒、摔倒，放疗时使用轮椅。

8. 出院指导　① 定期复查。② 继续保护照射野皮肤。③ 继续功能锻炼。④ 按时服药

(八) 肠癌放疗护理常规

1. 饮食护理　注意饮食卫生，进易消化、细软、营养丰富的食品，少油腻、少渣，避免生、冷、硬食物，造口患者避免进食可产生胀气(如萝卜、豆类)、刺激性气味(如韭菜、大蒜)的食物。

2. 会阴护理　每日清洗会阴部，保持清洁干燥，忌用刺激性化学物品，着宽大、棉质内裤。定期观察会阴部、造口周围皮肤，必要时给予皮肤保护剂、表皮生长因子等对症处理。

3. 放射性直肠炎的护理　早期可出现大便次数增加、腹痛、腹泻，严重者可有血便。应加强保暖，指导进无刺激性、易消化饮食(如稀饭、软面条)。

4. 放射性膀胱炎的护理　出现尿频、尿急、尿痛等膀胱刺激征，嘱病人多饮水，勤排尿，并告知放疗结束后膀胱功能可恢复正常。

5. 造口患者避免做增加腹压的运动，如屏气、咳嗽、提重物等；放疗后发生骨盆疼痛者，指导活动时避免骨盆沉重，动作缓慢。

6. 出院指导　① 定期复查。② 造口护理。③ 按时服药。

（九）晚期肿瘤骨转移放疗护理常规

1. 疼痛的护理　见疼痛护理常规。

2. 病理性骨折的预防　指导病人睡硬板床，走路时小心，防止摔倒或撞到；疼痛部位动作宜缓慢或制动。

3. 出院指导　① 定期复查。② 继续保护照射野皮肤。③ 继续功能锻炼。④ 按时服药。

（十）宫颈癌放疗护理常规

1. 观察患者阴道流血、排液的量和性质。自放疗之日起，指导病人常规每日 1 次阴道冲洗，月经期、妊娠期及阴道出血禁忌冲洗。

2. 放射性皮炎的预防　观察外阴皮肤，保持放射区域皮肤清洁、干燥，穿棉质、宽松内衣裤并勤换洗。

3. 放射性膀胱炎的预防　多饮水，勤排尿，但放疗前需排空膀胱。

4. 放射性肠炎的预防　指导进食易消化、少渣、少油半流质饮食，避免吃易产气的食物如糖、豆类、碳酸类饮料等，注意保暖，减少活动。

5. 放疗过程中出现肛门疼痛或痔疮疼痛发作者，指导保持肛门周围皮肤清洁、干燥，减少粗纤维食物摄入。

6. 腔内照射后出现腹痛、阴道流血者，密切观察，病人宜卧床休息，减少活动。

7. 出院指导　① 放疗结束后的 3～6 个月内仍需坚持阴道冲洗，防止阴道粘连。② 进行性知识指导，宫颈伤口约 3 个月愈合，方可恢复性生活。③ 出院后如有尿频、突发性血尿、大便伴脓血及局部出现肿块等及时就诊。

第三节　肿瘤介入治疗护理常规

一、一般护理常规

（一）术前护理

1. 详细了解病情　包括患者既往疾病史和有无药物过敏史。

2. 协助完善术前各项检查，如抽血查凝血酶原时间、血常规、肝肾功能等。

3. 饮食护理　一般患者高蛋白、高热量、高维生素、低脂易消化饮食，戒烟酒。术前 4 小时禁食、禁饮，但降压药物照常服用，降糖药物遵医嘱处理。特殊病人按特殊病人饮食护理。

4. 心理护理　解释手术目的、方法、配合。

5. 术前 1 天必要时行穿刺点处备皮，根据需要做皮试，指导个人卫生，如沐浴、修剪指甲、更换清洁衣裤等。

6. 术前半小时执行术前用药（如止血药、止痛药及止吐药），留置静脉针，并备好术中用药（如解痉药、造影剂、栓塞剂及术中化疗药等）。

7. 练习床上大小便，进手术室前嘱患者排空膀胱。

（二）术后护理

1. 观察患者神志情况，每小时监测血压、脉搏、呼吸、血氧饱和度 1 次，共 4～6 次，必要时延长心电监护时间；术后 3 天内测体温每日 3 次，发热病人按要求测量。

2. 观察穿刺处伤口敷料、穿刺侧肢体足背动脉搏动及末梢血液循环情况，并与对侧比较。

3. 饮食指导　除禁忌及支架介入术外，术后即可进少量流质饮食，并逐渐过渡到普食。鼓励进高热量、高维生素、低脂易消化饮食。多饮水，保证尿量每日在 2 000 ml 以上。

4. 体位与休息　动脉造影＋化疗/栓塞/灌注者，术后平卧位，沙袋压迫 4 小时（永久性药盒植入者不可用沙袋压迫），穿刺侧肢体平伸制动 4～8 小时；卧床休息 24 小时，3 天内避免剧烈活动。

5. 心理护理　耐心、详细解释患者疑问，加强与患者及家属沟通。

6. 不良反应的观察及护理

（1）栓塞综合征：出现发热、疼痛、胃肠道反应，应及时通知医生，并做好对症护理。

（2）穿刺点出血或血肿：严密观察穿刺部位有无渗血、渗液，保持敷料清洁干燥，避免感染。如有血肿，除观察肢体功能外，还应观察局部包块有无动脉搏动，防止假性动脉瘤形成。协助患者床上使用大小便器，必要时可留置导尿管，防止过早活动。

（3）血栓：若出现肢体变冷、下肢疼痛、趾端苍白、麻木、足背动脉搏动减弱，及时通知医生，24 小时后鼓励患者尽早下床活动。

（4）骨髓抑制：嘱患者卧床休息，加强皮肤、口腔护理，注意无菌操作，预防感染。重度骨髓抑制，实施保护性隔离。

7. 健康教育　穿刺处敷料加压包扎 12～24 小时，不可自行放松减压，注意安全，防跌倒。注意个人卫生，定期复查。

二、检查及治疗护理常规

(一) 经皮穿刺肝胆管造影＋引流术(PTCD)及胆管内支架置入术护理常规

1. 按介入治疗一般护理常规执行。

2. 病情观察　密切观察腹部情况（有无腹痛、腹胀、反射性肌紧张等）。注意有无出血，黄疸消退情况，并予以记录。

3. 体位　术后平卧 4～6 小时，生命体征平稳后可改半卧位。

4. 引流管护理

（1）妥善固定，保持引流通畅，外露部分做好标记。

（2）观察引流管置入处皮肤切口出血、血肿情况，保持敷料及周围皮肤清洁干燥。

（3）观察并记录引流液色、质、量，如突然减少或 24 小时少于

100 ml、剧增或无引流液，引流液出现红色或草绿色的胆汁合并高热、寒战等，及时通知医生。

(4) 抗反流引流袋每周更换 2 次，注意无菌操作，防止逆流。

5. 皮肤护理　指导穿棉质衣服，避免搔抓皮肤，预防皮肤感染。

6. 并发症的护理

(1) 感染：监测病人的体温，必要时做血培养，应用广谱抗生素，对症处理。

(2) 出血：查找出血原因，及时联系医生，对症处理。

(3) 胆汁渗漏：及时更换敷料，观察有无腹痛，渗漏处不可强行填塞。

(4) 局部伤口感染或肉芽形成：观察局部伤口情况，予以热敷和涂抹抗生素药膏。如导管周围形成肉芽肿，可用硝酸银烧灼。

7. 健康教育　胆管恶性肿瘤行 PTCD 术后需长期保留引流管，指导患者及家属进行 PTCD 引流的自我管理，保持引流通畅，定期更换引流袋，每天记录 24 小时引流量，引流袋位置不能高于肝脏水平，卧床时置于床边，站立时用安全别针固定于上衣下摆处。定期门诊复查。

(二) 上消化道球囊扩张术及支架置入术护理常规

1. 按介入治疗一般护理常规执行。

2. 评估病人的疼痛情况，讲解引起胸骨后异物感、灼烧感的原因及缓解方法，必要时使用镇痛剂。

3. 观察病人进食情况，有无梗阻的发生。

4. 饮食护理　单纯消化道球囊扩张术者术后即可进温热流质；合并支架置入术者，禁食 2 小时，术后 3～5 天内饮食由流质、半流质逐步过渡到软食，进食前后口服数口温开水；细嚼慢咽，食量逐渐增加，避免进食粗硬、高纤维、高粘度、刺激性强的食物；食物温度不宜过冷、过热。

5. 体位　术后取半卧位，进食和餐后取半坐位，一周后自由位，长期高枕卧位，避免大幅度体位改变，如旋转身体、弯腰等。

6. 术后并发症的护理

（1）食管出血：密切观察患者生命体征，观察出血量、颜色变化，并给予凝血酶口服，必要时给予雷尼替丁、止血敏等药物静脉滴注。

（2）胸痛和异物感：可采取头高脚低或半卧位，必要时给予抑酸药或抗炎镇痛药。

（3）穿孔：应立即通知医生，暂禁食、补液、心电监护。

（4）支架移位和脱落：向患者做好饮食指导，术后饮食忌过冷过热，一旦发生移位或脱落应协助医生在钡餐检查后调整支架位置或取出。

（5）支架阻塞：禁食，及时通知医生处理。

（三）支气管造影＋灌注术护理常规

1. 按介入治疗一般护理常规执行。

2. 并发症的观察及护理

（1）常见的反应有：发热、胸背部不适等。一般不需特殊处理，数天后消失。体温过高者，对症处理，同时做好基础护理。

（2）化疗药引起的全身毒副反应：如恶心、呕吐、脱发、白细胞数下降等，按相应症状护理常规对症处理，对于严重呕吐者，予以支持治疗。

（3）脊髓损伤：为支气管动脉灌注后最严重并发症，表现为术后 2～3 小时，病人感觉障碍、尿潴留、偏瘫或截瘫，严密观察患者感觉、肢体活动和排尿情况，如有异常，立即通知医生给予及时处理，同时做好患者和家属的心理护理。

（四）气管支架置入术护理常规

1. 按介入治疗一般护理常规执行。

2. 术后禁食、禁水 4 小时，试饮少量流质，无呛咳后再进正常饮食，避免进食过冷、过热和辛辣刺激性食物。

3. 术后酌情给予雾化吸入 2～3 天，使用覆膜支架者，术后 1 周给予雾化吸入，减少讲话。

4. 并发症的观察和护理

(1) 喉痛及气道内异物感:术后给予激素雾化吸入。

(2) 分泌物堵塞:术后鼓励患者深呼吸、有效咳嗽、翻身拍背。吸痰时如有阻力,不要硬性插入,可更换方向后再插入。

(3) 支架移位:术后密切观察患者有无气促、剧烈咳嗽或呼吸困难,若发现支架移位应通知医生并协助将支架取出或更换新的支架。

(4) 出血:少量咯血者不需处理,观察有无大咯血征兆,发现异常立即通知医生处理,并按大咯血护理常规执行。

(五) 输液港埋植术后护理常规

1. 戴无菌手套,以穿刺点为中心,用消毒液进行消毒,消毒面积应大于敷料面积。

2. 穿刺　确诊定位穿刺隔,一手找到静脉港注射座的位置,拇指与食指、中指呈三角形,将静脉港拱起,另一手持无损伤针自三指中心处垂直刺入穿刺隔(不要过度绷紧皮肤),直达储液槽基座底部;有阻力时不可强行进针。

3. 穿刺成功后　抽回血,冲净无损伤针套件及静脉港后用无菌纱布垫在无损伤针针尾下方,用透明敷料固定无损伤针。

4. 注明更换敷料和无损伤针的日期和时间。敷料、无损伤针至少每 7 天更换 1 次。

5. 当注射液剩下最后 0.5 ml 时,以两指固定泵体,边推注边撤出无损伤针,正压封管。冲、封导管和静脉注射给药时必须使用 10 ml 以上注射器。抽吸无回血时,应立即停止输液治疗,寻找原因,必要时进行胸部 X 线检查,确认输液港的位置。

6. 不应在连接有置入式输液港的一侧肢体上进行血流动力学检测和静脉穿刺。

7. 输高黏性液体每 4 小时生理盐水冲管 1 次,输血后应立即冲管,2 种药物之间有配伍禁忌时应冲净输液港再输入,治疗间歇应每 4 周冲、封管 1 次。禁用于高压注射泵推注造影剂。

(六) ^{125}碘放射性粒子植入术护理常规

1. 术前护理　① 心理护理,解释目的、方法及配合。② 协助完善术前各项检查。③ 术前半小时执行术前用药如止血药、止痛药肌注。

2. 评估患者的疼痛性质,部位和程度,有无放射痛,指导分散注意力、深呼吸等方法减轻疼痛,必要时口服止痛药。

3. 术后观察患者神志情况,监测血压、脉搏、呼吸、血氧饱和度;观察穿刺部位有无局部感染、水疱、皮炎、出血等情况。

4. 并发症的观察及护理

(1) 粒子浮出:粒子浮出后掉落用长镊子、汤勺夹入加盖玻璃瓶内。

(2) 肺栓塞:如出现呼吸困难、胸痛、咳嗽、咯血等症状,予绝对卧床、吸氧、建立静脉通道。勿深呼吸、剧烈咳嗽或用力活动,备好抢救药品及物品,配合抢救。

5. 防护指导

(1) 医护人员防护:医务人员要避免与患者密切接触,给患者操作时尽量不站在粒子植入一侧,操作动作要轻快,避免长时间受照射;必要时使用铅围裙,以保护医务人员。

(2) 周围人群的防护:接受粒子植入的患者尽量居住在同一病房,并挂醒目警示,嘱患者不要随意串病房,向患者讲解防护的重要性;植入粒子的患者与孕妇、儿童保持一定的距离,不要抱幼儿,家属尽量不要站在粒子植入的一面。

(七) 椎体成形术护理常规

1. 观察患者胸腰背部疼痛情况,指导患者分散注意力等减轻疼痛,必要时使用镇痛剂。

2. 术前二天练习床上大小便,术前禁食 4 小时。

3. 体位练习　术前三天进行俯卧位训练,循序渐进,强调轴线翻身,每天 2～3 次,从 30 分钟开始逐渐过渡到 2 小时以上。

4. 体位护理　术后轴线搬运至床上,平卧 6 小时后,可行轴线翻身(保持头、颈、躯干成一直线),术后 24 小时可行直腿抬高锻炼,24 小时后戴腰围下床活动。

5. 伤口护理　观察穿刺部位有无出血、渗血、渗液,有无红肿疼痛，敷料渗湿后及时更换。

6. 平卧硬板床，不宜久坐，避免弯腰及负重等重体力活动。

7. 饮食宜多食高钙食物　牛奶、虾皮、豆制品、骨头汤等。

8. 并发症观察及护理

(1) 脊髓神经损伤：术后观察双下肢、足趾感觉运动情况，如出现双下肢麻木、疼痛、活动障碍，考虑有神经损伤的可能，及时汇报医生。

(2) 肺栓塞：观察患者神志情况，测量血压、脉搏、呼吸；有无胸闷、咳嗽、发绀、呼吸困难等情况，如有异常，立即给予吸氧，通知医生，及时抢救。

三、常见疾病护理常规

(一) 头颈部良恶性肿瘤介入治疗护理常规

1. 按介入治疗一般护理常规执行。

2. 可给予流质饮食，必要时留置胃管行肠内营养。

3. 每日观察患者口腔内情况，必要时做好口腔护理。

4. 并发症护理

(1) 血肿的护理：前 3 天给予冷敷，以后热敷，一般经过 1 周。

(2) 尿潴留的护理：嘱患者放松，给予膀胱区热敷，必要时留置导尿。

(3) 癫痫的护理：发作时制动四肢，防止患者从床上掉下摔伤，给患者垫牙垫，防止舌咬伤。

(4) 急性脑水肿的护理：密切观察患者意识、瞳孔、生命体征。呕吐的患者要预防呕吐物进入气道窒息；意识模糊、烦躁不安者，要注意加用床栏或适当约束；术后出现高热的患者，可给予冰帽和物理降温，必要时可使用人工冬眠；若患者出现双侧瞳孔不等大、呼吸不规则等脑疝征象，要及时通知医生，必要时行外科处理。

(5) 脑卒中患者的护理：患者脑卒中后要绝对卧床，不要大幅搬动，给予 24 小时心电监护，间断性低流量吸氧。做好生活护理，防止压疮发生。

（二）肺癌介入治疗护理常规

1. 按介入治疗一般护理常规执行。

2. 评估患者有无胸部疼痛、咳嗽咳痰、胸闷气急等情况，如有胸闷气急者取半卧位休息，给予氧气吸入，如有胸痛时可以用手或枕头护住胸部以减轻胸部疼痛。

3. 并发症观察及护理

（1）发热：监测体温，给予物理降温或解热镇痛药护理。

（2）恶心呕吐：及时清理呕吐物，温水漱口保持口腔清洁，饮食清淡易消化，少量多餐。

（3）急性肺水肿：观察患者有无呼吸困难、发绀等，如有异常，立即使患者取头高脚底位，50%乙醇湿化 6～8 L/min 高流量吸氧。

（4）咯血：观察患者咳嗽咳痰性质，有无痰中带血，指导患者勿用力咳嗽，发生大咯血时按大咯血护理常规处理。

（5）脊髓损伤：观察患者双下肢皮肤感觉、痛觉有无异常，一旦发现下肢麻木、活动受限、大小便失禁等异常情况，及时通知医师。

（三）肝癌介入治疗护理常规

1. 按介入治疗一般护理常规执行。

2. 动态评估病人的疼痛性质、程度，有无放射痛，指导分散注意力、深呼吸等方法减轻病痛，必要时药物止痛。腹胀者评估腹胀及尿量情况，下肢水肿者适当抬高下肢，穿宽松裤袜。

3. 观察患者大小便颜色，巩膜、皮肤有无黄染，有无瘙痒，禁止抓挠，穿宽松棉质衣物，勿使用刺激性肥皂，可用拍打、热敷等方法减轻瘙痒感。

4. 并发症观察及护理

（1）发热：监测体温，给予物理降温或解热镇痛药护理。

（2）恶心呕吐：及时清理呕吐物，温水漱口保持口腔清洁，饮食清淡易消化，少量多餐。

（3）癌肿破裂：观察有无急性腹痛和腹膜刺激症状，避免剧烈咳嗽、用力排便、用力碰撞等使腹压骤升的动作，防止肝区受压。

(4) 上消化道出血：观察患者生命体征及大便和呕吐物的颜色、性质及量，有无呕血和黑便等出血现象。大出血时，保持呼吸道通畅，予止血、吸氧等急救措施。

(5) 脊髓损伤：观察患者双下肢皮肤感觉、痛觉有无异常，一旦发现下肢麻木、活动受限、大小便失禁等异常情况，及时通知医师。

(四) 胰腺癌介入治疗护理常规

1. 按介入治疗一般护理常规执行。

2. 并发症护理

(1) 发热：可给予物理降温或解热镇痛药护理。保持病室空气流通，患者多饮水，出汗时及时更换衣裤，如持续数天高热，观察有无感染征象，给予相应的抗感染治疗。

(2) 腹部疼痛：可予解痉对症处理，若患者剧烈疼痛，应考虑急性胰腺炎、急性胆囊炎及血管栓塞等严重并发症，及时判断及时报告医生处理。

(3) 肝肾功能损害：注意监测肝肾功能的变化，术后 3 天内鼓励患者多饮水，保证每日入液量在 3 000 ml 以上，24 小时尿量在 2 000 ml 以上，必要时静脉补液。

(4) 消化道溃疡、出血：密切观察患者的生命体征，并注意呕吐物及大便的颜色、次数、量及性状，建立有效的静脉通道，给予止血药物及抑制胃酸药物，必要时需禁食、胃肠减压。

(五) 大肠癌介入治疗护理常规

1. 按介入治疗一般护理常规执行。

2. 评估患者排便性状、次数、颜色、伴随症状；有无腹部肿块、有无腹痛、呕吐、排气停止等肠梗阻表现以及远处转移的征象。

3. 化疗药毒性反应观察及护理

(1) 恶心、呕吐：少量多餐，给予高蛋白、高维生素、高热量、易消化饮食，必要时给予止吐剂，补液，防止电解质紊乱。

(2) 术后记录尿量、观察尿液的颜色，术后 2 小时内无尿，需通知医生，必要时应用利尿剂加速药物排泄。

(3) 骨髓抑制：出现重度白细胞减少时，实施保护性隔离，嘱患者卧床休息，限制探视人员；加强皮肤口腔护理，注意无菌操作，预防感染。

(六) 盆腔肿瘤介入治疗护理常规

1. 按介入治疗一般护理常规执行。

2. 术前护理

(1) 胃肠道准备：术前一天给予易消化饮食，术前 6 小时禁食、禁饮。便秘者术前晚酌情给予导泻药或灌肠。

(2) 阴道准备：术前 3 天开始用高效碘溶液灌洗，每天 1 次，动作要轻柔。

(3) 常规留置导尿管。

3. 术后护理

(1) 会阴部护理：保持外阴清洁，每日会阴擦洗 2 次，若发生化疗药致阴唇部溃疡，可予清洗后保持局部干燥，局部涂药，阴道有感染者，可予 1∶5 000 高锰酸钾溶液坐浴，每日 2 次。

(2) 髂内动脉栓塞时，如侧肢栓塞，可引起臀部的缺血性疼痛和下肢痛，一般持续 5～6 天，评估病人疼痛的性质和程度，对症处理。

(3) 观察病人的排尿情况，如出现大小便失禁，立即报告医生，予以处理，并及时记录。

第十章　眼科护理常规

一、一般护理常规

（一）手术前一般护理常规

1. 评估患者全身及眼部情况。

2. 协助做好术前各项检查，观察患者有无其他部位化脓性病灶及其他慢性疾病。

3. 按时滴眼药，使用多种眼药时，先滴刺激性小的眼药，后滴刺激性大的眼药，眼药之间应间隔 3～5 分钟；滴可能出现毒副作用的眼药如阿托品时，应压迫泪囊区 2～3 分钟，以防吸收导致毒副作用。

4. 术前协助病人做好个人卫生工作；告知患者戒烟戒酒；术晨进干食、忌过饱；术中应尽量避免咳嗽、打喷嚏。并教会患者防止咳嗽，打喷嚏的方法，用舌尖顶压腭部或用手指压人中穴等。

5. 术前备皮　内眼手术剪眼睫毛。外眼部位手术（眼肌、眼睑、泪器手术）不剪睫毛。

6. 术日晨测体温、脉搏、呼吸；术眼用 1∶5 000 醋酸、洗必泰液冲洗结膜囊并用无菌纱布遮盖。

7. 全麻手术者按全麻护理常规准备。

8. 手术当日做好正确交接患者、衣物准备、取下义齿、术前针等术前准备工作。

9. 患者送手术室后做好患者手术后回病室准备。

（二）手术后一般护理常规

1. 根据不同的手术目的和部位采取合适的体位。告知患者放松头部，起床幅度不可过大，不要用力挤眼，注意术眼安全，防止碰撞。

2. 进普食或软食，忌过硬、辛辣刺激性食物。指导患者多吃蔬菜和水果，保持大便通畅。

3. 观察局部切口有无出血、感染；加压包扎敷料有无移位，必要时戴金属眼罩。若患者有头痛，术眼疼痛剧烈或伴有恶心、呕吐等情况时应立即通知医生，以防术后感染或眼压增高等并发症。

4. 观察患者及家属的心理状态，加强沟通，做好疏导工作。

5. 全麻手术患者按全麻术后护理常规。

6. 出院指导　告知患者按时用药，教会正确滴眼液及涂眼膏的方法。一周后门诊复查。告知自我防护措施，保持眼部卫生，勿揉眼，洗头时特别注意避免污水流入眼内；保护术眼，外出可戴眼镜或眼罩，避免碰撞术眼。在工作中严格执行安全防护制度。

二、检查及治疗护理常规

(一) 视功能检查护理常规(远视力检查)

1. 核对姓名、眼别，确认患者。

2. 评估患者的眼部情况与合作程度。

3. 告知患者(家属)视力测量的目的、注意事项及配合技巧。

4. 协助患者取舒适坐位，患者双眼高度应与视力表第 10 行视标高度相等。

5. 指导患者遮盖一眼，先查右眼再查左眼。

6. 由上而下指点视力表上的视标，让患者指出视标的缺口方向。

7. 检查完一眼后及时记录，再查另一眼。

8. 安置患者，进行终末处理。

9. 注意要点

(1) 检查时视力表的亮度要充足、均匀。受检者距视力表 5 m，因场地限制，可在 2.5 m 处利用平面反光镜进行检查。

(2) 初诊戴眼镜者先检查裸眼视力，再检查戴镜视力，复诊患者只检查戴镜视力。

(3) 逐行检查，前 8 行只检查部分视标，自第 9 行起，应检查全部视标。

(4) 视力低于1.0，年龄在7～60岁的初诊患者需查针孔视力，如为戴镜者，查戴镜视力，免查针孔视力。

(5) 受检者在5 m处不能识别最大视标(0.1)行，嘱受检者逐步向视力表走近，直到识别视标为止。如走到1 m处，仍不能识别最大视标，则辨认指数。如指数在最近距离(眼前5 cm)仍不能识别，检查手动视力。如眼前手动不能识别，则查光感。

(二) 眼压检查护理常规(非接触眼压计)

1. 核对姓名、年龄、眼别，确认患者。

2. 评估患者的病情、角膜情况及合作程度。

3. 告知患者(家属)眼压测量的目的、注意事项及配合技巧。

4. 安置患者坐于眼压计之前，嘱将其头部固定于眼压计头架上，向前注视，尽量睁开睑裂。

5. 调节调焦手柄，将眼压计测压头对准待测眼角膜。

6. 嘱患者看着前方闪烁的绿灯。将"＋"字测试目标对准角膜中央的反光点，调好焦距后，按手柄操作按钮。每眼以测3次为宜，取平均值。

7. 打印测试结果并记录。

8. 安置患者，终末处理。

9. 注意要点

(1) 先测右眼，后测左眼，测量眼压不宜连续反复测量多次，以免损伤角膜上皮及影响准确性。

(2) 操作时注意勿遮挡另一眼视线，以免影响患者双眼向正前方固视。

(3) 全身状况不允许坐于非接触眼压计之前、严重角膜上皮损伤、眼球开放性损伤者禁用。结膜或角膜急性传染性或活动性炎症者慎用。

(4) 长时间不用仪器，请及时关机，切断电源。

(5) 非接触眼压计在正常眼压范围内的测量值是可靠的，但在高眼压时其测量值可能出现偏差，角膜异常或注视困难的受检者中可能出现较大误差。额接触部用75%乙醇擦拭，一人一消毒；下颏纸垫一用一更换；其他部件每天清水擦拭，被血液、体液、分泌物污染随时用75%乙醇擦拭消毒。

（三）眼底造影护理常规

1. 造影前向患者解释检查的基本过程和注意事项，取得理解和配合。

2. 检查前详细询问全身病史，包括高血压、心脏病、过敏史及肝肾疾病史。身体虚弱伴有全身疾病者慎行检查。

3. 造影室内备有氧气、抢救车等基本抢救物品。以备发生严重过敏反应时使用。

4. 造影前行过敏试验。

5. 造影前使用复方托品酰胺或复方托吡卡胺散瞳。

6. 严密观察不良反应，少数患者注射造影剂后会出现恶心、呕吐、荨麻疹等过敏反应，告知患者不必紧张，稍作休息可恢复。必要时给予抗过敏药物。

7. 静脉注射造影剂选择较粗的血管进针，避免外漏，否则可引起局部组织坏死。

8. 安置患者坐于造影仪器之前，嘱将其头部固定于仪器支架上，向前注视，尽量睁开睑裂。拍摄中指导患者按要求转动眼球，使病变部位充分暴露。

9. 造影结束后指导患者不要直视强光，告知眼睛怕光、流泪、视近物模糊是散瞳所致，4～6小时后瞳孔恢复正常。

10. 告知患者检查后几小时尿液变黄是荧光素钠排出的结果，不必紧张，适当多饮水，以加速排出。

（四）眼部局部用药护理常规

1. 核对医嘱、姓名、眼别，确认患者。核对药名，检查滴眼液质量、有效期。

2. 评估患者的眼部状况和合作程度。

3. 告知患者（家属）滴眼的目的、配合方法、药物作用及副作用。

4. 安置患者取坐位或仰卧位，头稍向后。

5. 用消毒棉签擦去眼部分泌物，用左手食指或棉签拉开患者下睑，嘱患者眼向上看，暴露下结膜囊。右手持眼药水将药液滴入下弯隆结膜囊内。

6. 嘱患者轻闭眼 1～2 分钟，并拭去外流的泪液。

7. 安置病人，终末处理。

8. 注意要点

(1) 滴阿托品类剧毒药品时，应压迫泪囊区 2～3 分钟，小儿尤应注意。阿托品眼液放在最后滴，结束后朝患侧卧位。

(2) 滴眼液时，药水瓶口勿触及睑缘和睫毛，勿压迫眼球。

(3) 眼液如为混悬液，应摇匀后用。

(4) 数种眼液同时使用，不可同时滴入，应有间隔时间，至少在3～5 分钟以上。

(5) 眼液不可直接滴在角膜上。

(6) 滴眼每次一滴即够，不宜太多，避免药液外溢。

(五) 眼部局部冲洗护理常规

1. 核对医嘱、姓名、眼别，确认患者。核对冲洗液。

2. 评估患者眼部、头面部皮肤情况及心理状态、合作程度。

3. 告知患者(家属)冲洗的目的、注意事项及配合方法。

4. 安置患者取仰卧位，头略后仰，在洗眼侧肩部放垫布，将受水器紧贴洗眼侧颊部。

5. 用消毒棉签擦去眼部分泌物。

6. 冲洗眼睑及周围皮肤。

7. 用左手拇指、食指撑开睑裂，暴露结膜囊。嘱患者向左、右、上、下转动眼球，充分冲洗结膜囊，不要直接冲洗角膜。

8. 翻转上下眼睑，冲洗上、下眼睑及各部分。

9. 冲洗完毕嘱患者轻闭眼，再次冲洗眼睑及周围皮肤，洗毕用棉签擦干眼睑及眼周围皮肤，取下受水器。

10. 手术患者用消毒小纱布覆盖好已冲洗眼睛。

11. 注意要点

(1) 翻转眼睑动作要轻巧，如有角膜溃疡、穿孔或眼球穿通伤，不可翻转眼睑，不可加压眼球，以防眼内容物被压出。

(2) 一般冲洗时冲力不宜太大，距离 3～4 cm 为宜。

(3) 冲洗液不可直射角膜，冲洗器不能触及眼部，以防污染洗眼壶或碰伤眼部。

(4) 假性结膜炎洗眼，先用湿棉签将假膜抹去再冲洗。

(5) 不合作或刺激症状重的患者，可先表面麻醉再冲洗；眼部暴露不满意者，可用开睑器拉开冲洗。

(6) 冲洗液温度要适宜，冬季要加温(32～37℃)。

(7) 化学伤冲洗：冲洗前、后测 pH 值并记录，冲洗液量一般要2 000 ml 以上，冲洗时冲力要大(距离 5～6 cm 为宜)，才能清除结膜囊内化学物质；如结膜囊内有固体化学物，应先用镊子取出后再冲洗；冲洗后再检查有无异物残留在结膜、角膜上。

三、常见疾病护理常规

(一) 玻璃体视网膜病护理常规

1. 按眼科一般护理常规护理。

2. 评估患者视力下降程度，是否有高血压、高血糖、高度近视、眼外伤病史。

3. 术前指导患者卧床休息，避免活动及负重，安置卧位使裂孔处于低位为宜。

4. 术后根据视网膜脱离裂孔位置和手术方式采取不同的卧位，如黄斑区裂孔或周边部裂孔需要注入气体或硅油的患者，一般选择俯卧位。术后 1 天绝对卧床休息，头部少动。

5. 注意术眼安全，防止碰撞。如眼部敷料脱落、潮湿随时更换。观察有无剧烈头痛、呕吐、眩晕、眼胀痛等不适，及时汇报医师处理。

6. 出院指导

(1) 告知患者按时用药，教会正确滴眼药液及涂眼膏的方法。定期门诊复查。

(2) 指导患者注意术眼的安全，防止碰伤，睡前及外出戴好防护罩。3～6个月内避免重体力劳动、剧烈运动。有体位要求者坚持特殊体位。保持大便通畅，不要用力排便。戒烟、戒酒。

(3) 外出交通工具尽量选择火车，尽可能不乘摩托车，乘坐汽车时最好坐车的前部；惰性气体填充者，2个月内禁止乘飞机。

(二) 青光眼病护理常规

1. 按眼科一般护理常规。

2. 术前评估患者高眼压症状　头痛的程度，是否有偏头痛，眼痛、眼胀，虹视，雾视等。

3. 评估患者的心理状态　加强沟通，满足患者的生活需要，保持患者住院期间心情愉快，避免情绪激动、烦躁。

4. 进食易消化的软食，多吃蔬菜，禁止吸烟，饮酒；忌浓茶、咖啡和辛辣等刺激性食物。

5. 正确使用降眼压药及甘露醇等高渗剂，注意观察药物作用及副作用。

6. 术后观察高眼压体征　有无头痛眼胀现象、术后视力情况，如术眼有浅前房、前房积血及高眼压发生时，视力会下降，应及时汇报医生。

7. 出院指导

(1) 教会患者正确滴眼液及涂眼膏的方法。告知患者特别要注意区别左右眼用药。术眼若有红痛不适，或另一眼发生红痛现象，应立即来院就诊。按医嘱门诊定期复查。

(2) 避免诱发因素：保持开朗愉快的心情，避免情绪激动；着衣时衣领要宽松，睡眠时枕头抬高；少看电影，电视，勿用眼过度，不要在黑暗的环境中久留；控制饮水量，一次饮水量不宜超过500 ml。保持大便通畅，勿用力排便。

(三) 白内障病护理常规

1. 按眼科一般护理常规护理。

2. 术前评估高龄患者　血糖、血压和心电图指标；有无上呼吸道感染、咳嗽和其他感染病灶。

3. 指导患者练习眼球转动，特别是向下转的动作，以便配合手术。

4. 术后指导患者避免低头弯腰动作，以免晶体脱位。

5. 观察患者有无眼部不适、持续疼痛或低热、头痛呕吐、切口裂开等症状。高龄及高血压、心脏病患者，术后须观察全身状态及神志情况，以免发生意外。

6. 出院指导　术后3个月验光配镜。教会患者认识眼内炎症状(眼部充血、眼部剧烈疼痛、视力急剧下降)，如有异常，及时就诊。3个月内避免重体力劳动，咳嗽者应用镇咳剂。眼部勿施加压力，避免低头弯腰等活动。保持大便通畅，勿用力排便。尽可能不坐摩托车。糖尿病患者应控制好血糖。

(四) 泪囊炎护理常规

1. 按眼科一般护理常规护理。

2. 给患者滴眼液前，先用手指按压泪囊区排空泪囊内分泌物，利于药物吸收。用1%麻黄素滴鼻液滴鼻，以收缩鼻黏膜，利于引流及预防感染。

3. 术后安置半坐卧位，利于伤口积血的引流，减少出血量。

4. 观察患者鼻腔是否有渗血，出血量较多者，可行颊部冰敷。行泪道硅管留置的患者观察义管是否在位。告知患者鼻腔填塞物是压迫伤口止血的，勿牵拉填塞物及用力擤鼻、打喷嚏。

5. 出院指导

(1) 教会患者正确滴眼药水及麻黄素的方法，先用手指按压泪囊区，排空泪囊内的分泌物，然后用抗生素眼药水滴眼。向患者介绍泪囊炎的潜在并发症，预防角膜炎及眼内炎症的发生。一周后门诊复查。

(2) 行泪道硅管留置的患者注意洗脸及按压泪囊区时闭紧双眼，避免牵拉义管。如出现义管松脱，勿自行拔出或推回，应及时回医院复诊。

(五) 结膜病与角膜病护理常规

1. 按眼科一般护理常规护理。

2. 评估患者眼部是否有疼痛、畏光、流泪、异物感等不适症状，是否有睑球粘连、角膜穿孔、化脓性眼内炎的并发症。

3. 严格执行消毒隔离制度，换药、滴眼液时注意无菌操作，避免交叉感染，药品和器械专人专用。

4. 根据不同病因选用合适的抗生素眼药水、抗真菌药物或抗病毒眼药水及眼膏。点眼液前先擦去眼部分泌物，动作轻柔，防止角膜损伤、穿孔。有虹膜睫状体炎时，应用散瞳剂，防止虹膜后粘连及解除睫状肌痉挛，减轻疼痛。

5. 角膜溃疡穿孔或后弹力层膨出者，予绷带加压包扎，晚上加眼罩包眼。

6. 出院指导

(1) 教会患者及家属正确的家庭护理，注意消毒隔离。教会患者正确滴眼液的方法，按时按量用药，滴眼液时动作要轻柔勿压迫眼球。坚持治疗，按时复诊。

(2) 预防角膜外伤：避免长期应用抗生素及糖皮质激素眼药水，防止发生真菌性角膜炎。

(六) 斜视、眼肌疾病护理常规

1. 按眼科一般护理常规护理。

2. 协助相关专科检查如：遮盖试验、三棱镜检查、斜视度测定等；对于需全麻手术的患儿，告知家长术前禁食禁饮 6 小时。

3. 对有自我形象紊乱的患者，应进行心理疏导，向病人及家属解释疾病相关知识、治疗方法。

4. 全麻手术者按全麻术后护理常规。

5. 全麻清醒 4 小时后进软食，观察患者有无恶心、呕吐现象，严重者给予止吐药物，并解释由于手术牵拉眼肌引起，不必惊慌。

6. 出院指导

(1) 告知患儿家长斜视矫正术后，眼位获得正视，原有屈光不正者，继续配戴眼镜，2 个月后复查是否需要重新验光，有弱视者继续做弱视治疗。

(2) 凡矫正不足或过矫在 50 以内不必再次手术。术后 2 周仍明显不足或术后6周仍明显过矫者可进行第二次手术。

(七) 眼球异物、穿孔伤护理常规

1. 按眼科一般护理常规护理。

2. 评估患者眼压和疼痛指数;有无眼内容脱出、嵌顿或脱失、球内异物、继发眼内炎等并发症。

3. 眼外伤多为意外损伤,直接影响视功能和眼部外观,给予心理疏导,使患者情绪稳定,配合治疗。

4. 眼球有伤口未缝合前不剪睫毛,不可冲洗泪道,不可涂眼膏,眼球穿孔伤者禁止冲洗。

5. 注射破伤风抗毒素,预防感染。

6. 全麻患者按全麻手术护理常规。

7. 术后取平卧位休息,减少头部活动。前房积血者,给予半卧位休息。

8. 观察手术眼敷料有无渗血、渗液及松脱情况,有无术眼疼痛等。观察健侧眼情况,发现眼红、疼痛、视力下降、眼前黑影飘动等应立即报告医生,警惕交感性眼炎的发生。

9. 出院指导　注意健眼视力变化,出现原因不明视力下降、充血、疼痛应立即就诊。工作中严格执行安全生产制度,采取防护措施,预防眼外伤的发生。

(八) 眼化学伤病护理常规

1. 现场急救　眼化学伤发生后,立即就地取水,用大量净水反复冲洗眼部,冲洗时要翻转上下眼睑,并令患者作眼球上下左右转动,充分暴露上下穹隆,彻底冲洗,特别是穹隆部和睑板下沟处,应至少冲洗30分钟,结膜囊冲洗时,尽快消除存留于结膜囊内的固体化学物质。

2. 到医院后,首先判定致伤物质的酸碱性质,必要时可用石蕊试纸放结膜囊测定。

3. 确定致伤物质后,根据酸碱物质的不同,用中和溶液冲洗或用生理盐水彻底冲洗结膜囊,必要时可持续点滴冲洗。

4. 滴眼药时动作轻柔,勿压眼球。有角膜穿孔倾向者,避免外力施压于眼。为防止眼睑球粘连，在炎症基本消退的情况下，指导患者做眼球运动。

5. 视功能和眼外形受损的患者，多有焦虑和悲观情绪，做好心理护理，耐心解释病情和治疗情况，满足生活所需，加强沟通。

6. 出院指导　指导患者和家属掌握眼化学伤的现场急救知识，有并发症出现的患者应遵医嘱治疗。

（九）眼内炎病护理常规

1. 按眼科一般护理常规护理。

2. 评估患者眼部不适症状：疼痛、畏光、流泪、异物感；球结膜水肿程度、充血，角膜混浊程度。

3. 严格执行消毒隔离制度，换药、滴眼液时注意无菌操作，避免交叉感染，药品和器械应专人专用。

4. 观察患者的体温、瞳孔及视力变化情况，注意患眼和健眼视力的变化，一旦健眼发生不明原因的眼部充血、视力下降及眼痛，要警惕交感性眼炎的发生。

5. 出院指导　按医嘱使用散瞳剂；滴眼时动作要轻柔，勿压迫眼球；坚持治疗，按时复诊。教会患者认识交感性眼炎的症状，如有异常，及时就诊。

（十）眼眶肿瘤病护理常规

1. 按眼科一般护理常规护理。

2. 术前评估患者是否视力减退、复视、视物变形；眼球突出度、眼压、眶压；术眼有无上睑下垂，眼球运动情况。

3. 术前做好眼局部及全身术前清洁消毒的准备工作，术前备皮范围为：患眼颞侧耳上至额头发际、发际至耳后(5 cm)。外侧壁开眶肿物切除术，需术前3天开始备皮。全麻患者按全麻术前护理常规。

4. 对于行眼球摘除手术的患者应做好解释和安慰工作，稳定患者的情绪，满足患者的生活需要，鼓励患者积极乐观地面对生活。

5. 眼睑闭合不全者，遵医嘱涂眼膏，眼垫遮盖患眼以保护角膜。

6. 全麻手术按全麻术后护理常规。

7. 术后需加压包扎术眼，注意观察敷料有无松脱、渗血。注意监测术眼视力、眼压。

8. 术后化疗的患者按化疗护理常规护理。

9. 告知患者及家属放疗、化疗等有关的自我护理知识，定期复查和治疗。

第十一章　耳鼻咽喉科护理常规

一、一般护理常规

（一）术前护理常规

1. 按外科手术术前一般护理常规护理。

2. 全麻患者按全麻术前护理常规护理。

3. 了解患者的心理状态，讲解术前需要做的准备和术后注意事项。

4. 加强口、鼻腔卫生，保持清洁，给予漱口液漱口。并注意防寒保暖，预防感冒。

5. 指导患者准备好术后需要用的物品，如干毛巾、抽纸等，喉部手术患者准备写字板、笔、纸。

6. 术前一日按手术部位备皮。耳部手术者，术耳耳周剃发 5～6 cm（约 3 横指宽），女性备发夹，并将头发编盘于对侧。鼻部手术患者剪鼻毛。男性剃胡须。

7. 局麻患者术晨可少量进食，喉部手术患者和全麻患者术前 8 小时禁食禁饮，术后需鼻饲饮食者，术晨置入胃管。

（二）术后护理常规

1. 按外科手术术后一般护理常规护理。

2. 全麻患者按全麻术后护理常规护理。

3. 根据病情取舒适卧位休息，通常取半卧位。耳部手术患者取平卧或健侧卧位，慢起慢坐，头部避免剧烈活动。喉切除手术患者避免头颈部过伸。

4. 局麻患者术后 2 小时、全麻患者术后 6 小时给予流质或半流质饮食，以后酌情过渡到半流质或软食。饮食以高蛋白、高热量、高维生素为宜，注意少食多餐。口鼻手术患者饮食不宜过烫。

5. 加强口、鼻腔清洁，多漱口，必要时给予口腔护理，防止诱发伤口感染。

6. 疼痛症状明显的患者，可指导采取局部冷敷法、听音乐转移注意力法缓解疼痛，必要时药物止痛。口唇干燥者给予清水湿润和石蜡油涂抹。

7. 保持伤口敷料清洁干燥，观察加压包扎是否在位，松紧度是否合适，出现异常及时处理。

8. 观察伤口出渗血情况，告知患者口腔内如有血液不要咽下，以免引起胃肠不适，且不利于出血量的观察。伤口敷料渗血渗液过多应予更换。

9. 保持引流管道通畅、在位，妥善固定引流器，观察并记录引流液的颜色、形状和量，发现异常及时汇报医师。

10. 气管切开患者按气管切开护理常规护理。

11. 出院指导　注意休息，预防感冒。耳部手术患者防止耳部进水，避开或降低噪音，不滥用耳毒性药物。鼻内镜鼻窦手术患者坚持换药和鼻腔清洗。咽喉部手术患者多漱口，保持口腔清洁，并注意避免长时间用嗓。

二、常见疾病护理常规

（一）突发性耳聋护理常规

1. 了解患者耳鸣耳聋的程度，以及有无眩晕、恶心、呕吐等症状，给予对症护理。

2. 保持环境安静，嘱患者卧床休息，慢起慢坐，注意行走安全。

3. 倾听患者主诉，安抚患者，减轻焦虑情绪。

4. 饮食宜清淡、易消化，禁烟酒，忌浓茶、咖啡等刺激性饮料或食物。

5. 使用扩血管、抗凝、营养神经的药物治疗期间，注意观察疗效和副作用。输液速度宜慢，输液同时给予氧气吸入以提高疗效。

6. 若行鼓膜置管灌注激素治疗，按耳鼻咽喉科一般护理常规护理。

7. 出院指导　注意休息，劳逸结合。适当锻炼，增强体质。避免或降低噪音，禁止戴耳塞听广播。禁用耳毒性药物，避免接触对听力有伤害的化学制剂。

（二）慢性中耳炎手术护理常规

1. 按耳鼻咽喉科一般护理常规护理。

2. 了解患者慢性中耳炎的分型：单纯型、骨疡型、胆脂瘤型以及手术方案，指导进行术前准备，讲解术后配合要点。

3. 了解患者的交流能力，对因听力损害导致交流障碍的患者注意说话音调稍高，语速稍慢，言语简要，可配合手势或文字进行交流。

4. 全麻患者术后 6 小时取平卧位或健侧卧位休息。术后早期以卧床休息为主，注意慢起慢坐，避免头部剧烈活动，有眩晕症状的患者注意行走安全。

5. 术后 6 小时如无恶心、呕吐症状，给予清淡、易消化的流质或半流饮食，少食多餐，酌情过渡到普食，但不宜过硬。

6. 注意观察术后有无面瘫，以及高热、嗜睡、神志不清、瞳孔变化等颅内并发症，发现异常及时报告医师。面瘫眼睑闭合不全患者给予眼膏涂抹眼部。

7. 保持伤口敷料干燥，加压包扎在位，松紧度适宜，如松脱或者渗血较多，应及时处理。

8. 勤漱口，保持口腔清洁。嘱患者勿用力擤鼻、用力咳嗽、用力排便，以免增加耳内压力。

9. 出院指导　按时换药，定期复查，一般于术后 7 天拆线，10～14 日取出耳道内填塞纱条。注意保持外耳道清洁，淋浴或洗头时用干棉球填塞外耳道，以防耳内进水。术后 1～2 个月内勿自行挖耳、游泳、乘坐飞机，直至复诊伤口痊愈。分泌性中耳炎患者鼓膜置通风管期间禁止游泳，半年后取管。听骨链重建术后不可剧烈活动，并注意避免跌倒、碰撞等意外发生。

（三）鼻出血护理常规

1. 立即备好止血药物和急救物品，协助医师止血，及时吸出口腔血液和血块，保持呼吸道通畅。

2. 取半卧位，局部给予冷敷，疑有休克者，给予平卧位。

3. 安慰患者，解除恐惧心理。指导患者吐出口中血液，便于观察出血量。

4. 出血量较大时，应迅速建立静脉通路，给予输液输血治疗。并注意严密观察脉搏、呼吸、血压和神志改变。发生休克者，按休克进行抢救。

5. 急性出血期嘱患者卧床休息，出血停止后可适当下床活动，提醒注意行走安全。

6. 出血止住后，鼓励患者进食，饮食给予清淡、易消化、富有营养的温凉流质或半流质，少食多餐。

7. 行鼻腔填塞止血患者注意观察填塞物是否在位，有无松动，以及出渗血情况，发现异常及时汇报医师。

8. 加强口腔清洁，餐后使用漱口液漱口。口唇干燥者给予涂抹石蜡油。

9. 血压较高的患者要监测血压，谨防血压升高诱发再次出血。使用降压药治疗，观察疗效，并指导患者注意活动安全，防止发生体位性低血压。

11. 出院指导　注意休息，避免重体力劳动。积极治疗原发疾病。鼻腔干燥者涂抹石蜡油。鼻出血易复发，教会患者少量出血可采取冷敷、指压的处理方法，如无效或出血量大需立即就诊。

（四）鼻窦炎、鼻息肉内窥镜手术护理常规

1. 按耳鼻咽喉科一般护理常规。

2. 局麻患者术后和全麻患者术后 6 小时均取半卧位休息。

3. 局麻患者术后 2 小时、全麻患者术后 6 小时给予清淡、易消化的流质或半流饮食，少食多餐，待鼻腔内填塞物抽出后逐渐恢复普食，但饮食不宜过硬。

4. 鼻腔填塞期间会出现鼻部胀痛、反射性头痛、畏光流泪症状，指导患者采取鼻部冷敷法、听音乐转移注意力法缓解疼痛，必要时药物止痛。口唇干燥者给予清水湿润和石蜡油涂抹。

5. 观察鼻腔填塞物是否在位，教会患者舌尖抵住上颚的方法阻止打喷嚏，必要时服用抗过敏的药物。注意观察患者有无咽部异物感，以防止填塞物由后鼻孔脱出。

6. 观察出渗血情况，告知患者口腔内如有血液不要咽下，以免引起胃肠不适，且不利于出血量的观察。

7. 鼻腔内的填塞物常规于48～72小时取出，取出后行鼻腔冲洗。

8. 出院指导　注意保暖，防止感冒。保持口、鼻腔清洁。按时鼻腔冲洗，定期门诊换药。

(五) 急性会厌炎护理常规

1. 按耳鼻咽喉科一般护理常规护理。

2. 取半卧位卧床休息，少讲话，指导患者切记勿擅自外出，以防发生窒息。

3. 严密观察呼吸频率、节律、深浅度变化及有无发绀等，呼吸困难者给予氧气吸入。床边备气管切开包、吸引器等，若有进行性呼吸困难加重者应配合医生立即行气管切开。

4. 注意体温变化，观察吞咽疼痛的程度，使用激素、抗生素等药物静脉治疗、雾化吸入后，观察治疗效果。

5. 给予温凉流质饮食，如牛奶、米汤、菜汤等，避免过热、坚硬、辛辣、酸等刺激性饮食，多饮水。

6. 保持口腔清洁，多漱口。

7. 关心体贴患者，消除紧张、恐惧心理。

8. 气管切开者按气管切开术后护理常规护理。

9. 出院指导　注意休息，生活要有规律；多饮水，戒除烟酒及刺激性食物；预防感冒；一旦复发，应立即到医院就诊。

(六) 食管异物护理常规

1. 按耳鼻咽喉科一般护理常规护理。

2. 卧床休息，保持口腔清洁。

3. 了解有无咽痛、吞咽痛、胸骨后疼痛，以及疼痛的程度。

4. 指导患者禁食、禁饮，及时吐出口腔内分泌物，勿咽下。

5. 静脉输液，抗感染及维持水电解质平衡。如果异物已取出且无其他并发症，可尽早恢复经口进食。鼻饲流质者，按鼻饲护理常规护理。

6. 警惕并发症的发生：观察患者有无呼吸困难、剧烈胸痛等症状，一旦发现异常立即通知医生并配合处理。

7. 出院指导　进食时注意细嚼慢咽，避免狼吞虎咽，尤其是进食带骨刺的食物时更要小心；纠正小儿口含物品玩耍的不良习惯；有活动假牙者，勿进食黏性大的食物，并经常检查假牙的活动度，牙齿有损坏容易脱落时及时修理，睡前取下；一旦发生误吞异物，不可擅自盲目采取措施，保持情绪稳定，应及时去医院就诊。

（七）气管异物护理常规

1. 按耳鼻咽喉科一般护理常规护理。

2. 注意休息，减少活动，保持安静，避免大声哭闹及喊叫，谨防异物移位引起窒息。

3. 观察生命体征的变化，发热者给予物理降温，如果用药要观察用药效果。

4. 必要时予氧气吸入，如有呼吸困难或面色、口唇发绀等症状，立刻汇报医生，并配合抢救。

5. 交代患者禁食禁饮，随时做好手术取异物的准备。

6. 了解术中异物取出情况，严密监测患者面色、呼吸情况，观察有无发绀、咳嗽、气喘等症状。

7. 及时给予氧气吸入、抗生素及激素治疗，观察治疗效果，预防窒息、感染和喉头水肿等并发症。

8. 异物取出 2～4 小时 后予流质饮食，全麻者神志清醒 6 小时后进流质。

9. 行气管切开者按气管切开术后护理常规护理。

10. 出院指导　指导家长避免给婴幼儿进食花生、瓜子、黄豆等食物，进食时不嬉笑、不追赶、不哭闹；纠正患儿口中含物的不良习惯，如笔帽、钉、扣等。帮助患儿及家属正确认识呼吸道异物的危险性，注意预防；一旦发生应立即就诊。

（八）慢性扁桃体炎手术护理常规

1. 按耳鼻咽喉科一般护理常规护理。

2. 了解女性患者是否月经期，月经期禁止手术，防止出血。

3. 局麻者术后取半卧位，全麻者术后6小时后改半卧位。给予颈部冷敷。

4. 观察生命体征变化及伤口渗血情况。术后24小时内，伤口有血性渗出液，属正常现象，指导患者不要紧张，应及时轻轻吐出口内分泌物，勿咽下，若发现口内有大量鲜血或血块吐出，提示伤口有出血，应立即通知医生。注意患者睡眠后有无吞咽动作，若有频繁吞咽，提示有出血，应及时处理。

5. 指导患者术后避免用力咳痰、打喷嚏等；手术当日少讲话；勿刷牙及漱口。

6. 局麻者术后2小时、全麻者术后6小时后给予冷流质，次日可进温凉半流质，逐渐过渡到软食，避免酸甜饮料、水果及过硬、过热等食物，鼓励进食。

7. 保持口腔清洁，手术当日予口腔护理，术后第二日开始予漱口液漱口，每日晨起、睡前、进餐前后等均要漱口，指导患者勤漱口。

8. 术后第二日指导患者自由讲话，练习张口伸舌等动作。

9. 术后6小时左右伤口有白色伪膜形成，24小时后完全覆盖伤口，伪膜对伤口起保护作用，术后10天左右脱落，观察伪膜脱落时有无出血现象，指导患者勿自行剥脱伪膜。

10. 出院指导　多漱口，保持口腔清洁；避免进食坚硬、粗糙、辛辣、油煎等刺激性饮食；术后1个月内避免剧烈活动及长时间热浴；告知患者白膜脱落时会有少许出血，不必惊慌，若有大量出血或出现白膜污秽、咽痛加剧、发热等感染征兆时，应及时就诊。

（九）支撑喉镜下声带息肉手术护理常规

1. 按耳鼻咽喉科一般护理常规护理。

2. 卧床休息，注意伤口出血情况，指导患者轻轻吐出口内分泌物，不宜用力咳，亦不能咽下。

3. 观察呼吸情况，预防急性喉头水肿发生。

4. 术后禁食 6 小时后进温凉流质，次日可进软食，避免坚硬、辛辣刺激性饮食。

5. 指导患者手术日禁声，2 周内少讲话，2 个月内低声讲话，有利于声带功能恢复。

6. 出院指导　指导患者注意保护嗓音，正确发声，避免长时间用嗓或高声喊叫；禁烟酒，忌辛辣刺激性食物；注意休息，生活有规律。

（十）阻塞性睡眠呼吸暂停综合征手术护理常规

1. 按耳鼻咽喉科一般护理常规护理。

2. 按慢性扁桃体炎手术护理常规护理。

3. 术前指导患者睡眠时取半卧位或侧卧位，晚夜间加强巡视，若患者憋气时间较长，应及时将其推醒。观察呼吸暂停时间、心率、血氧饱和度等情况，必要时给予氧气吸入。

4. 切忌随意使用镇静安眠药，以防发生睡眠窒息。

5. 术后密切观察生命体征的变化，警惕心脏功能改变，输液速度不宜过快。予氧气吸入 1～2 日。

6. 气管切开者按气管切开术后护理常规护理。

7. 出院指导　术后 1 个月逐渐增加活动量，控制饮食，戒除烟酒，将体重控制在正常范围内；指导睡眠时取半卧位或侧卧位；定期内科随访，监测心肺功能、血压等；避免从事驾驶、高空作业等有潜在危险的工作，以免发生意外。

（十一）喉部肿瘤手术护理常规

1. 按耳鼻咽喉科一般护理常规护理。

2. 根据患者文化程度与患者、家属共同讨论术后交流方式，教会患者用简单的手势表达日常生活需求，备笔和纸、图形、卡片、交流卡等。

3. 训练床上大小便，练习术中体位（头颈过伸位），指导患者练习深呼吸及有效咳嗽。

4. 按气管切开术后护理常规护理。

5. 术后根据病情将头部抬高 20°～30°，颈部制动。

6. 做好管道护理（气管套管，胃管，导尿管，切口负压引流管，静脉输液管等），标识醒目，保持各种管道在位通畅，防止扭曲滑脱堵塞。

7. 指导患者及时吐出口内分泌物，术后 10 日内禁做吞咽动作，做好口腔护理，保持口腔清洁，防止咽瘘发生。

8. 术后卧床期间经常协助翻身，床上活动四肢，按摩受压部位皮肤，协助早日下床活动。

9. 术后 24～48 小时后开始鼻饲流质，观察有无胃部不适，给予营养丰富的流质。

10. 注重与患者交流，耐心领会患者用肢体语言或文字表达的情感和要求，给予关心和帮助。

11. 胃管拔除前进行口腔进食训练，待进食无呛咳时方可拔除鼻饲管恢复经口进食。如有误吸，给予半流质或糊状饮食，指导并加强吞咽训练，直至进食时不发生呛咳。

训练方法：患者取坐位或半卧位，深吸气后屏气，然后进一小口食物，连续吞咽 3 次，最后做咳嗽清喉动作，将停留在声门处的食物咳出，如此反复训练。

12. 出院指导　① 加强营养，禁烟酒。② 怡情悦志，保持舒畅心理。③ 注意休息，适当锻炼身体，劳逸结合，增强身体抵抗力。④ 对带管出院的病人，教会其及家属清洗消毒气管内套管的方法；指导其套管口覆盖清洁湿纱布，防止异物落入；沐浴时防止水溢入气管套管内；禁止游泳。⑤ 定期复诊。

第十二章　口腔科护理常规

一、一般护理常规

(一) 术前一般护理常规

1. 完善各项术前常规检查及化验,如肝肾功能、血常规、心电图、胸片等。

2. 根据医嘱做好各项药敏试验。

3. 全麻手术者需交待患者术前6小时禁饮食,局麻手术者术前可进食。

4. 心理护理　向患者介绍手术过程,麻醉方法,减轻焦虑情绪。

5. 指导病人深呼吸及有效咳嗽、咳痰的方法。

6. 指导全麻手术患者练习床上大小便。

7. 手术日晨用漱口水清洁口腔。

(二) 术后一般护理常规

1. 全麻患者术后去枕平卧、禁食禁水6小时,若无呕吐,6小时后可进食少量流质。根据病情逐渐过渡到普食。局麻术者术后禁食禁水2小时。

2. 全麻术者需给予心电监护、氧气吸入。严密观察生命体征及伤口出血情况,保持呼吸道通畅,并做好记录。

3. 保持各种引流管通畅,观察引流物的量、色、质有无异常。

4. 全麻术后6小时、局麻术后即可给予半卧位,以减轻伤口肿胀及渗血。

5. 保持口腔清洁,不能自行漱口者给予口腔护理2次/日。

6. 观察加压包扎敷料有无松脱,告知患者加压包扎的重要性,勿自行松解。

7. 根据患者疾病给予合适的功能锻炼指导，如骨折术后张口锻炼、颈淋巴清扫术后头颈锻炼等。

8. 做好健康教育，嘱患者保持口腔清洁，禁烟酒和刺激性食物。出院后定期复诊，坚持功能锻炼。

二、常见疾病护理常规

(一) 唇裂护理常规

1. 术前练习汤匙喂养，禁止使用奶嘴或母乳喂养。

2. 术后不合作的患儿，两臂必须用约束带限制活动，使其不能用手抓弄污染伤口。

3. 全麻清醒后 4 小时，可用滴管或小汤匙喂流质，3 天后改为半流质，一周后可进普食。

4. 使用唇弓固定者观察唇弓有无松脱、移位。

5. 术后 1 个月内避免大哭、大笑等动作；勿吃坚硬食物，以免伤口复裂。

(二) 腭裂(牙槽嵴裂)护理常规

1. 全麻术后 6 小时内，去枕平卧，头偏向健侧，完全清醒后取主动卧位。

2. 术后 10～14 天内全流质，2 周后逐步改为半流质。不吃硬的或过热食物，以免影响伤口愈合。

3. 观察患儿的呼吸，有无喉头水肿及伤口出血情况。观察口内碘仿纱条有无松脱、移位，以防窒息。

4. 饭后漱口，口腔护理每日 2 次。

5. 术后避免大声哭闹，以免创口裂开；注意保暖，预防感冒，防止因咳嗽影响伤口愈合。

6. 髂骨取骨者，髂骨取骨处给予沙袋压迫，腹带加压包扎，观察有无出血。术后 3～5 天内应卧床，无明显疼痛 5 天后可在他人搀扶下下床行走，之后逐渐过渡为正常行走。

7. 术后 1 个月需进行语音训练。需要正畸者，术后 3 个月开始。

(三) 口腔颌面部炎症护理常规

1. 炎症急性期、吞咽困难者给予半流质或流质。

2. 感染严重者应卧床休息，给予半卧位，以减轻局部肿胀，保持呼吸道通畅。

3. 脓肿切开后观察引流皮片是否在位、通畅。

4. 口腔护理每日 2 次，张口受限的患者采用棉签或棉球擦拭。

5. 对疖、痈患者，严禁搔抓挤压及热敷，以防感染扩散。减少说话及咀嚼，减少感染部位的活动。

(四) 颌骨骨折护理常规

1. 床旁备齐气管插管、气管切开等急救用物。

2. 进食困难者给予口饲或鼻饲流质。

3. 进食后漱口，口腔护理每日 2 次。

4. 出现结扎物松脱、折断、移位等异常应及时报告医生。

5. 术后 3～4 周结扎固定装置拆除后，指导患者用木楔插入上下臼齿之间开始练习张口，每次保持 5～10 分钟，至被动开口有疼痛感，左右交替训练，每次训练 15～20 分钟，每天 5 次以上，进行面部、咬合关系的功能锻炼。

6. 3 个月内避免剧烈活动、挤压碰撞患处。

(五) 腮腺肿瘤护理常规

1. 术后给予全流质或半流食。忌刺激性食物或药物，防止腮腺涎瘘的发生。

2. 观察伤口出血及肿胀情况，保持呼吸道通畅。

3. 观察有无面神经麻痹、涎瘘及味觉出汗综合征(味觉受刺激，出现术后皮肤出汗或潮红现象)等并发症发生。

4. 告知患者加压包扎是为了防止术后涎瘘的发生，不可自行松解。加压包扎后要注意观察患者呼吸情况。

5. 为了减少涎腺分泌，必要时遵医嘱餐前半小时给予阿托品口服。

6. 出院指导　禁烟、酒及刺激性食物。恶性肿瘤患者，术后半个月可行放疗或化疗。

（六）颈淋巴清扫术护理常规

1. 评估患者心理状态，告知患者手术方法及预后，使患者能够接受手术导致的瘢痕。

2. 术后保持颈部负压引流管的通畅，观察引流液的量、色、质有无异常。观察有无乳糜漏、神经损伤等症状。

3. 术后给予流质饮食，一周后逐渐由半流、软食过渡到普食。如同时行游离皮瓣移植术者需给予鼻饲饮食。

4. 口腔护理每日 2 次。

5. 切口愈合后即可指导患者开始功能锻炼，包括颈部两侧、颈部前驱后仰、肩部摆动、肩关节旋转锻炼，以及上臂上举、爬墙锻炼等整套动作，防止瘢痕挛缩影响患者肢体功能。

6. 嘱患者出院后保持口腔清洁，禁烟、酒和辛辣刺激食物。功能锻炼至少坚持 3 个月，以促进肢体功能的恢复。

（七）游离皮瓣移植术护理常规

1. 皮瓣供区禁止静脉穿刺，并检查供区皮肤有无创伤、瘢痕或炎症等。有感染、皮炎、湿疹等，应积极治疗，待其痊愈方可手术。

2. 有牙周病术前应做牙周洁治。

3. 术后室温应维持在 25℃以上，防止受冷的刺激而引起血管痉挛。

4. 全麻术后 6 小时，去枕平卧，头正中或头偏向一侧（根据血管蒂的长短或根据医嘱决定头固定的方位），24 小时后床头可抬高5°～15°，头颈部适当制动 1 周，以利吻合的血管在无张力下愈合。

5. 术后鼻饲流质 7～10 天。

6. 皮瓣观察　手术当日每 30 分钟观察并记录 1 次，术后 72 小时内每 1 小时观察并记录一次，72 小时后每 2 小时观察并记录一次，术后第 6 天每天观察 2～3 次。

（1）观察皮瓣毛细血管充盈反应，可用棉签轻压皮瓣，压后皮瓣在5秒内颜色恢复正常者为良好。

(2) 观察游离皮瓣的颜色、温度、弹性、肿胀度等，如在术后72小时内发现皮瓣颜色发紫或苍白色，皮瓣肿胀弹性差等异常现象，应及时汇报医生。

7. 术后伤口留置负压引流管3～5天，保持负压引流通畅，注意观察引流量、颜色，引流物的性质并记录，防止引流管扭曲、打折、堵塞和脱落。

8. 取前臂皮瓣者，术后手臂抬高20°～30°，注意观察手部末梢循环情况；取胸大肌皮瓣移植的患者术后应用腹带或胸带包扎，注意有无气胸；取髂骨肌皮瓣移植的患者，术后用沙袋压迫髂骨取骨处，注意有无出血；取股前外侧皮瓣、腓骨肌皮瓣移植的患者，术后用绷带加压固定术侧患肢，患肢抬高20°～30°，注意观察足部末梢循环情况。

9. 每日口腔护理3～5次，如口腔内血痂较多，可用3%过氧化氢溶液，然后再用生理盐水冲洗。

10. 术后第二天开始进行床上肢体活动，以防深静脉血栓形成。

11. 出院指导　短期内皮瓣有麻木感，局部感觉迟钝，应提醒患者加强自我保护，防止烫伤、冻伤及其他伤害。术后1～2个月可用指腹按摩皮瓣，促进恢复。

参考文献

1. 李俊英,余春华,李虹.肿瘤科护理手册[M]. 北京:科学出版社,2011.

2. 霍孝蓉. 实用临床护理"三基"应知应会[M]. 南京:东南大学出版社,2012.

3. 王建荣 . 输液治疗护理实践指南与实施细则[M]. 北京:人民军医出版社,2009.

4. 闻曲,刘义兰,喻姣花. 新编肿瘤护理学[M]. 北京:人民卫生出版社,2011.

5. 胡雁,陆箴琦.实用肿瘤护理[M]. 上海:上海科学技术出版社,2007.

6. 刘宝瑞,钱晓萍.临床肿瘤学——基本理论与诊疗路径[M]. 北京:科学技术出版社,2007.

7. 张惠兰,陈荣秀.肿瘤护理学[M]. 天津:天津科学技术出版社,2000.

8. 马双莲,丁月.临床肿瘤护理学[M]. 北京:北京大学医学出版社,2003.

9. 许秀芳 . 肿瘤介入护理学[M].北京:科学出版社,2011.

10. 周立 . 介入治疗护理管理与操作[M].北京:人民军医出版社,2012.

参考文献